一位医学博士后的中药配方颗粒医案

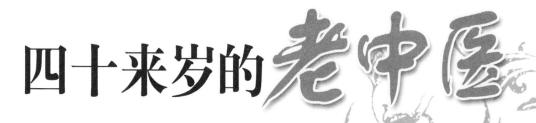

四十来岁的老中医

6

陈守强　王丽婷　编著

U0207562

山东城市出版传媒集团·济南出版社

图书在版编目（CIP）数据

　　四十来岁的老中医．6，一位医学博士后的中药配
方颗粒医案／陈守强，王丽婷编著．—济南：济南出版
社，2017.7
　　ISBN 978-7-5488-2666-8

　　Ⅰ．①四… Ⅱ．①陈… ②王… Ⅲ．①中医学—普
及读物 Ⅳ．① R2-49

　　中国版本图书馆 CIP 数据核字（2017）第 171075 号

四十来岁的老中医．6
——一位医学博士后的中药配方颗粒医案

出 版 人	崔　刚
策　　划	郭　锐
责任编辑	张丽雯 侯建辉
装帧设计	侯文英
出版发行	济南出版社
地　　址	山东省济南市二环南路 1 号（250002）
编辑热线	0531-82056181
印　　刷	天津雅泽印刷有限公司
版　　次	2018 年 2 月第 1 版
印　　次	2024 年 1 月第 2 次印刷
成品尺寸	170 mm × 240 mm 16 开
印　　张	16.25
字　　数	300 千
定　　价	68.00 元

（济南版图书，如有印装错误，请与出版社联系调换。联系电话：0531-86131736）

序　言

近年来，中医"外热、内冷"的局面正在悄然转变。最明显的迹象是，在2010年11月16日，"中医针灸"被世界非物质文化遗产大会列入《人类非物质文化遗产代表作名录》。自2014年以来，全国各地报道的中医门诊量大幅增加，"三伏天贴敷"以及"冬至膏方进补"等治未病方法在一些发达地区蔚然成风。

"中医热"背后的原因是什么呢？最重要的一点就是大众的认可。前几年，"我国文化软实力发展战略研究"课题组曾在全国进行了一次调查，在"最具推广价值的中国文化符号调查"中，中医位列第三。在世界文化交流中，我国政府以孔子学院为平台，把中医药推广列入文化推广的必修功课。

当然，中医作为医学被大众认可的关键还是要依靠它独特的临床优势。国家食品药品监督管理局的报告显示，2009年中国输液104亿瓶，13亿人口人均输液8瓶，远高于国际上2.5至3.3瓶的水平，过度用药的情况非常严重，特别是抗生素使用率是英美的两三倍。与此同时，中草药以毒副作用小、"有病治病，无病强身"等优势，受到越来越多的推崇。另外中医药防治重大疾病及应急救治能力明显提高，在治疗艾滋病、甲型H1N1流感等传染病中，也发挥了独特作用，成效显著。正如湖南中医药大学校长廖端芳在2014年所讲的，"中医热"的缘由在于其对维护人类健康具有重要作用，对促进和发展健康服务业也具有巨大潜力。

中药是中医治病的工具。中医服务能力的提高，除了源于中医药特色和优势的发挥，也源于中医研究人员为适应社会发展的需求，在继承基础上对中医中药所做的不断创新。20世纪80年代诞生于日本的中药颗粒制剂作为中药剂型改革的新生事物，由于诸多优点而迅速发展。它依据中药汤剂的煎煮要求，根据不同品种分别制定生产工艺规程，在选材、炮制加工、提取、浓缩，干燥、制粒、包装、检验等方面，和传统汤剂煎煮方法相似，是在继承传统汤剂煎煮方法的基础上，结合现代科学技术研究生产的，药材的先煎后下、文火武火等在制作工艺中都有体现。它具有使用方便，口感好的优点。我国1977年版《中国药典》以"冲剂"收载了类似的剂型。目前在国内各级医院常规使用的复方浓缩颗粒剂有200余种，单味浓缩颗粒剂也达200余种。

陈守强同志是我的老朋友、老同事，我和他共事多年，时时感受到他孜孜追求、积极向上的气息。他热爱中医，钻研中医，思考中医。他身在中医，更是心在中医，我们称他为"铁杆中医"。他思维敏捷，善于捕捉信息。近几年来，他在临床中对中药颗粒进行了细致的观察思考，从颗粒的来源、制作工艺、质量检测、对中医药学的影响到发展前景进行了全面梳理，整理成《四十来岁的老中医6——一位医学博士后的中药配方颗粒医案》。该书分四部分，围绕"什么是中药颗粒"，从多个方面阐述了他个人对中药颗粒的认识理解，里面还有很多妙手回春的小故事，并附有近年来亲历亲行的中药配方颗粒使用经验。其文笔流畅，内容通俗易懂，相信对于人们了解中医进而喜欢中医将有所帮助。在编著过程中，他多方请教，反复易稿。我也先睹为快，感受到了守强独特的构思。这本书凝聚着陈守强同志的心血，他对宣传中医甘于奉献的精神、对广大读者高度负责的态度深深地感动了我。尽管言不尽意，但我还是乐于为本书说几句话，谈谈体会，我希望有更多的中医药工作者能像陈守强同志这样，将自己的亲身经历和思考总结奉献给广大读者，让更多的人了解和喜欢中医，相信和享受中医。

王兴臣

2017年8月9日

（王兴臣，男，医学博士，教授，主任医师，博士生导师，全国老中医药专家学术经验继承工作指导老师，国家优秀中医临床人才，山东省名中医药专家，山东省五级师承指导老师，山东医师协会中医师分会国医杰出精英奖获得者。）

目　录

第一部分 中药配方颗粒基本知识

汤剂是我国应用最早、最广泛的一种剂型，因其疗效显著，受到人们的喜爱。但是随着时代的进步、生活节奏的加快，传统煎服的中药饮片，因熬制耗时耗物、不易携带等因素，不易被人们接受。随着现代科学技术的发展，新的剂型——配方颗粒应运而生。它因无须煎煮、携带方便、易于保存等特点，易被人们接受，进而推动了我国中医药文化的发展。

第一章 中药配方颗粒简要介绍

一、中药配方颗粒的命名

20世纪60年代到70年代，日本对中医的传统经典药方进行深入研究和探索，采取煎煮、浓缩、干燥等步骤制成质量均一的颗粒剂。到20世纪80年代，由日本研发的这种复方颗粒剂已成为日本汉方药厂的主要产品。这种剂型后来被韩国和中国台湾等地效仿，成为现在常见的"浓缩中药"颗粒剂，中国台湾又将其发展并取名为"科学中药"。我国1977年版《中国药典》收载过类似的剂型，称其为"冲剂"。

1993年中药配方颗粒研制被列为国家科委"星火计划"，后又被列入中药"十五"发展计划以及"中药现代化科技产业行动计划"等。1993年7月6日，江苏省中医药管理局组织中医药专家论证会，讨论江阴天江药业有限公司申报的科研课题"中药新饮片的制备与临床运用"，经反复研究，首次肯定了该课题的重要性、必要性和紧迫性，将其定位于饮片的一种剂型改革，是在饮片基础上的工艺、质量标准、临床、药效学的研究，故暂定名"中药新饮片"，并将课题申报国家中医药管理局。1993年12月13日，国家中医药管理局科技司在国家中医药研究院召开在京专家论证会，经过专家热烈的讨论与发言，再次肯定了课题的研究方向，就命名问题形成了一致看法，仍定位在饮片，但因经过提取制粒等工艺加工，故称之为"单味中药精制颗粒"，以区别于"精制饮片"和直接打粉或切成的"颗粒饮片"。

1994年6月，国家中医药管理局在广西南宁召开饮片改革研讨会，会上充分交流了饮片改革的情况，有饮片直接打粉做袋泡茶的、有制成大颗粒状煎煮服用的、有提取浓缩制粒的、有精制切片包装的，等等。大家对中药配方颗粒这种做法最为赞赏，认为这样的改革最彻底，有利于饮片的标准化建设，这次会上仍确定命名此饮片为"单味中药精制颗粒"。1996年国家中医药管理局组织全国中医药专家论证会，并邀请卫生部药政局中药处领导参加，就课题研究和命名问题进行论证，争论后原名称未做更动，此后卫生部药政局在广州召开专家论证会，并出台了科研指导方案，名称仍未改。1996年，国家卫生部和中医药管理局对"免煎的""颗粒状的"饮片进行规范和统一，命名为"单味中药浓缩颗粒"（Single Concentrated Chinese Herbal Tea）。2001年7月，国家药监局下发《中药配方颗粒管理暂行规定》，将其统一命名为"中药配方颗粒"，随之迎来了业内人士的一片欢呼。

二、中药配方颗粒的定义

中药配方颗粒是采用现代科学技术，仿照传统中药汤剂煎煮的方式，将中药饮片经提取、浓缩、干燥等工艺精制而成的单味中药产品。产品保持了中药饮片的性味与功效，质量稳定可靠，应用于中医临诊处方的调配，适应辨证施治、处方变化的需要，且有不需煎煮、服用方便、吸收快捷、剂量准确、安全清洁、携带便利等优点。

三、医院使用中药配方颗粒剂优势

1. 给医生配方用药提供多一种选择。

2. 解决了特殊群体喝汤药的需求，如打工族、外出经商者、上班族、上学族、出差者、旅游者。

3. 建设现代中药房。

4. 医院无须再设立煎药室。

5. 增强中医院或中医科的竞争力，增加中医门诊量。

6. 提高工作效率、简化管理程序。

四、与传统饮片煎煮相比中药配方颗粒的优点

1. 现代化、规模化、规范化的大生产，质量稳定可控。

中药配方颗粒在生产加工的全过程中实施GMP（生产质量管理规范）监控，每个品种自原料、中间体、半成品、成品的各个环节分别建立各自的生产和质量管理文件，严格按照规范进行操作。采用低温提取、瞬间高温灭菌、真空低温浓缩、喷雾干燥、超临界提取、超微粉碎、膜分离等先进技术，并在生产工艺上不断创新，运用高效液相（HPLC）、气相（GC）、薄层扫描（TLCS）、紫外（UV/VIS）、红外（IR）、原子发射（AES）等国内外先进分析仪器对产品各项质量指标进行检测，建立指纹图谱，以保证产品质量稳定、可控。

而传统中药饮片质量受药材品种、产地、采收季节、炮制加工、储存等诸多因素的影响，质量差异较大。储藏不当往往发生虫蛀、霉变、走油；炮制加工不规范导致饮片的有效成分流失；运输、晒干等过程中操作不规范而混入杂质；而药材流通环节缺乏先进的检验仪器，难以鉴别真伪优劣。其次是患者煎药方法失当，对煎药器皿，煎药水量，煎煮时间、火候，特殊煎服方法（如先煎后下、包煎另煎、烊化冲服）等掌握不当，致使有效成分难以提取出来，既影响疗效又使药材严重浪费。

2. 便于保管、调配。

中药配方颗粒采用塑瓶或铝铂袋包装，不易吸潮，避免了因中药贮藏、保管不当带来的走油、变色、虫蛀、霉变等质量问题，减少污染，方便保管。由于其配药系统大都实现了电子一体化操作，调配中心仅需很小的占地面积，就可容纳近500味中药颗粒的配制运营。通过电脑控制输入处方，自动换算成所需的中药配方颗粒剂量，由电子秤进行读取称量（错药无法称取），剂量可精确到克以后两位数。传送、监管、存档、调查资料、核算费用全部电脑完成。取药快速便捷，治疗时间缩短，医疗管理简化。它具有取药快捷、药量精确、缺药报警、安全性高等特点。施行中医中药自动化、电子化经营管理方式，可避免传统中药手抓、称量不准确、混穿药斗、漏药损耗等现象。配方时卫生清洁，大大减轻了药房人员的劳动强度，也改变了传统中药房留给人们的陈旧印象。

3. 便于服用和携带。

中药配方颗粒体积缩小到原饮片的1/10，采用铝箔包装，有效期明确，方便运输和仓储，避免了霉变、虫蛀等质量问题的发生。由于其免煎易服用，携带方便，从而保证患者即使工作繁忙或出差旅游，治疗也不会中断。急诊病人随取随服，慢性病患者可长期服用。传统中药不仅煎煮费时，服用量大，而且携带、保存不方便，使上班、上学、出差、旅游的人服用汤药更加困难。医生开具处方询问病人愿意服用中药还是西药时，病人为方便也多选择西药或成药，现在中药配方颗粒的应用，让病人有了更多服药方式的选择。中药配方颗粒根据处方要求自动按每次服用量分包成袋，可随身携带，即冲即服，大大方便了患者。

4.提高了中医药产品的国际竞争力，有利于中医走向世界。

在国外，中医药以其可靠的疗效和独特的中医文化内涵受到越来越多的重视，并在许多国家逐步得到认同，但西方人对患者自己煎煮中药的这种用药方式在观念上不能接受，而且这种用药方式与其生活方式不相适应。日本在20世纪70年代就生产出200多种"汉方颗粒"；我国台湾地区在20世纪80年代研究生产了400多种"科学中药"及300多种经典复方颗粒；韩国在20世纪90年代初也研究生产出了300多种单味中药浓缩颗粒。这些产品在欧美、东南亚等地区被广泛应用，深受欢迎，并取得了很好的经济效益。虽然我国中药材出口量世界第一，但很少进行深加工，附加值极低，仅占世界天然药物贸易总额的4%左右，还不如日本的"救心丸"、韩国的"高丽参"单品种产生的效益高。中药配方颗粒的研发，促进了中药的规范化、标准化、国际化，为我们的中医药走向世界，参与国际竞争提供了良好的机会和可行的方式。

原卫生部部长陈敏章曾对该项目做出指示："加快加强这一领域的科研进度，以便尽早为临床和生产服务。国外在这一方面的快速发展值得我们高度重视！这本应是我们的优势。"从1992年开始，国家中医药管理局组织开展中药配方颗粒科研项目的调查、研究及论证工作，并将其作为国家中医药管理局的重大科研项目立项。

第二章 中药配方颗粒使用指南

一、中药配方颗粒的有效期

中药配方颗粒有效期为三年。

药品稳定性有物理稳定性、微生物稳定性和化学稳定性三个方面。物理稳定性是指药品因物理变化而引起稳定性的改变，如颗粒剂的引湿性和颗粒黏结、变色、溶化性。微生物稳定性是指因细菌、霉菌等微生物使药品变质而引起稳定性的改变。化学稳定性是指药物因受外界因素的影响或与制剂中其他组分等发生化学反应而引起稳定性的改变，主要的化学变化有氧化、水解、还原、光解等。

中药配方颗粒有效期的制订，首先是进行产品影响因素及加速试验考察，然后进行室温留样考察。

影响因素试验，是研究药品对光、热、湿度和空气等敏感的特性。原卫生部药政局《新药临床前研究指导原则汇编》中提出，新药及其制剂在申请临床试验前应在暴露空气、强光照射及高温、高湿度等环境下放置，在此期间做若干次取样，观测它们的外观、含量及某些有关质量指标（如作降解产物除外，制剂还应根据不同剂型选考察项目）的变化。试验中原料药应摊成规定厚度，制剂应去除包装，目的是了解该药品的固有性质，并为保存、处置和加工工艺所需条件提供资料参考，根据考察结果提出新药的适宜贮藏条件。

加速试验，此法是对药品在短时间内施加强应力，促使药物加速发生反应，然后可按一定的方法，推测计算其有效期。由于多数药的反应速率随温度升高而显著加快，所以通常以温度作为强应力。

室温留样考察，即将样品按出厂包装，置常温留样室中，分时段取样测定，观测其质量指标的变化。经三年考察无明显变化的，仍应继续考察，以提供其稳定性的详细资料。经考察研究，对不稳定的药品，制订保存条件及有效期。

二、中药配方颗粒的用量及处方规范

1. 包装规格是按照每一味药的成人一日量确定（指干燥后的生药在汤剂中的成人一日内服量），成人用量是依据《中国药典》、本草著作及当代中医临床习惯用药量来确定的。

一般成人处方，每味药用一小袋即可，特殊的情况可以加量。

5 岁以下小儿通常用成人量的 1 / 4；5～9 岁小儿按成人量减半用；9～12 岁小儿按成人量的 2 / 3 用。即成人一剂量药，加水溶解后，先喝 1/4 或 1/2，剩余部分加盖放入冰箱中，喝时加热。

掌握用量的关键是要逐步熟习《中药配方颗粒品种规格表》。

2. 如何开处方：医生熟悉掌握每袋的规格后，直接用包数开处方。此法不仅医生容易掌握，而且方便医院计价和发药。

三、中药配方颗粒服用方法及注意事项

1. 冲服方法：将医生所开一剂药中的每一小袋药沿预留的切口撕开，倒入同一杯中，先用少量开水湿润，再倒入 250 mL 开水（约 2/3 杯），搅拌至溶解，药液放凉或温热，分早晚两次服用。晚上服用时可加一些热水兑热或加热。

2. 注意事项：

（1）一定要用开水（90 ℃～100 ℃）。

（2）加水后要搅拌 30 秒到 1 分钟左右，直至充分溶解。

（3）要有足够的水量。

（4）部分贵重生药经超微粉碎入药，不能溶解，可以摇匀后服用。

四、中药配方颗粒出现"难溶"的原因

配方颗粒在冲服时有些品种会出现不溶解，或部分不溶解，或溶解较慢。

出现上述现象的原因有两个方面：

1. 颗粒本身是由药材微粉化后制成，冲服时类似于散剂，有不溶解、沉淀现象。如：川贝母、天麻、全蝎、蜈蚣、沉香、西洋参、三七等。

2. 有些籽仁、根类产品，冲服时出现混浊或有絮状物，尤其在药液放冷后比较明显，这是由于这类药物含有的一些物质，在温度较高的药液里溶解，在温度较低的药液里凝聚所致。这类产品有车前子、菟丝子、法半夏等。

难溶现象的出现主要是冲服方法不当造成的，如水温低、搅拌不充分等，患者经常反映的"不溶"多指这一类。

五、中药配方颗粒外用

中药配方颗粒根据中药饮片的特性进行加工生产，保持了中药饮片的药性药味，替代饮片供临床配方使用。主要是内服用药，外用药较少。一般来说，绝大多数外用药是不能用于内服的，而内服药完全可以根据具体情况选作外用，中药配方颗粒卫生标准完全符合《中国药典》口服制剂标准，灌肠、外敷、外洗都可应用。

第三章　中药配方颗粒生产制作

一、中药配方颗粒生产流程

中药配方颗粒的生产是依据中药汤剂的煎煮要求，根据不同品种分别制定生产工艺规程，其基本工艺路线是优选中药材、炮制加工、提取、浓缩、干燥、制粒、包装、检验。

中药配方颗粒是在继承传统汤剂煎煮方法的基础上，结合现代科学技术生产制作而成的。主要表现为：

1. 中药配方颗粒的提取工艺按照传统汤剂的煎药的要求，如加水量、浸泡时间、煎煮次数、先煎、后下、包煎、烊化、溶化、另煎、冲服等，结合现代科学技术手段，研究优化不同中药品种的提取技术参数。

2. 结合现代中药化学、中药药理、中药制药最新研究成果，对研究明确的脂溶性有效成分，采用水提取并结合乙醇提取、超临界 CO_2（SFE-CO_2）萃取等技术，充分提取有效成分。

3. 对于传统药材粉末入药的品种，采用超微粉碎技术，使植物细胞破壁，快速发挥药效。

4. 在颗粒制造过程中，采用浸膏粉直接干法造粒，不加赋形剂，部分品种确实需要加入赋形剂的，也是尽量少加。因此中药配方颗粒和其他冲剂不同，现在临床上使用的冲剂和颗粒剂都含有较多的糖和辅料，而配方颗粒不含糖，部分品种含辅料也是少量的。

二、"先煎"类中药配方颗粒

先煎是要求增加药物的煎煮时间，目的是为了增加有效成分在水中的溶出，降低药物的毒性，充分发挥药效。如石膏、煅自然铜等矿石类，石决明、牡蛎等贝壳类，龟甲、鳖甲等角甲类药物，乌头、附子等有毒的药物，石斛、天竺黄等先煎药效好的药物。该类配方颗粒的生产工艺研究，是通过正交实验的方法优化工艺参数，如石斛需要煎煮 2 次，共 4 小时，龟甲砂炒破碎，加水煎煮 2 次，共 10 小时等。

先煎的品种主要有：龟甲、鳖甲、石膏、煅自然铜、代赭石、寒水石、龙骨、紫石英、牡蛎、石决明、川乌、草乌、附子、石斛、天竺黄、滑石、磁石、珍珠母、阳起石、赤石脂等。

三、"后下"类中药配方颗粒

后下是要求减少药物的煎煮时间，目的是为了减少挥发油的损耗和免于有效成分分解破坏。气味芳香，含挥发油多的药物，如薄荷、荆芥、砂仁、广藿香、豆蔻、青蒿等，先蒸馏收集挥发油或采用超临界 CO_2 萃取挥发油，再加水提取，挥发油经处理后包裹加入到颗粒中。不宜久煎的药物，如钩藤、大黄等，采用冷提法萃取。

后下的品种主要有：薄荷、荆芥、砂仁、广藿香、豆蔻、青蒿、桂枝、紫苏、香薷、防风、白芷、葱白、菊花、牡丹皮、连翘、鱼腥草、徐长卿、玫瑰花、钩藤、番泻叶、大黄等。

四、中药配方颗粒体现"文、武火"

中药煎煮历来强调火候得宜，正如李时珍所说，"火候失宜，则药无功"，且强调"先武后文，如法服之，未有不效者"。武火即急火。实际火力大小与水量、时间密不可分。祛风解表药，一般气味芳香，极易挥发，这时要求加水量不要过多，火力要大，煎煮时间短，这样煎出来的药汁气味芳香，发汗解表作用就强，服后能迅速奏效。滋补调理药，一般质地比较坚韧、黏稠（以根、茎类为多），不易煎出有效成分，这时就要求加水量多一些，开始时用大火煎沸，然后改用小火慢煎，时间宜长，这样煎出来的药汁味浓质稠，滋补作用明显，服后药力持久。

中药配方颗粒的生产通过控制提取时的蒸汽压力、温度来实现传统煎药的火候控制。

五、特殊类中药配方颗粒的制作

1. 动物类配方颗粒。动物类药的生产是根据不同品种分别采用粉碎、煎煮、酶解等工艺：

（1）个别名贵动物药或中医临床上习惯研粉入药的品种，采用超微粉碎技术，如全蝎、蜈蚣、炒鸡内金、金沙牛、羚羊角、水牛角、水蛭、紫河车、炮山甲等，经炮制加工、粗粉碎、超微粉碎、灭菌、包装。

（2）部分品种采用煎煮方法，如土鳖虫、牡蛎、珍珠母、石决明、海螵蛸、桑螵蛸、蝉蜕、僵蚕、五灵脂等。

（3）部分品种采用酶解技术，如醋鳖甲、地龙、醋龟甲、九香虫、金钱白花蛇、土鳖虫、乌梢蛇等。

2. 矿物类中药配方颗粒。矿物类药物的生产是将药物炮制加工打碎后，加水煎煮。如石膏、自然铜、磁石、龙骨。

3. 阿胶中药配方颗粒。阿胶在汤药中当另行烊化，一般宜用黄酒炖烊，或加水蒸化，待其他药物煎好并除去药渣后，再兑入煎剂同服。阿胶不宜与其他药物同煎，否则易黏附于药罐壁底，容易煎焦，因而难以发挥疗效。单独隔水蒸化阿胶，时间长，非常麻烦。阿胶配方颗粒生产工艺是将阿胶加水蒸至溶化后雾化干燥，具有快速溶解、即冲即服的优点。

4. 生大黄中药配方颗粒。《本草正》载："大黄欲速者生用，泡汤便吞；欲缓者熟用，和药煎服。"生大黄的主要泻下成分结合型蒽醌受热易分解破坏，临床生用多后下或用开水泡服。大黄配方颗粒生产工艺采用冷提法，保证了其热敏性有效成分不被破坏。

六、中药配方颗粒生产技术

中药配方颗粒生产工艺是在继承传统汤剂煎煮方法的基础上，结合现代中药化学、中药药理、中药制药研究成果，采用水提取、水提取结合乙醇提取、超临界 CO_2 萃取、酶解技术、超微粉碎、低温浓缩、喷雾干燥、干法造粒等先进工艺的中药制药技术。

1. 超微粉碎技术。中药的超微粉碎，主要指细胞级粉碎，使中药粉碎至几个微米甚至更小。

一些贵重药材及临床上以粉末入药的中药，如羚羊角、三七、川贝母、沉香、蜈蚣、全蝎等中药配方颗粒品种，是采用现代中药细胞超微粉碎技术，制成新一代微米中药。微米中药的粉末粒径约 5~15 μm，在该细度下，药材细胞的破壁率 ≥95%，且粉末粒径小，分布均匀，球性度及均质度明显改善，松密度及比表面积显著提高，此物理状态的明显变化能使人体吸收的成分更全面，吸收的强度更大，吸收的量也更多，主要表现为：

（1）药物有效成分（特别是难溶性有效成分）的溶解和释放加快。因为超微粉碎的药物粉体粒径小，破壁率高，有效成分暴露，所以在进入机体后，其中的可溶性成分能迅速溶解、释放，即使溶解度低的成分也因超微粉具有较大的附着力而紧紧黏附在肠壁上，其有效成分会快速通过肠壁吸收而进入血液，而且由于附着力的影响，排出体外所需的时间较长，从而提高了药物的吸收率，这样经超微粉碎的药物其有效成分的溶解速度、释放速度都比普通粉碎的粉末要快。

（2）药物有效成分的溶出速率加快。药物有效成分的溶出速率与药物粉体的比表面积成正比，粒径越小，表面积越大，与肠胃体液的有效接触面积也就越大，也就越有利于药物的溶出和吸收，即药物有效成分的溶出度和吸收率随药物颗粒粒径的减小而增加。中药材经超微粉碎后，由于其粒度细微均匀，比表面积增大，孔隙率增加，吸附性、溶解性增强，溶出速率、化学反应速率增加等，能使药物较好地分散、溶解在胃液里，有利于药物的吸收，从而提高治疗效果。

（3）药物的药效学活性提高。经超微粉碎后的药物粉体的溶解度和释放出来的有效成分种类增加，单位时间内生物机体对有效成分的吸收效率提高，药物起效时间缩短，作用时间延长，所以作用效果更好。超微三七细粉电子显微镜观察已无完整组织细胞，淡黄色、棕黄色、棕色不规则小颗粒充满视野，直径 $7 \sim 14 \ \mu m$，草酸钙簇晶已不易分辨，已无大颗粒团块，无细胞形态状物存在，表明三七组织中各类细胞均已破壁，细胞内的各类成分已呈释放状态。

中药配方颗粒生产采用超微粉碎技术的品种有：炒鸡内金、金沙牛、羚羊角、灵芝、蒲黄、青黛、全蝎、三七、石膏、水牛角、水蛭、檀香、天麻、蜈蚣、西洋参、血竭、浙贝母、紫河车、蝉蜕、沉香、川贝母、炮山甲、海金沙、琥珀等。

2. 超临界 CO_2 萃取。超临界 CO_2 萃取是以超临界 CO_2 流体代替常规有机溶剂对中药有效成分进行萃取和分离的一种新型技术。

超临界 CO_2 萃取具有选择性好、操作温度低、能较好保存中药有效成分不被破坏、不发生次生化、萃取能力强、提取效率高、抗氧化和灭菌作用、有利于保证和提高产品质量等优点，经药理和临床证明，其药效和临床疗效均能够得到很好的保证。我们分别对 30 余种含挥发油的中药做了 SFE-CO_2 萃取和水蒸气蒸馏法比较，SFE-CO_2 法出油率比水蒸气蒸馏法高 $3.8 \sim 11.4$ 倍，油的质量也有提高。水蒸气蒸馏法收集的香附油为淡黄色油状液体，缺乏香附的特征香气，SFE-CO_2 萃取的香附油在常温下为橙黄色，具有明显的香附特征香气，且含有的有效成分香附子烯（Cyperene）绝对量大于水蒸气蒸馏法。伞形科的白芷、当归、川芎、藁本、柴胡等药材均含挥发油，但工业化生产水蒸气蒸馏法挥发油收得率非常低。SFE-CO$_2$萃取当归挥发油收率为1.5%，而水蒸气蒸馏挥发油收得率为0.01%。SFE-CO$_2$萃取川芎，挥发油收得率为3.75%，而水蒸气蒸馏法收得率仅为0.015%。经气质联用分析，两种方法所制得的中药配方颗粒挥发性成分也有差异，SFE-CO$_2$法制得颗粒中藁本内酯（Ligustilide）绝对量大于水蒸气蒸馏法。

丹参酮ⅡA是丹参酯溶性有效成分之一，药典规定其药材含丹参酮ⅡA（C$_{19}$H$_{18}$O$_3$）不得少于0.2%。采用乙醇提取，丹参酮ⅡA检出的阴性率较高，这主要是丹参醇提取液经各工序处理制成干膏粉后，丹参酮ⅡA已发生化学降解，降解速度与水、热密切相关。采用SFE-CO$_2$萃取，有效成分含量高、杂质含量少，其萃取物中丹参酮ⅡA的含量平均大于20%。羟基萘醌总色素是新疆紫草中的脂溶性成分之一，药典规定其药材中含羟基萘醌总色素以左旋紫草素（C$_{16}$H$_{16}$O$_5$）计，不得少于0.8%。SFE-CO$_2$萃取效率高，萃取物色泽紫红。脱水穿心莲内酯（C$_{20}$H$_{28}$O$_4$）和穿心莲内酯（C$_{20}$H$_{30}$O$_5$）是穿心莲中的有效成分，药典规定其药材中二者的总量不得少于0.8%。穿心莲内酯和脱水穿心莲内酯遇热不稳定，水、醇提取都容易破坏，SFE-CO$_2$萃取穿心莲，萃取物中内酯含量达19%，脱水内酯12%。

超临界CO$_2$萃取药物中挥发性、脂溶性、热敏性的有效成分，具有非常大的优越性。

中药配方颗粒生产采用超临界萃取的品种有：白芷、白术、荜茇、炒苍耳子、苍术、草果、柴胡、川芎、当归、独活、莪术、防风、佛手、干姜、藁本、厚朴、花椒、化橘红、红景天、姜黄、菊花、麻黄、玫瑰花、木香、佩兰、前胡、肉桂、乌药、醋香附、野菊花、益智仁、月季花、麸炒枳壳、枳实、穿心莲、丹参、蛇床子、银杏叶、紫草等。

3. 低温真空浓缩。家庭煎煮中药时，为了减少服用量，汤药煎好后会再加热蒸发掉一部分水分，要加热到100℃以上才会沸腾，温度高会对药物的质量产生影响。

采用低温真空浓缩，在密闭的不锈钢罐中，通过抽真空以降低其内部的压力，使药液在较低温度（40℃~60℃）下，水分就沸腾蒸发。温度低，速度快，可防止某些易于因热分解的有效成分被破坏。

4. 喷雾干燥法。中药汤剂剂型改革，最关键的技术之一是如何将汤药干燥制备成易于保存的粉末。传统真空干燥法因干燥时间长，干浸膏都是深黑色,对浸膏品质影响大。

喷雾干燥技术最早用于奶粉及速溶咖啡的生产。喷雾干燥器最适宜处理的物料是流体。原药液被高速喷射空气流撕裂成无数小液滴,当液滴和热的气体接触时,表面上的液体迅速蒸发,喷雾干燥粉大部分呈球体,在热水中较易溶解。小液滴有很大的表面积,在和干燥空气密切接触时,数秒钟内即被干燥,由于包围在粒子表面上的液体蒸发,产品处于冷却状态,并且由于产品迅速离开干燥区,避免了产品过热,故适用于热敏性物料的干燥。因此,中药浸膏的干燥选择了喷雾干燥法。

5. 干法造粒技术。将喷雾干燥所得的中药浸膏粉制成颗粒剂,有利于保证分装时物料的流动性、装量的准确性,提高产品的抗湿性。

传统的湿法制粒,将中药浸膏加入大量的蔗糖粉、糊精混合制粒,干燥,按每 10 g 饮片制成 10 g 颗粒计算,医生处方每剂饮片量约 80 ~ 120 g,显然,如此大的颗粒服用量患者不能接受。要满足临床需求,每次服用量必须控制在 10 ~ 15 g 左右。

干法造粒技术利用中药浸膏粉物料固有的黏性,通过压缩、成型、粉碎、整粒等工序连续生产出中药颗粒剂。干法造粒工艺省略了湿法造粒的湿润、干燥过程,防止湿热时间过长,有效成分的分解破坏,保证了产品质量的稳定性。不加辅料所制得的纯浸膏颗粒约相当于生药量的 5% ~ 15%,按中医处方每剂含生药量 100 g 计算,患者每次只需要服用颗粒剂 5 ~ 15 g,符合安全高效,服用量小,服用、携带、贮藏方便等现代药物的基本要求。

第四章　中药配方颗粒质量监测

一、中药配方颗粒的药材采购

1. 相对稳定的药材产地及采收季节。

根据我国中药材种类繁多、资源丰富、来源复杂等特点及实际用药现状,有必要对常用大宗药材的品种、产地和采收季节的质量情况进行调查、检验分析和评价,以相对固定常用药材的品种、产地和采收季节,保证产品的质量稳定性。

2. 制订药材及饮片的企业内控质量标准。

依据《中国药典》及相关药材标准,结合产品特性,建立中药材及饮片的内控质量标准。主要是确定多来源的常用中药材品种、产地、采收季节,明确色泽、大小、气味、浸出物、杂质、水分、含量测定等要求,以使中药配方颗粒的产品色泽、气味、浸出物、含量等关键质量指标保持稳定。中药所含成分非常复杂，其质量把关不能仅仅依赖于对一两个成分的控制，而是要整体把关。

3. 扩大现代分析技术在药材鉴定中的应用。

药材鉴定工作主要是药材真实性鉴定、纯度鉴定、品质优良度鉴定。中药材来自于天然，其品种来源复杂，同名异物、同物异名、地方习惯用药、代用品、伪品，加之盲目引种，种植不规范，滥采滥挖、滥施化肥农药等，致使药材发生变异，药材鉴别难度增加。《中国药典》2005 年版一部对现代分析技术也扩大了应用范围。一部品种中薄层色谱法用于鉴别的已达 1523 项，用于含量测定的为 45 项；高效液相色谱法用于含量测定的品种 479 种，涉及 518 项；气相色谱法用于鉴别和含量测定的品种有 47 种。在国家"十五"重大科技专项"广佛手等 7 味配方颗粒质量标准的示范研究"中，化橘红道地性薄层色谱鉴别图显示，广东化州产化州柚有一香豆素化合物呈亮黄色荧光斑点，广西、湖南产柚则没有这个斑点，以此区别；采用 HPLC 色谱分析，它们之间具有相似性，但有 2 个峰存在明显差异，可作为鉴别和质量控制的依据。

4. 中药配方颗粒的药材炮制。

明代陈嘉谟在其《本草蒙筌》中指出："凡药制造，贵在适中，不及则功效难求，太过则气味反失。"中药炮制为历代医家所重视，工序虽繁，决不可省人工。

依据传统炮制经验，结合现代炮制研究成果，逐步建立了《中药材炮制工艺规程》及炮制岗位操作法（SOP）。如鸡内金、琥珀、乳香、没药、五灵脂及种子类药易混入较多沙子，川芎、重楼等易黏附泥沙，夏枯草、金银花等易混入枝叶梗等非药用部位。净选时都必须清除杂质，分离去除非药用部位。

药材切片前清洗也要根据不同药材，采取不同的方法。如槟榔的有效成分槟榔碱能溶于水，苦参中的苦参碱能溶于冷水，因此应尽量缩短其与水接触的时间，采取水泡多润的方法，以免影响疗效。

二、中药配方颗粒生产过程的质量监控

严格按照 GMP 管理，建有三级质量监督管理网络，质量管理部下设质量保证室（QA）和质量检验室（QC）。

质量保证室负责对配方颗粒的生产全过程进行监控。首先，对原料、辅料、包装材料的选购进行监控，所有物料必须从合格的供应商处购入，按质量标准检验合格后方可用于生产；其次，配方颗粒生产过程中的每一道工序、每一个质量监控点都有专门的 QA 人员进行全程监控，不合格物料不准用于生产，不合格中间产品不能进入下一道工序，不合格成品不准出入库、销售。

质量检验室负责所有物料、中间产品、成品的检测，并将检测结果及时通知 QA，使 QA 监控能更顺利、更有效地进行。

三、中药配方颗粒的质量标准

1. 中药指纹图谱技术。

中药指纹图谱是指中药经适当处理后，采用一定的分析手段，得到的能够标示该中药特性的共有峰的图谱。在一定范围内，中药指纹图谱能基本反映中药全貌，使其质控指标由原有的对单一成分含量的测定上升为对整个中药内在品质的检测，实现对中药内在质量的综合评价和整体物质的全面控制，使中药质量达到稳定、可控，确保中医临床疗效的稳定，并使中药研究更符合祖国医学的整体观念，有的学者将其称之为"中药质量控制的里程碑"。

指纹图谱是以各种光谱、波谱、色谱等技术为依托的一种质量控制模式。指纹图谱不强调个体的绝对唯一性（个体特异性），而强调同一药材群体的相似性，即物种群体内的唯一性（共有特征性）。与传统质量控制模式的区别在于：指纹图谱是综合地看问题，也就是强调化学图谱的"完整面貌"即整体性，反映的质量信息是综合的；由于植物药的次生代谢产物，即各种化学成分天然潜在的不稳定性，它的化学指纹图谱具有无法精密度量的模糊性。"整体性"和"模糊性"是指纹图谱的基本属性，指纹图谱的相似性是通过其基本属性来体现的。指纹图谱分析强调准确的辨认，而不是精密的计算，比较图谱强调的是相似，而不是相同。在不可能将中药复杂成分都搞清楚的情况下，指纹图谱的作用是反映成分复杂的中药内在质量的均一性和稳定性。

中药指纹图谱可以定义为"是一种综合的、可量化的鉴别手段，是当前符合中药特色的评价中药真实性、稳定性和一致性的质量控制模式之一。整体性和模糊性是它的基本属性。指纹图谱应满足专属性、重现性和实用性的技术要求"。

在国外，对于指纹图谱的研究已进入高级阶段，开展了指纹图谱与药效的相关性研究，建立了在中药理论下新药开发的新的研究体系和模式。

2. 采用图谱技术建立配方颗粒质量标准。

采用指纹图谱技术建立中药配方颗粒的质量标准和控制中药配方颗粒产品品质，具有真实性、稳定性和一致性，解决了 500 余种中药配方颗粒在不具备中药饮片外形后的真伪鉴别及其质量优劣评价等重大技术问题。

3. 中药配方颗粒的质量控制中的含量测定法。

中药的有效成分或指标成分绝大多数品种还不是很清楚，因此，大多数中药配方颗粒品种是采用薄层色谱图进行鉴别，采用薄层色谱鉴别时，均采用对照药材或经鉴定合格的法定药材，与成品同法处理后作为对照药材溶液，进行薄层色谱鉴别。

有效成分明确的品种采用了含量测定法，如人参配方颗粒、大黄配方颗粒、葛根配方颗粒、黄连配方颗粒、虎杖配方颗粒、青黛配方颗粒等。

第五章　中药配方颗粒发展前景

一、中药配方颗粒的国内发展

2001 年，国家食品药品监督管理局将其统一命名为"中药配方颗粒"，并从 2001 年 12 月 1 日起，按照国家食品药品监督管理局颁布的《中药配方颗粒管理暂行规定》及《中药配方颗粒质量管理标准研究的技术要求》，将中药配方颗粒剂纳入中药饮片范畴，且与饮片一样逐步实施批准文号管理。

江阴天江药业有限公司作为国家食品药品监督管理局批准的首批"中药配方颗粒试点生产企业"，与国家中医药管理局批准的"中药饮片改革试点单位"，是首个通过国家 GMP 认证的中药配方颗粒生产企业。目前由国家食品药品监督管理局批准的中药配方颗粒试点生产企业全国共六家，即江阴天江药业有限公司、广东一方药业、培力（南宁）药业有限公司、深圳二九现代中药有限公司、四川绿色药业科技发展股份有限公司、北京康仁堂药业有限公司，且这六家企业均建成了中药配方颗粒提取、浓缩、干燥、制粒等生产线与配套设施，并建立了近 700 多种中药配方颗粒的生产工艺质量标准。根据二九集团的统计，目前我国已有近 800 家大中型医院在使用中药配方颗粒剂。

二、中药配方颗粒剂的国外发展

随着全球经济一体化与我国加入世界贸易组织，中医药已逐渐走出国门，成为中国在国际上发展的软实力之一。世界上已有 170 多个国家设立了中医诊所、研究所、院校等。据 2002 年 12 月 20 日《南方日报》的相关报道，在拥有 5000 万人口的英国，中医诊所就有 3000 个；荷兰有人口 1500 万，有中医诊所 1600 个；在加拿大，3000 万的人口，中医诊所有 3000 个；澳大利亚有 1900 万人口，中医诊所有 4000 个。

20 世纪 80 年代，日本最先提出浓缩颗粒的概念，且由于浓缩颗粒的诸多优点而迅速发展，同时日本在浓缩颗粒剂的开发与研究方面也取得了令人瞩目的成就，现应用中的复方浓缩颗粒剂有 200 余种，单味浓缩颗粒剂 200 余种，且产品均销往欧洲等地。20 世纪 90 年代，韩国开始使用与研制中药浓缩颗粒剂，现已发展到 300 多个品种，并将其列入韩国健康保险用药范围。

目前，广东一方制药有限公司生产的标准化中药提取物，已被美国、澳大利亚等客户相继购入，且替代了昔日进口的中药材原料，并向其所在国家的中药制剂生产的诸多领域进行推广与应用，意大利陈氏集团在米兰开的中医诊所、香港浸会大学中医药研究所与新加坡中华医院都成功应用了中药配方颗粒剂。

2011年4月16日，世界中医药学会联合会第一届第八次理事会与第七次监事会暨首届中医全球化与人类健康高峰论坛在云南昆明开幕，来自各个国家和地区的80多位中医药专家和与会的20多个国家的世界中联理事和代表讨论并通过了《中药配方颗粒国际标准》。

三、中药配方颗粒不足之处

1. 单味配方颗粒与饮片共煎之间的疗效差别。

虽然从临床应用情况看，配方颗粒剂的药效与饮片共煎的药效没有显著差别，但免煎颗粒是单味中药的提取，没有药物间共同加热、相互作用的过程。每味中药所含的成分有几十种甚至几千种之多，某些成分在这个方子中是有效成分，可能到另外方子中，就不起作用了。何况几味、十几味中药放在一起，经过共热过程，在这期间，它们所含的成分在热与水的条件下，会产生多少新物质？有研究表明，麻黄汤共煎，其中的麻黄碱与桂皮醛、氰基苯甲醛等醛类生成新的化学成分，其药效优于分煎。配方颗粒与中药合煎的化学成分是否相同，特别是药效是否接近，这是评价中药配方颗粒能否取代中药合煎的重要依据。采用紫外分光光度法，以黄芩苷为对照品，在278 nm处，对小柴胡汤合煎液、单煎液、单煎合并液以及黄芩和处方中其他药物的配伍煎液中总黄酮进行测定。结果显示：各煎液和合煎液比较均有极显著差异（$P < 0.01$）。实验还表明，将干姜、甘草与附子分煎后再混合，或各单煎后次序给药，其毒性仍相当于单独附子。从而提示，"四逆汤"毒性降低，乃因附子生物碱与干姜、甘草在共煎过程中产生化学变化所致。因此，配方颗粒简单混合后的临床药效，肯定不能等同于传统的中药汤剂。现有的分析检测手段及药理、药效学的研究还不能确定所有处方中的有效成分，至于在煎煮过程中的成分变化，尚需进一步研究，故现阶段对免煎中药应边运用边探讨。

2. 中药配方颗粒价格偏高

中药配方颗粒价格与传统饮片使用情况对比，中药配方颗粒价格要高1.5~2倍左右，从而使其推广使用受到制约。

四、中药配方颗粒建议与展望

1. 加强质量研究

（1）原料药材和饮片的研究

重视原料药材和饮片的规范化种植和规范化生产。加速中药材规范化种植（GAP）基地研究建设，做到定品种、定产地、定采收期、定初加工方法、定贮藏方法，做到原料药材真正基地化。深入探讨不同炮制方法对饮片质量的影响，加速饮片炮制工艺规范研究，实现饮片的规范化生产。

（2）质量控制技术的研究

应用现代色谱分析技术建立多指标成分的定性、定量方法，特别是运用色谱指纹谱进行"整体"质量评价；注重对符合配方颗粒特点的化学对照品（水溶性、极性较强的化合物）的研究，提高质量控制方法的水平。

（3）统一标准的制订

与国家有关部门协调，统一传统中药饮片的炮制工艺和中药配方颗粒的生产工艺，制订传统饮片和配方颗粒统一的质量控制标准，可以由国家行业标准逐步过渡到国家标准。

2. 单煎与合煎的深入研究

单煎与合煎的比较研究对指导经方配方颗粒的研究和生产具有重要意义，应该重视研究的科学性和先进性。

（1）注重实验设计

进行中药配方颗粒单煎与合煎比较时，应做到原料、煎煮方式、用水比例、煎煮时间、煎煮次数等参数的一致，确保试验结果的可比性和结论的可靠性。

（2）创建"全成分"分析方法

在进行单煎与合煎的化学比较研究时，应做到"全成分"比较来反映两者的异同。为此，必须创建"全成分"分析方法，包括应用先进的色谱质谱联用技术分析两种煎液的化学成分，结合多变量统计学方法进行"整体"比较。对变化大的样品进行详细的化学研究，探讨两种煎煮方法对化学成分影响的机制。配合进一步的药效学和临床验证，探讨单煎和合煎化学、药效和临床疗效变化的相关性。

第六章　中药配方颗粒相关研究

一、广藿香配方颗粒提取工艺研究

袁旭江[1]，朱盛山[1]，涂瑶生[2]

（1.广东药学院中药开发研究所，广东广州 510006；2.广东省中医研究所，广东广州 510095）

［摘要］目的：研究广藿香配方颗粒提取工艺。方法：采用正交试验法，

以出膏率为指标，研究广藿香配方颗粒的提取工艺；应用薄层色谱法研究不同提取液中的成分差别。结果：煎煮时间对工艺的影响较小，为次要因素，加水量和煎煮次数对广藿香提取工艺具有显著影响，是该药材提取工艺的重要因素，水提取液中成分具有 3 个鉴别点。结论：广藿香最佳的水提取工艺为 10 倍量水、煎煮 2 h、共 2 次；可为广藿香配方颗粒制剂提取工艺的进一步研究提供依据。

［关键词］广藿香；正交试验；薄层色谱；成分分析

广藿香 Pogostemon cablin（Blanco）Benth 属唇形科刺蕊草属植物[1]，又名枝香。分布于广东湛江、肇庆、广州市郊及广西、四川等地，均为栽培；现代研究表明广藿香主要含萜类、黄酮类、醇、酸、酮、醛等化合物[2]。广藿香挥发油具有抗真菌、抗细菌、抗螺旋体、抗病毒、治疗实验性急性外耳道炎及拮抗钙离子等作用[2, 3]；有文献报道，广藿香水提液具有协调促进胃肠动力功能[4]、抗病毒活性、抗菌活性及抗钩端螺旋体活性等作用[3]；广藿香水溶性成分具有通过抑制胃肠运动机能达到解痉作用，消除消化系统症状，并有镇痛和止泻作用[5]；还有研究表明广藿香中一些黄酮类成分具有抗真菌活性[6]、抗癌活性[7]、抗病毒[8]等作用。综上所述，广藿香的药用部位不仅是挥发油，水溶性成分也应是其发挥疗效的主要部位。广藿香配方颗粒是由广藿香药材水提部位和挥发油部位组成，水提工艺是配方颗粒制备工艺的关键，因此，笔者采用正交试验法对广藿香水提工艺进行研究，结果报道如下。

1. 仪器与试药

1.1 仪器

BS124S 电子分析天平（德国 Sartorius），CAMAGReprostar3 薄层摄像仪（瑞士），电动恒温水浴锅（上海一恒电子仪器厂），硅胶 GF_{254} 预制板（浙江台州），恒温电热套（上海亚荣），定量毛细管（DrummondUSA），烘箱。

1.2 试剂

甲醇、乙酸乙酯、石油醚、甲酸等均为分析纯。

1.3 样品

广藿香原植物采自广东省高要地区，经丘金裕主任中药师鉴定均为广藿香 Pogostemoncablin（Blanco）Benth。

2. 药材水提工艺

2.1 指标的选择

广藿香水提浸膏所含成分为水溶性成分，该部位具有很强的活性，在没有对照品的情况下选择了总浸出物（《中国药典》2000 版一部附录Ⅱ B）即总干膏量作为衡量指标,初步评价提取效果。

2.2　水提正交试验

根据水提取的影响因素,选定加水量、煎煮时间、煎煮次数3个因素（表1）,每个因素取3个水平,采用 $L_9(3^4)$ 正交表进行试验,并对其提取效率进行考察,以干膏率为指标进行测定考察。

表1　因素水平表

因素	A 加水量/倍	B t/（煎煮时间）/h	C 煎煮次数
1	8	1	1
2	10	2	2
3	12	3	3

按照 $L_9(3^4)$ 正交表安排试验,试验方法如下:

制法:取广藿香药材,加水适量,浸泡一定时间,加热煎煮数次,沸后保持微沸一定时间,过滤,合并煎出液,减压浓缩至一定量,于60 ℃烘箱中烘干至恒重,取出,置干燥器中过夜,称量,计算干膏率,并对结果进行分析。结果见表2和表3。

表2　正交试验结果

试验号	A	B	C	D	干膏率/%
1	1	1	1	1	5.34
2	1	2	2	2	6.96
3	1	3	3	3	10.86
4	2	1	2	3	8.12
5	2	2	3	1	11.54
6	2	3	1	2	8.04
7	3	1	3	2	7.36
8	3	2	1	3	4.48
9	3	3	2	1	6.58
K_1	7.720	6.940	5.953	7.820	
K_2	9.233	7.660	7.220	7.453	
K_3	6.140	8.493	9.920	7.820	
R	3.093	1.553	3.967	0.367	

表 3　方差分析表

因素	偏差平方和	自由度	F 值	F 临界值	显著性
加水量	14.355	2	7.371	6.940	*
煎煮时间	3.626	2	1.862	6.940	
煎煮次数	24.629	2	12.646	6.940	*

以上分析结果表明：煎煮时间对工艺的影响较小，为次要因素，而加水量和煎煮次数对广藿香提取工艺具有显著的影响，是该药材提取工艺的重要因素。通过对结果进行分析比较，可得出最佳工艺为 10 倍量水、煎煮 3 h、共煎煮 3 次。从生产实际考虑，提取 3 次和煎煮 3 h 耗能较大且易煎出更多杂质，给后期工艺和疗效带来影响和困难，经过分析比较并结合实际生产最终确定提取工艺为 10 倍量水、煎煮 2 h、共 2 次较为合适。经再次重复验证，提取率为8.5%，工艺及结果合理稳定。

3. 薄层色谱法研究

3.1　供试品的制备

称取广藿香样品粗粉约 5 g，置 250 mL 烧杯中，加 10 倍量水，按上述最终确定的提取工艺进行提取（即煎煮 2 h、共 2 次），合并提取液，滤过，滤液减压浓缩成浸膏，将药渣和浸膏于 60 ℃烘箱中烘干，备用。

将浸膏用甲醇适量提取 2 次，合并甲醇液，浓缩至 5 mL，作为供试品 a。

将甲醇提取后剩下的残渣用 5 mL 水溶解，作为供试品 b。

将烘干的上述药渣用甲醇适量提取 2 次，甲醇液浓缩至 5 mL，作为供试品 c。

称取广藿香药材约 5 g，加甲醇适量提取 2 次，甲醇液浓缩至 5 mL，作为供试品 d。

称取广藿香药材约 5 g，加乙醇适量提取 2 次，乙醇液浓缩至 5 mL，作为供试品 f。

3.2　薄层色谱条件

薄层板：硅胶 GF$_{254}$ 预制板；展开系统：石油醚 – 乙酸乙酯 – 甲醇 – 甲酸（体积比 7.5∶1.8∶1∶0.125）；展开方法及显色：进行二次展开，每次 9 cm，取出晾干，于紫外光灯 365 nm 下观察，再用质量分数 5% AlCl$_3$ 乙醇液显色，于 365 nm 下观察。

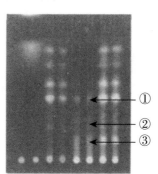

1、2 供试品 b；3、4 供试品 c；5、6 供试品 a；7 供试品 d；8 供试品 f

图 1　广藿香不同提取液中成分分布比较

3.3 结果与分析

各供试品点样后进行展开，经 AlCl$_3$ 乙醇液显色后于 365 nm 下观察，从薄层色谱上可以看出，不同提取工艺的成分存在很大差别，提示药渣中存在较多的低极性成分，而水提液能够将大部分水溶性成分提取出来，乙醇可以提取到部分低极性成分和水溶性成分，结果见图 1。由图 1 可见，箭头①②③所示斑点为广藿香水提成分的主要鉴别点，其 Rf 值分别为 0.42、0.28、0.12。

4. 讨论

4.1 广藿香配方颗粒是由广藿香药材水提部位和挥发油部位组成，其水提工艺直接关系到颗粒的质量，故以总干膏量作为衡量指标，初步评价工艺的提取效果。提取工艺研究结果表明，煎煮时间对工艺的影响较小，为次要因素，而加水量和煎煮次数对广藿香提取工艺具有显著的影响，是该药材提取工艺的重要因素。从生产实际考虑，提取次数太多和时间过长都会带来很多方面的困难和麻烦，经综合分析比较最终确定提取工艺为 10 倍量水、煎煮 2 h、共 2 次，经再次重复验证，提取率为 8.5%，工艺及结果合理稳定。

4.2 成分分布研究表明，各供试品中成分存在差别，不同提取工艺中所含成分不同，水提后药渣中存在较多的低极性成分，水提液只能将大部分水溶性成分提取出来，乙醇可以提取到部分水溶性和低极性成分。

4.3 薄层色谱研究结果表明，箭头①②③所示斑点为广藿香水提成分的主要鉴别点，其 Rf 值分别为 0.42、0.28、0.12，可以作为广藿香配方颗粒的水溶性成分的鉴别特征点。此外，水提后药渣中仍存在低极性成分，其是否为有效成分有待进一步研究。

【参考文献】

[1] 国家药典委员会. 中华人民共和国药典：一部 [S]. 北京：化学工业出版社，2000：33.

[2] 封锡志，徐绥绪，宋少江. 藿香属植物化学及药理活性的研究进展 [J]. 沈阳药科大学学报，1998，15（2）：144.

[3] 杜一民，陈汝筑，胡本荣. 广藿香的化学成分及其药理作用研究进展 [J]. 中药新药与临床药理，1998，9（4）：238.

[4] 朱金照，冷恩仁，桂先勇，等. 白术、藿香等中药对胃排空、肠推进影响的实验研究 [J]. 中国中医基础医学杂志，2000，6（1）：21-23.

[5] 刘中煜. 藿香正气水解痉、镇痛和抗菌作用实验观察 [J]. 中草药，1984，15（12）：543.

[6] 张广文, 王发松 . 广藿香中的黄酮类化合物 [J]. 中草药, 2001, 32（10）: 871.

[7]MiyazawaM，OkunoY，NakamuraS，eta.lAntimutagenicactivityofflavonoidsfrom Pogostemoncablin[J].JAgricFoodChem, 2000, 48（3）: 642.

[8]ParkEJ，ParkHR，LeeJS，eta.lLicochalconeA：aninducerofcelldifferentiationan dcytotoxicagentfromPogostemoncablin[J].PlantaMed, 1998, 64（5）: 464.

本文原载于《广东药学院学报》2005, 21（6）: 690—692.

二、广佛手配方颗粒提取工艺研究

张建军, 胥爱丽, 涂瑶生

（广东省中医研究所, 广东广州 510095）

［摘要］目的：研究广佛手配方颗粒的提取工艺。方法：以总固物得率、挥发油提取率和 5, 7- 二甲氧基香豆素提取率为考察指标, 采用正交设计筛选出最佳提取工艺。结果：通过正交试验确定的最佳提取工艺为, 以药材饮片投料, 12 倍水提取 2 次, 每次 1 h。结论：所优选的工艺条件稳定可行。

［关键词］广佛手；配方颗粒；提取工艺；正交设计

佛手为芸香科植物佛手 Citrus Medica L. var.sarcodactylis Swingle 的干燥果实, 原产印度, 在我国主要分布于广东、广西、福建、云南、四川、浙江、安徽等地, 现主要分为广佛手、川佛手、金佛手等, 各地所产佛手同等入药, 有人因广佛手产量多, 片张大, 色白, 皮黄绿, 气香浓厚, 认为其质量高于各佛手之上[1]。佛手为名贵中药, 其花、叶和果实均可入药, 具有 "疏肝理气、和胃止痛" 功效[2]。佛手果含有柠檬油素、橙皮柑、佛手内酯等化合物。佛手中的香柑内酯具有平喘、祛痰之功效, 布枯叶苷和橙皮苷又具有抗炎抗病毒的功效。20 世纪 80 年代以来, 对佛手的研究工作全面展开, 研究方法和手段不断改进, 研究的内容不断深入。本实验对广佛手配方颗粒的提取工艺进行了优选, 为生产工艺参数的确定提供实验依据。

1. 材料与仪器

1.1　材料佛手（Citrus medical L. var.sarcodactylis Swingle）（广东省武垄国家广佛手 GAP 基地, 经广东省中医研究所孙冬梅主任中药师鉴定为正品）。

1.2　仪器与试药 DIONEX SUMMIT P680 高效液相色谱仪, 四元梯度泵, CHROMELEONTM 数据处理软件系统；5, 7- 二甲氧基香豆素对照品［自制[3], 其结构经理化试验及波谱分析鉴定, HPLC（高效液相色谱）面积归一化法测得含量纯度为 99.81%］；甲醇为色谱纯和分析纯；水为超纯水；其他试剂均为分析纯。

2. 方法与结果

2.1 总固物测定方法

精密吸取各样品浓缩液适量，至已恒重的蒸发皿中，水浴蒸干，照干燥失重法（《中国药典》2005 年版一部附录ⅨG）测定，计算干膏得率。

2.2 5,7-二甲氧基香豆素的测定

取提取液适量，挥干后以甲醇溶解并定容，摇匀，滤过，取续滤液，采用HPLC 法测定。色谱条件：色谱柱：kromasil 柱（4.5 mm × 250 mm，5 μm）；流动相：甲醇-水（65∶35）；检测波长：326 nm；流速：1.0 mL·min^{-1}；柱温：35 ℃。标准曲线为 Y=0.1488X+0.0314，r=0.9999，表明 5,7-二甲氧基香豆素在0.44 ~ 3.52 μg 之间呈良好的线性关系。方法精密度 RSD（相对标准偏差）为1.25%，样品供试溶液在 10 h 内稳定，稳定性 RSD 为 0.91%，回收率为 97.33%，RSD 为 1.47%。

2.3 挥发油含量测定方法

收集馏出液适量，NaCl 盐析，等量乙醚萃取，无水 Na$_2$SO$_4$ 脱水，回收乙醚，余少量时置已恒重的蒸发皿中，挥干，称重，计算挥发油吸收率。

2.4 正交实验设计

通过预试验确定影响广佛手提取工艺的主要因素为加水量、提取时间、提取次数和投料方式等。故选取加水量（A）、提取时间（B）、提取次数（C）、投料方式（D）作为考察因素，各取 3 水平，以正交表 L$_9$（3^4）安排试验，筛选最佳工艺条件。实验选取固形物得率、挥发油得率和 5,7-二甲氧基香豆素提取量作为评价指标对提取工艺进行综合评价，分别给以不同的权重系数（0.25、0.25、0.5），用 SPSS 统计软件进行数据处理。因素水平见表 4。

表 4 佛手水提工艺正交设计因素水平表

水平	A 加水量（倍）	B 提取时间（h）	C 提取次数（次）	D 投料方式
1	8	1	1	饮片
2	10	1.5	2	粗粒
3	12	2	2	20 目

实验时称取药材 50g，按正交实验设计表进行试验，测定挥发油提取率；提取液浓缩干燥至恒重，计算总固物得率；取干浸膏，研细，称取相当于药材 1.5g 的量，加甲醇超声溶解并定容到 10 mL，过 0.45 μm 微孔滤膜，按"2.2"项下色谱条件，测定 5,7-二甲氧基香豆素含量。采用公式 [Y=（25/ 得膏率$_{max}$）× 得膏率+（25/ 挥发油得率$_{max}$）× 挥发油得率+（50/ 香豆素提取量$_{max}$）× 香豆

素提取量]进行综合评分,试验安排及结果见表5。

表5 正交设计实验及结果表

实验号	A 加水量（倍）	B 提取时间（h）	C 提取次数	D 投料方式	固体物量（%）	含量测定（$\mu g\cdot g^{-1}$）	挥发油（%）	综合评分 y
1	8	1	1	饮片	17.04	0.1842	0.0186	36.63
2	8	1.5	2	粗粒	31.45	0.3460	0.0174	60.44
3	8	2	3	20目	39.67	0.2059	0.0401	62.57
4	10	1	2	20目	25.11	0.2515	0.0118	44.94
5	10	1.5	3	饮片	37.79	0.4102	0.0203	71.81
6	10	2	1	粗粒	24.34	0.2489	0.0064	41.74
7	12	1	3	粗粒	40.34	0.5226	0.0156	81.95
8	12	1.5	1	20目	16.76	0.1528	0.0042	26.87
9	12	2	2	饮片	34.39	0.5246	0.0546	96.31
K_1	53.21	54.51	35.08	68.25				
K_2	52.83	53.04	67.23	61.38				
K_3	68.38	66.87	72.11	44.79				
K_4	15.55	13.83	37.03	23.46				

结果分析:对正交试验所得结果做直观分析,以判断各因素对提取效果的影响程度,筛选出在该试验条件下最优的提取条件。由极差分析结果表明,4个因素作用大小:提取次数(C)>投料方式(D)>加水量(A)>提取时间(B),由此得出的最佳工艺组合为 $A_3B_3C_3D_1$。这一组合的最大特点即为生产周期过长,增加生产成本,同时也不符合节能降耗的原则。由直观分析可知,提取时间这一因素对试验结果的影响程度最小,可以考虑选取更为经济的水平;提取次数对试验结果的影响最大,但是其提取2次和提取3次这两个水平间的差异却很小,考虑到缩短生产周期,降低生产成本等各方面因素,选择 $A_3B_1C_2D_1$ 组合作为水提取工艺参数,即以药材饮片投料,12倍水,沸后保持微沸1 h,提取2次。

2.5 验证试验

为确定优选工艺的优劣和稳定性,进行了3批验证试验,试验时称取药材50 g,据所筛选的工艺条件进行试验,结果见表3。由表可知,组合 $A_3B_1C_2D_1$ 3

次验证试验结果稳定，平均综合评分达到 92.38 分，与正交试验最高得分组合（$A_3B_3C_2D_1$）相比，得分减少约 4%，但提取时间缩短 2h，从省时节能、降低成本角度看，此应为最佳方案。

3. 讨论

由实验结果可知，药材中的挥发油得率较低，挥发油提取器提取的得率仅为 0.05% 左右。预试验显示超临界萃取不用挟带剂则无法提出挥发油，用乙醇为挟带剂时提取率虽较挥发油提取器提取率高，但同时使工艺复杂化，增加了生产的成本。所以，实际生产中要不要单独提取挥发油还需考虑，仅就挥发油得率来说，不建议单独提取挥发油。故若要提取挥发油，宜采用水煎煮提取同时收集挥发油的方法，在工业生产中即为多功能提取法。

表 6　水煎煮提取优选工艺验证实验结果

实验号	固体物得率（%）	挥发油得率（%）	含量测定（$\mu g \cdot g^{-1}$）	综合评分
1	36.735	0.0491	0.4935	92.28
2	35.616	0.0520	0.4970	93.25
3	35.782	0.0496	0.4903	91.62

原料粒度的大小对提取率的影响，一般认为主要在于通过破碎可以增加物料与溶剂的接触面积（即增大扩散面积），减小扩散半径，从而提高浸提率。但本实验中发现 20 目粉末投料所得结果明显劣于饮片和粗粒，可能是由于药材粉碎过细，增加了挥发油的损失，同时，药材过细，药渣中残留液增多，损失增大，反而降低了提取率。

【参考文献】

[1] 张贵君 . 常用中药鉴定大全 [M]. 哈尔滨：黑龙江科学技术出版社，1993：432.

[2] 江苏新医学院 . 中药大辞典 [M]. 上册，上海：上海科学技术出版社，1977：1141.

[3] 高幼衡，徐鸿华，刁远明，等 . 佛手化学成分的研究（Ⅰ）[J]. 中药新药与临床药理，2002，13（5）：315.

本文原载于《中国试验方剂学杂志》2009，15（5）：19—21.

三、单味葛根浓缩颗粒剂与葛根标准煎剂的等量性研究

李杰斌（广东省中医研究所，广州 510095）

［摘要］采用薄层扫描法测定葛根标准煎剂与葛根浓缩颗粒中葛根素的含量并对葛根标准煎剂水溶性浸出物进行测定，结果表明二者在浸出物和含量方面与标示量相近，呈等量性关系。

［关键词］中药饮片；单味中药；浓缩颗粒；等量性研究

中药汤剂是我国应用最早、最广泛的一种中药剂型，中药饮片则是组成和制备汤剂的基础。饮片煎汤入药，适应中医辨证施治随证加减的原则，使中医学的因人、因时、因地制宜的治疗方法在临床上得以实施。但是，以中药饮片入药，存在着煎煮不规范、用药不及时、携带贮存不方便、药材体积大、中药挥发性成分容易流失等缺点，与现代社会高效率、快节奏的工作和生活方式越来越不适应。

因此，在中药饮片剂型改革的探索中，我们尝试应用现代科学研究方法及检测手段与传统中医理论、经验结合，对中医应用汤剂的传统形式进行改革，用"单味中药浓缩颗粒"（以下简称浓缩颗粒）代替中药饮片用于临床，从根本上改变几千年来中药饮片以根、茎、叶、花、果实等直接入药的调剂方法。

为了确定浓缩颗粒与传统中药饮片煎剂的等量性，便于临床上折算浓缩颗粒的用量，保证临床用药安全、有效，我们采用"饮片标准煎剂"与浓缩颗粒的化学对比方法，制定出 310 味浓缩颗粒与中药饮片两者之间的用量换算关系。

本实验以葛根为例，采用薄层扫描法测定标准煎剂与浓缩颗粒剂中葛根素的含量及对葛根标准煎剂水溶性浸出物测定，对葛根浓缩颗粒与其标准煎剂进行等量性实验研究：

1. 仪器和试药

薄层扫描仪 Ⅱ，Cats₃ 软件、Compaq486 计算机、NANOMAT Ⅲ 点样仪、定量点样毛细管、PBQ-Ⅱ薄层自动铺板器（重庆）、加热炉（Philip shaloplate）、硅胶 G（青岛海洋化工厂）、葛根素对照品（中国药品生物制品检定所）、葛根浓缩颗粒（广东一方制药厂提供，批号：970326、970325、70330），所用试剂均为分析纯。

2. 实验方法与结果

2.1　对照品溶液的制备：精密称取葛根素对照品，加甲醇制成每 1 mL 含 1 mg 的溶液，摇匀，备用。

2.2　标准煎剂的制备：取同批药材三份，每份 10 g，各加水 60 ml，浸泡 20 min，加热至沸，保持微沸 30 min，趁热过滤，自然滴尽，药渣再加水 40 mL，煎法同上，合并 2 次煎液，置恒重蒸发皿中，水浴蒸干，再于 105 ℃下烘至恒

重。三份浸膏得率分别为 1.489 g、1.396 g、1.451 g，平均为 1.445 g，故每克浸膏相当于原饮片约 7 g。

2.3　薄层层析条件：0.3% 羧甲基纤维素钠为黏合剂的硅胶 GF$_{254}$ 薄层预制板，以氯仿－甲醇－水（7∶2.5∶0.5）为展开剂，取出，晾干。

2.4　扫描波长的选择：分别吸取供试品溶液 5 μL，对照品溶液 4 μL，点于同一薄层板上，以上述条件展开后，用氙灯在 190～400 nm 波长范围内，对各相应的斑点进行光谱扫描，结果均在 255 nm 波长处有最大吸收。

2.5　扫描条件：单波长反射线性扫描，狭缝 0.6×6 mm，λ_{max}=255 nm，扫描速度 20 mm/s，灵敏度：130，增益：11，OFF：5。

2.6　样品测定：分别精密称取标准效剂浸膏粉与葛根浓缩颗粒剂（研粉）适量，各三份入 5 mL 量瓶中，加甲醇约 4 mL，超声提取 30 min，放冷后加甲醇至刻度，摇匀，作为供试品溶液。按照薄层色谱法（《中国药典》95 年版一部附录 VIB）试验，吸取供试品溶液与对照品溶液各 5 mL，点完对照品溶液后，将标准煎剂的供试品溶液与浓缩颗粒剂的供试品溶液分别交叉点于同一硅胶 GF$_{254}$ 薄层板上，以氯仿－甲醇－水（7∶2.5∶0.5）为展开剂，展开取出，晾干，在 225 nm 处进行扫描测定，以测量标准煎剂与浓缩颗粒剂的吸收度、积分值。经测定、计算，每克葛根浓缩颗粒剂相当于原饮片 8.3 g。

3. 讨论

葛根浓缩颗粒标示量：每克颗粒剂相当于 6 g 生药，按葛根标准煎剂水溶性浸出物计算，每克浸膏相当于 7 g 生药，按薄层扫描法测定标准煎剂与浓缩颗粒剂中葛根素的含量计算，每克颗粒剂约相当于 8 g 生药。上述结果可以看出，颗粒剂在浸出物与含量方面，与标示量相近或略高，呈等量性关系。以葛根浓缩颗粒代替葛根饮片用于临床是可行的。

本文原载于《基层中药杂志》1997,11（3）:27-28.

四、广藿香配方颗粒及其药材质量关系研究

袁旭江[1]，朱盛山[1]，李苑新[1]，涂瑶生[2]

（1. 广东药学院中药开发研究所，广东广州 5102242. 广东省中医研究所，广东广州 510095）

［摘要］目的：研究广藿香配方颗粒和药材之间的质量关系。方法：应用气质联用法分析挥发油，应用薄层色谱法分析水溶性成分。结果：广藿香药材挥发油共分离并鉴定出 19 个成分峰，配方颗粒挥发油共分离并鉴定出 10 个成分峰，两者具有良好的相似性；广藿香配方颗粒与原药材显示一致的薄层色谱

行为，提示水溶性成分得到有效保留。结论：广藿香配方颗粒与原药材之间所含成分一致，为广藿香配方颗粒质量标准制定提供基础。

［关键词］广藿香；配方颗粒；薄层色谱；气质联用

广藿香 Pogostemoncablin（Blanco）Benth. 属唇形科刺蕊草属植物[1]，又名枝香。现分布于广东湛江、肇庆、广州市郊及广西、四川等省区，均为栽培。广藿香的药用部位主要为挥发油，广藿香挥发油具有抗真菌、抗螺旋体、抗病毒、治疗实验性急性外耳道炎及拮抗钙离子等作用[2, 3]。研究表明广藿香水提液具有通过抑制胃肠运动机能达到解痉作用，消除消化系统症状等[4~6]作用。可见，广藿香水溶性成分也是发挥疗效的主要部位。因此，本实验采用气质联用法和薄层色谱法研究广藿香原药材及其配方颗粒，为广藿香配方颗粒质量标准的进一步研究提供基础。

1. 仪器与试药

1.1　仪器：气相色谱 – 质谱联用仪（简称 GC–MS，美国惠普公司），CAMAG Reprostar3 薄层摄像仪（瑞士），BS124S 电子分析天平（德国 Sartorius），电动恒温水浴锅（上海一恒电子仪器厂），硅胶 GF_{254} 预制板（浙江台州），恒温电热套（上海亚荣），定量毛细管（DummandUSA），烘箱。

1.2　试剂：甲醇、醋酸乙酯、石油醚、甲酸、乙醚、无水硫酸钠等均为分析纯。

1.3　样品：广藿香药材采自广东高要地区，经鉴定为广藿香 Pogostemoncablin（Blanco）Benth.。

2. 方法与结果

2.1　配方颗粒的制备

取广藿香饮片，用水蒸馏法提取挥发油；药渣加水煎煮二次，合并煎液，滤过，滤液浓缩至一定密度的清膏，喷雾干燥，加入适量糊精，混匀，制粒，干燥，喷入挥发油，混匀，密闭，分装，即得。

2.2　挥发油成分分析

2.2.1　挥发油提取

按《中国药典》（2000 年版）一部附录 XD 方法提取，测定含油率。将广藿香粉碎后，用挥发油提取器按常规水蒸馏法提取挥发油，经无水硫酸钠干燥后得挥发油。挥发油为黄绿色透明油状物，具有特殊郁香味。

2.2.2　供试品溶液的制备

取挥发油，加适量乙醚稀释 10 倍，加适量无水硫酸钠进行脱水，作为供试品 1；取广藿香配方颗粒 2 g，加乙醚 9 mL，超声 2 min，取上清液，加适量无水硫酸钠进行脱水，作为供试品 2。

2.2.3 空白溶液的制备

不加样品，按供试品溶液制备方法制得空白溶液，加适量无水硫酸钠进行脱水，备用。

2.2.4 GC-MS 总离子的建立

HP-5MS Capilary（毛细管）30.0 m×250 μm×0.25 μm；进样口温度 250 ℃，接口温度 280 ℃；载气为氦气，流速 1.3 mL/min，分流比 60∶1；MS：EI（70 ev），双灯丝；扫描范围 40~400 m/z，扫描间歇 1.0 s，升温程序：柱温 60 ℃，5 ℃/min 程升至 250 ℃，保持 2 min，可达到较好分离效果。峰面积归一法计算各化合物的相对含量。

2.2.5 测定和结果

分别对各样品按照供试品制备方法制备成供试品，分别取供试品 1、供试品 2 各 1.2 μL 进样分析，得到总离子流色谱图，见图 2~3。分析结果表明，广藿香药材挥发油共分离出 20 多个成分峰，配方颗粒中挥发油共分离出 10 多个成分峰。两者共有峰有 10 个，其在 9 号峰为广藿香醇，10 号峰为广藿香酮，10 个共有峰的相对峰面积在原药材挥发油总面积中占 80% 以上，而在配方颗粒挥发油总面积中则占 94% 以上。两者的挥发油成分相对百分含量比较见表 7。

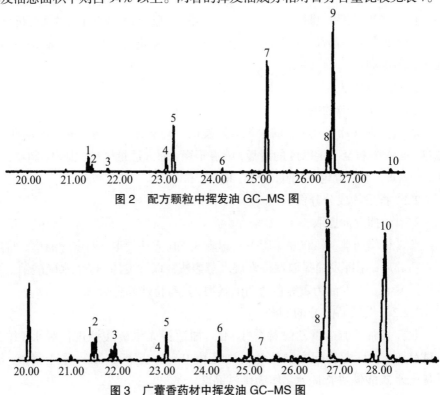

图 2 配方颗粒中挥发油 GC-MS 图

图 3 广藿香药材中挥发油 GC-MS 图

表7 广藿香药材和配方配料中挥发油主要成分分析比较表

保留 t/min	化合物	挥发油相对百分含量（%）	
		配方颗粒	药材
19.89	β–patchoulene		8.537
20.85	caryophy llene		0.486
21.35	α–Guaiene	3.093	1.85
21.43	ε Gurjunene	1.327	2.453
21.78	α–patchoulene	0.627	1.221
21.87	α–Gurjunene		1.943
23.02	α–Guaiene	6.667	0.426
23.18	δ Guaiene	9.578	3.112
24.25	2.3.3–Timethy–12[3–methy–lbuta–1.3–diceny1]–cyc lohexan one	0.554	2.666
24.81	Caryophy llene oxide		0.413
24.95	[–]-Spathulenol Propanoic acid 2–methy–11–[1.]–dime		1.954
25.18	thylethy1]–2–methy–1 paned iy lesler 3–pro	25.032	1.478
25.51	1–Oxaspiol[2.5]octane		0.346
25.89	Globulol		
26.48	ε Gurjunene	5.739	1.091
26.74	Patchoulialcoho（广藿香醇）	41.606	37.891
27.11	A ramadendrene oxide		0.925
27.61	2[1H]N aphthtalenone		1.299
27.81	Pogostone（广藿香酮）	0.703	31.768
总面积		94.926	98.86

2.3 水溶性成分分析

2.3.1 供试品的制备

原药材供试品制备：称取原药材粗粉约 5.0 g，置 30 mL 具塞三角烧瓶中，加石油醚 20 mL，密闭，超声 10 min，滤过，弃去石油醚液，药渣加甲醇 10 mL，密闭，超声 15 min，滤过，甲醇液作为供试品溶液 1。

中间体供试品制备：称取清膏喷干粉约 0.2 g，置 30 mL 具塞三角烧瓶中，加石油醚 20 mL，密闭，超声 10 min，滤过，弃去石油醚液，药渣加甲醇 10 mL，密闭，超声 15 min，滤过，甲醇液作为供试品溶液 2。

成品供试品制备：称取配方颗粒约 0.2 g，置 30 ml 具塞三角烧瓶中，加石油醚，密闭，超声 10 min，滤过，弃去石油醚液，药渣加甲醇 10 mL，密闭，超声 15 min，滤过，甲醇液作为供试品溶液 3。

2.3.2 薄层色谱条件：薄层板为硅胶 GF_{254} 预制板；点样量 10 μL；展开系统为石油醚－醋酸乙酯－甲醇－甲酸（7.5∶1.8∶1∶0.125）；展开方式为二次展开，9 cm/ 次。

2.3.3 薄层行为和结果：将各供试品同法点在同一张薄层板上，按展开方式进行展开，取出晾干，再用 5%$AlCl_3$ 乙醇液显色，于 365 nm 下观察，见图 4。

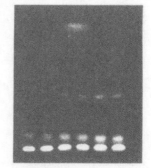

1 2 3 4 5 6
1、2 药材供试品 1；3、4 中间体供试品 2；5、6 配方颗粒供试品 3

图 4　$AlCl_3$ 乙醇液显色后 365 nm 下薄层色谱图

结果显示，广藿香配方颗粒（供试品 3）、中间体（供试品 2）和药材（供试品 1)的薄层行为一致，显示相同的荧光斑点)。

3. 讨论

气质联用研究表明，广藿香药材挥发油共分离出 20 多个成分峰，配方颗粒中挥发油共分离出 10 多个成分峰，其中 9 号峰为广藿香醇，10 号峰为广藿香酮；从整体上来看，配方颗粒中挥发油共有峰相对峰面积达到原药材挥发油总面积的 80% 以上，在配方颗粒挥发油总面积中占 94% 以上。配方颗粒中挥发油与原药材挥发油成分相对含量基本一致，具有良好的相似性。薄层色谱研究表明：广藿香配方颗粒、中间品与原药材之间的薄层行为结果较为相似，基本显示一致的荧光斑点，提示广藿香配方颗粒中水溶性成分与药材一致，且能够得到有效保留。可见，广藿香配方颗粒制备过程成分稳定，与原药材基本一致，研究结果为广藿香配方颗粒质量标准制定提供基础。

【参考文献】

[1] 国家药典委员会，中国药典，一部 [S]. 北京：化学工业出版社，2000：33.

[2] 封锡志，徐绥绪，宋少江 . 藿香属植物化学及药理活性的研究进展 [J].

沈阳药科大学学报，1998，15（2）：144.

[3] 杜一民，陈汝筑，胡本荣 . 广藿香的化学成分及其药理作用研究进展[J]. 中药新药与临床药理，1998，9（4）：238.

[4] 朱金照，冷恩仁，桂先勇，等 . 白术、藿香等中药对胃排空、肠推进影响实验研究 [J]. 中国中医基础医学杂志，2000，6（1）：21.

[5]MiyazawaM，OkunoY，NakamuraS，eta.lAntimutagenicactivityofflavonoidsfromPogostemoncablin[J].J-Agric-Food-Chem.2000，48（3）：642.

[6]ParkEJ，ParkHR，LeeJS，eta.lLicochalconeA：aninducerofcelldifferentiationandcytotoxicagentfromPogostemoncablin[J].PlantaMed.1998，64（5）：464.

本文原载于《时珍国医国药》2006，17（9）：1618—1619.

五、中药配方颗粒制备小柴胡汤的药效研究

孙兰，朱晓洪，李庆勇

（广东省中医研究所，广州 510095）

［摘要］目的：为中药配方颗粒的临床应用提供动物实验依据。方法：用 NIH 小鼠对以中药配方颗粒和中药饮片制备成的小柴胡汤进行动物药效对比实验。结果：中药配方颗粒组和中药饮片组均能降低硫代乙酰胺所致小鼠血清谷丙转氨酶的升高；均能减少化学法所致小鼠的扭体反应次数；均能降低渗入小鼠腹腔的染料量。结论：用中药配方颗粒和中药饮片制备的小柴胡汤合适剂量均对小鼠硫代乙酰胺性肝损伤有保护作用；对化学法所致小鼠的扭体反应有抑制作用；对醋酸所致小鼠腹腔毛细血管通透性增加有一定的抑制作用。

［关键词］中药配方颗粒；小柴胡汤；保肝；镇痛；抗炎

由中药饮片剂型改良制备的中药配方颗粒（曾用名：单味中药浓缩颗粒）具有质量可控、携带方便等优点，我们用它和中药饮片按临床使用剂型和剂量分别配制成小柴胡汤，对近年报告该方具有的保肝 [1]、镇痛 [2, 3]、抗炎作用 [4] 进行药效学比较研究，现报告如下。

1. 材料

1.1　试验药物：中药配方颗粒和中药饮片由广东一方药厂提供。

1.2　动物：NIH 小鼠，雌雄均用。体重 18～22 g，由广东省实验动物中心提供。

2. 方法与结果

2.1　对硫代乙酰胺所致小鼠血清谷丙转氨酶升高的影响。

小鼠 96 只雌雄各半，随机分为 8 组。各组在攻毒前一天及当日上午 9 时，分别灌胃给药或等容积蒸馏水 1 次。下午 2 时按 10 mL/kg 体重腹腔注射 0.5% 硫代乙酰胺生理盐水溶液，同时再给药 1 次。禁食不禁水 16 小时后再给药 1 次，末次给药后 1 小时断头取血，测定血清 SGPT（谷丙转氨酶）含量，结果配方颗粒各剂量组和中药饮片大、中剂量组均能降低硫代乙酰胺所致小鼠血清谷丙转氨酶的升高，表明其均有护肝作用。

表 8　配方颗粒和饮片制备的小柴胡汤对硫代乙酰胺
所致小鼠急性肝损伤的影响（$\bar{x} \pm s$）

组别	剂量（g 生药 /kg）	鼠数（只）	SGPT（μ/100 mL）
正常对照		12	54.4 ± 31.0
模型对照		12	791.5 ± 104.9
配方颗粒	36.92	12	658.8 ± 82.6**
配方颗粒	18.46	12	679.0 ± 39.8**
配方颗粒	9.23	12	691.9 ± 82.7*
中药饮片	36.92	12	682.1 ± 62.2**
中药饮片	18.46	12	689.3 ± 97.0*
中药饮片	9.23	12	726.8 ± 125.5

与模型组比较 *P < 0.05　**P < 0.01（下同）

2.2　对小鼠的镇痛作用采用扭体法进行实验。NIH 小鼠 84 只雌雄各半，随机分为 7 组。灌胃给药或等容积蒸馏水每天 1 次，连续 3 天。末次给药后 30 分钟，各组分别腹腔注射 0.5% 醋酸溶液 0.2 mL/ 只，并立即观察记录 15 分钟内小鼠出现的扭体次数，结果见表 9。表明配方颗粒大、中剂量组和中药饮片大剂量组有显著镇痛作用。

2.3　对醋酸所致小鼠腹腔毛细血管通透性的影响。小鼠 84 只雌雄各半，随机分为 7 组。灌胃给药或等容积蒸馏水每天 1 次，连续 3 天。末次给药后 1 小时，各鼠均尾静脉注射 0.5% 伊文思兰生理盐水溶液 0.1 mL/10 g 体重，腹腔注射 0.6% 醋酸 0.2 mL/ 只。20 分钟后，按 6 mL/ 只用生理盐水冲洗腹腔，收集处理冲洗液，于 590 nm 处比色，在标准曲线上查出各鼠渗入腹腔的染料量，结果见表 10。中药配方颗粒大剂量组显著降低渗入小鼠腹腔的染料量。

表 9　配方颗料和饮片制备的小柴胡汤对小鼠的镇痛作用（$\bar{x} \pm s$）

组别	剂量（g 生药 /kg）	鼠数（只）	扭体次数（次）	抑制率
正常对照		12	19.5 ± 10.0	—
配方颗粒	36.92	12	8.0 ± 2.3**	59.0
配方颗粒	18.46	12	8.3 ± 5.9**	57.4
配方颗粒	9.23	12	15.4 ± 14.0	21.0
中药饮片	36.92	12	8.3 ± 7.8*	57.4
中药饮片	18.46	12	11.4 ± 7.4	41.5
中药饮片	9.23	12	13.4 ± 5.5	31.3

表 10　配方颗粒和饮片制备的小柴胡汤对醋酸所致小鼠
腹腔毛细血管通透性的影响（$\bar{x} \pm s$）

组别	剂量（g 生药 /kg）	鼠数（只）	伊文思兰（μg/ 只）
正常对照		12	0.36 ± 0.15
配方颗粒	36.92	12	0.25 ± 0.08*
配方颗粒	18.46	12	0.29 ± 0.08
配方颗粒	9.23	12	0.30 ± 0.10
中药饮片	36.92	12	0.27 ± 0.07
中药饮片	18.46	12	0.29 ± 0.07
中药饮片	9.23	12	0.32 ± 0.08

3. 讨论与结论

本文结果显示，用中药配方颗粒和中药饮片制备的小柴胡汤对硫代乙酰胺性肝损伤有保护作用，对化学法所致小鼠的扭体反应有抑制作用，对醋酸所致小鼠腹腔毛细血管通透性增加有一定的抑制作用。对肝损伤的保护作用中药配方颗粒似优于中药饮片；对镇痛作用和对小鼠腹腔毛细血管通透性的抑制作用差异不显著。本文结果为中药配方颗粒的临床应用提供了动物实验参考。

【参考文献】

[1] 高桥贞则 . 用小柴胡汤合桂枝茯苓丸治疗后腹水消失、色素沉着改善的肝硬变 1 例 [J]. 国外医学中医中药分册，1992；14（2）：37.

[2] 小井浩一郎. 小柴胡汤对丘脑下部－垂体－肾上腺皮质系统的影响 [J]. 国外医学中医中药分册, 1994; 16（4）: 20.

[3] 程荣珍等. 小柴胡冲剂治疗感冒 82 例 [J]. 时珍国医国药, 1998; 9（6）: 494.

[4] 王春华, 张爱丽. 小柴胡汤的药理研究现状 [J]. 中成药, 1997; 19（2）: 47.

本文原载于《中药药理与临床》2004, 20（2）: 4—5.

六、单味中药浓缩颗粒组成的三利降脂方与合煎提取物的化学成分比较

涂瑶生, 刘法锦, 孙冬梅

（广东省中医研究所, 广州 510095）

［提要］由单味中药浓缩颗粒组成的三利降脂方与合煎提取物进行薄层定性分析和原儿茶醛、大黄素成分的定量比较, 结果表明两者差异无显著性。

［关键词］三利降脂方; 原儿茶醛; 大黄素

三利降脂方为广东省第二中医院协定处方, 在临床上有较好的疗效。本文通过对其单煎与合煎提取物中化学成分的比较, 以探讨单味中药浓缩颗粒在中药复方配伍中应用的可行性, 并提供相应的实验依据。

1. 材料

1.1　药品、试剂和仪器高效薄层扫描仪: CAMAG-CATS3.17 薄层色谱评价软件、毛细管、点样器（Nanomat Ⅲ）、薄层摄像仪（Reprostar Ⅱ）, 均为瑞士 CAMAG 公司产品; 薄层自动铺板器（重庆）; 超声提取器（上海）; 硅胶 G、硅胶 GF_{254}（青岛海洋化工厂产品）; 原儿茶醛、大黄素对照品, 由中国药品生物制品检定所提供。分析样品: 所用药材及其单味中药浓缩颗粒与复方合煎颗粒均为同批药材, 由广东一方药厂提供, 所用试剂均为分析纯。

1.2　处方组成: 大黄、草决明、半边莲、蒲黄、泽泻、丹参、瓜蒌。

1.3　药物的配制

1.3.1　单味中药浓缩颗粒的混合: 单味中药浓缩颗粒按所含的生药量折算, 根据实验处方的剂量取相应的量合并混合, 配制成三利降脂方单味中药浓缩颗粒混合物（以下简称单煎混合颗粒）。

1.3.2　合煎颗粒: 按实验处方剂量取中药饮片合并煎煮, 制成合煎颗粒。其煎煮次数、时间与单煎一致, 加水量与各单煎的总量相同。

2. 方法与结果

2.1 薄层定性分析

2.1.1 供试液的制备

取单煎混合颗粒与合煎颗粒各约 1 g，分别加水 30 mL 使之溶解，再分别加氯仿萃取四次，每次 15 mL，合并氯仿液，蒸干，残渣加氯仿 5 mL 溶解，得两种氯仿供试液，供薄层层析用。上述水溶液用盐酸调至 pH 值 2～3，乙醚萃取三次，每次 20 mL，合并乙醚液，蒸干，残渣用乙醚溶解，得两种酸化后的乙醚供试液，备用。

上述水溶液用 10%NaOH 调 pH 值为 12～13，加乙醚萃取三次，每次 20 mL，合并乙醚液，蒸干，残渣用氯仿 1 mL 溶解，得两种碱化后氯仿供试液，备用。

2.1.2 薄层层析

取上述两种氯仿供试液，分别点于同一硅胶 G 薄层板上，以石油醚（30 ℃～60 ℃）– 甲酸乙酯 – 甲酸（15：5：1）为展开剂，展开，取出，晾干，于紫外灯（365 nm）下检视[1]，见附图 A。

取上述两种酸化后的乙醚供试液，分别点于同一硅胶 G 薄层板上，以氯仿 – 甲醇 – 冰醋酸（4：1：0.5）为展开剂，展开，取出，晾干，在 110 ℃下烘烤 10 min，除去醋酸后，用溴甲酚绿试液显色[2]，见附图 B。

取上述两种碱化后的氯仿供试液，分别点于同一硅胶 G 薄层板上，以氯仿 – 丙酮 – 甲醇（6：1：1）为展开剂，展开，取出，晾干，以改良碘化铋钾试液显色[2]，见附图 C。

2.2 提取物中原儿茶醛、大黄素的含量比较

2.2.1 供试品溶液的制备：根据处方组成，取含生药量相同的三利降脂方单味中药浓缩颗粒混合物与合煎颗粒适量，约 2 g，分别置具塞锥形瓶中，精密加入 70% 乙醇 25 mL，称重，超声提取 30 min，放冷后称重，用 70% 乙醇补足减失的重量，精密吸取上清液 4 mL，挥去乙醇，加适量水，用稀盐酸调至 pH 值为 2，用醋酸乙酯萃取 4 次，每次 10 mL，合并萃取液，蒸干，残渣加乙醇适量使溶解，并定容至 2 mL，作为测定两者中含原儿茶醛成分的供试品溶液 1[3]。

根据处方组成，取含生药量相同的三利降脂方单味中药浓缩颗粒混合物与合煎颗粒适量，约 2 g，分别置具塞锥形瓶中，精密加入甲醇 25 mL，称重，超声提取 30 min，放冷后称重，用甲醇补足减失的重量，滤过，滤液蒸干，残渣加水 10 mL 使溶解，再加盐酸 1 ml，置水浴上加热 30 min，立即冷却，用乙醚萃取 4 次，每次 15 mL，合并，残渣加氯仿适量使溶解，并定容至 2 mL，作为测定两者中含大黄素成分的供试品溶液 2[3]。

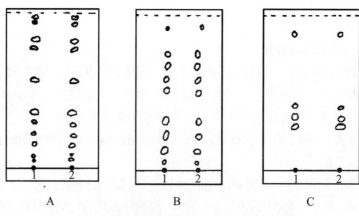

A   B   C

1. 单煎混合样品 2. 合煎样品

图 5　三利降脂方单煎与合煎液薄层层析图谱

2.2.2　对照品溶液的制备：精密称取原儿茶醛对照品，加乙醇制成每 1 mL 含 1 mg 的溶液作为对照品的溶液；精密称取大黄素对照品，加甲醇制成每 1 mL 含 0.5 mg 的溶液作为对照品溶液。

2.2.3　供试品的测定：分别吸取供试品溶液 1 各 10 μL，原儿茶醛对照品溶液 3 μL、6 μL 分别交叉点于同一硅胶 GF_{254} 薄层板上，以苯 – 醋酸乙酯 – 甲醇（10∶8∶1.5）为展开剂展开，取出，晾干，于 254 nm 紫外灯下定位，采用单波长扫描法，波长为 366 nm，依法进行扫描，测定峰面积，外标法计算[3]，结果见附表。

分别吸取供试品溶液 2 各 10 μL，大黄素对照品溶液 2 μL、4 μL 分别交叉点于同一硅胶 G 薄层板上，以苯 – 醋酸乙酯 – 醋酸（15∶5∶0.3）为展开剂，展开，取出，晾干，采用单波长扫描，波长 435 nm，依法进行扫描，测定峰面积，外标法计算[3]，结果见附表。

测定结果表明，实验处方中指标成分原儿茶醛、大黄素的含量均为合煎颗粒略高于单煎混合颗粒，差异无显著性。

附表　供试品中化学成分定量测定（n=5）

	单煎混合颗粒		合煎颗粒	
	含量（%）	RSD（%）	含量（%）	RSD（%）
原儿茶醛	1.02	2.78	1.13	2.96
大黄素	0.32	3.01	0.46	2.69

3. 讨论

三利降脂方的单煎混合颗粒与合煎颗粒所用饮片均为同批药材，两者的煎煮条件基本一致；定性定量的方法采用平行进行，有可比性。实验将三利降脂方的单煎混合颗粒与合煎颗粒的三种供试液进行薄层层析比较，一种为检查方中的脂溶性成分，另两种则分别检查有机酸类和生物碱类成分，薄层检查结果表明无明显差异。对单煎与合煎两种颗粒中的原儿茶醛、大黄素成分进行含量测定，结果表明，合煎颗粒略高于单煎混合颗粒，两种颗粒在本实验条件下所显示的化学成分及含量基本一致。因此，认为三利降脂方可以单煎。

【参考文献】

[1] 中华人民共和国药典委员会. 中华人民共和国药典（一部）[S]. 北京：人民卫生出版社，1995：16.

[2] 中国医学科学院药物研究所. 薄层层析及其在中草药分析中的应用 [S]. 第 1 版. 北京：科学出版社，1978：449，118.

[3] 王宝琹. 中成药质量标准与标准物质研究 [S]. 第 1 版. 北京：中国医药科技出版社，1994：213，301，311.

本文原载于《中药新药与临床药理》1998，9（2）：108—109.

七、柴胡疏肝散单味中药浓缩颗粒组方治疗胃脘痛（气滞证）的临床观察

程学仁，朱炎

单味中药浓缩颗粒与传统中药饮片煎剂相比有服用方便、不需煎煮的特点。为了观察两种剂型的疗效，我们选用治疗胃脘痛（气滞证）的传统古方柴胡疏肝散进行了临床观察，现总结如下。

1. 临床资料

1.1　诊断辨证标准与病例选择

1.1.1　诊断标准：①胃脘部疼痛及胃肠病症状，②有反复发作史，③发病前多有明显诱因，④经胃镜或钡餐检查证实有胃及十二指肠病变者。上述①、④必须具备，并应兼具其余 1~2 项，即可诊断。

1.1.2　中医辨证主症：胃脘胀痛，攻窜两胁，得嗳气或矢气则舒，舌苔白，脉弦。次症：遇恼怒复发或加重；胸闷食少，嗳腐吞酸；大便成形，排便不畅。上述主症必须具备，并应兼具次症 2 项以上，即可诊断。

1.1.3　纳入病例标准：符合上述胃脘痛（气滞证）中医诊断及辨证标准

并排除恶性肿瘤及具有外科情况的病人，可纳入试验病例。

1.2 观察方法

1.2.1 分组：采用随机方法把合格病例分为单味中药浓缩颗粒组（简称实验组）与传统煎剂组（简称对照组）各30例。

1.2.2 药物与用法处方：柴胡6 g，川芎5 g，香附5 g，炒枳壳5 g，白芍5 g，甘草3 g。单味中药浓缩颗粒组取相当于以上每味药剂量的浓缩颗粒组方。用法：实验组，取与以上各味药量等同浓缩颗粒置于同一容器内，加开水250 mL搅拌溶解，每日1剂，分2次服，1个月为1个疗程；对照组，先加冷水浸泡10 min，加热至沸，文火煎煮20 min，分离出煎出液，药渣依上法煎煮数次至煎汁淡薄为止，将各次煎煮液混合，沉淀过滤异物，即得实验用煎剂，煎剂250 mL，口服，每日1剂，分2次服，1个月为1个疗程。

1.3 观测项目：胃脘痛及伴随症状，三大常规及钡餐或胃镜检查。

1.4 疗效判定标准

临床治愈：主症与次症全部消失。显效：主症与次症均有明显改善，或个别主症轻度改善，但其他症状全部消失。有效：主、次症均有改善，或主症未有改善，但次症全部消失。无效：主、次症均无改善。

1.5 胃镜疗效判断标准

临床痊愈：溃疡完全消失，局部轻度充血，无明显水肿。显效：溃疡基本消失，仍有明显炎症。有效：溃疡面缩小50%以上。无效：溃疡面缩小不及50%。

1.6 治疗结果见表11，表12。

表11 两组症状改善情况

		n	治愈	显效	有效	无效	总有效率（%）	P
胃脘痛	实验组	30	16	6	6	2	93.3	> 0.01
	对照组	30	15	5	7	3	90.0	
嗳气或矢气	实验组	30	14	7	6	3	90.0	> 0.01
	对照组	30	16	5	6	4	86.7	
舌脉	实验组	30	11	10	6	3	90.0	> 0.01
	对照组	30	10	8	7	5	83.3	

表12 两组胃镜闻效

	n	治愈	显效	有效	无效	总有效率（%）	P
实验组	30	10	10	6	4	86.7	< 0.01
对照组	30	7	6	8	9	70.0	

3. 讨论

单味中药浓缩颗粒是单味中药饮片按传统方法煎煮后经过提取、浓缩、干燥、制粒等先进工艺制成的颗粒，它既保持了传统中药"原汁原味"的特性，又具有用量准确，无须煎煮，服用方便的特点。本实验的观察结果提示：①单味中药浓缩颗粒与传统饮片组方的柴胡疏肝散治疗气滞型胃脘痛对改善症状均有较好疗效，统计数据显示两者差异无显著性意义，疗效较为接近；②单味中药浓缩颗粒的胃镜疗效要优于传统煎剂组，认为可能传统煎煮方法使挥发性成分有一定丢失，另外某些有效成分的煎煮溶解不够理想，而颗粒剂有效成分煎出溶解较充分，有效成分提出率高，效果较好；③由于目前的病例观察及资料尚少，有待进一步研究探讨。

本文原载于《中国基层医药》1999,6(6): 346.

第二部分　经方中药配方颗粒医案

第一章　九味羌活汤医案 1 则

一、九味羌活汤简介

组成：羌活 9 g，防风 9 g，苍术 9 g，细辛 3 g，川芎 6 g，白芷 6 g，生地 6 g，黄芩 6 g，甘草 6 g。

治则：辛温解表，发汗祛湿，兼清里热。

主治：外感风寒湿邪，内有蕴热证。恶寒发热，无汗，头痛项强，肢体酸楚疼痛，口苦微渴，舌苔白或微黄，脉浮。

方解：本方证由外感风寒湿邪，兼内有蕴热所致。风寒湿邪侵犯肌表，郁遏卫阳，闭塞腠理，阻滞经络，气血运行不畅，故恶寒发热、肌表无汗、头痛项强、肢体酸楚疼痛；里有蕴热，故口苦微渴；苔白或微黄，脉浮是表证兼里热之佐证。治当以发散风寒湿邪为主，兼清里热为辅。方中羌活辛苦性温，散表寒，祛风湿，利关节，止痹痛，为治太阳风寒湿邪在表之要药，故为君药。防风辛甘性温，为风药中之润剂，祛风除湿，散寒止痛；苍术辛苦而温，功可发汗祛湿，为祛太阴寒湿的主要药物。两药相合，协助羌活祛风散寒，除湿止痛，是为臣药。细辛、白芷、川芎祛风散寒，宣痹止痛，其中细辛善于止少阴头痛，白芷善于解阳明头痛，川芎长于止少阳厥阴头痛，此三味与羌活、苍术合用，为本方"分经论治"的基本结构。生地、黄芩清泄里热，并防诸辛温燥烈之品伤津，以上五药俱为佐药。甘草调和诸药为使。九味配伍，既能统治风寒湿邪，又能兼顾协调表里，共成发汗祛湿，兼清里热之剂。

临床应用本方，尚须根据病情轻重，辅以羹粥。若寒邪较甚，表证较重，宜热服本方，药后应啜粥以助药力，以便酿汗祛邪；若寒邪不甚，表证较轻，则不必啜粥，温服本方微发其汗即可。

二、相关中药配方颗粒医案

医案一：贾某某，女，66 岁，2015 年 3 月 5 日就诊，住院患者。

主诉：阵发性胸闷、憋气 20 余年，加重伴头晕 3 天。

现病史：患者 20 余年前受凉后出现胸闷、憋气，反复发作，多次在我院住院，行心脏彩超检查，确诊为"风湿性心脏病、二尖瓣狭窄"。12 年前在我院行二尖瓣置换术，术后长期口服华法林、地高辛、安体舒通等药物治疗，病情时有反复。间断于我科住院治疗，经治疗后好转出院，在家口服上述药物治疗。3 天前患者出现头晕、头沉、嗜睡，伴有阵发性胸闷、憋气加重，表现为活动耐量下降，无咳嗽、咳痰，无胸痛、咯血，无恶心、呕吐，无腹痛、腹泻，无肢体活动障碍。门诊就诊，为进一步治疗收入院。患者自发病以来，精神可，饮食睡眠可，大小便无异常。体重变化不明显。患者神志清，面色正常，语声有力，舌质红，苔薄白，脉结代。

既往史：患者既往身体状况一般。慢性支气管炎病史 10 余年，经常发作咳嗽、咳痰、憋喘，每年发作 3 个月以上，平素服用舒弗美治疗。慢性胃炎病史 10 余年，经常出现疼痛、反酸，近半月来服用济诺抑酸、保护胃黏膜，效果好。腰椎间盘突出病史近 10 年。过敏性鼻炎、咽炎病史多年，经常发作流涕、咽部不适等。否认"肝炎、结核"等传染病史，5 天前因为头晕而摔倒，右侧胸肌、右上肢软组织损伤。11 年前曾行二尖瓣置换术，无输血史。曾服用胰岛素后出现低血糖反应，服用扩血管药物出现头痛等副作用。无食物及其他药物过敏史，预防接种史叙述不清。

查体：T 36.2 ℃，P 68 次 / 分，R 18 次 / 分，BP 114/63 mmHg，神志清，精神可，双侧呼吸动度对称，胸骨正中可见长约 15 cm 手术瘢痕，听诊双肺呼吸音粗，双肺未闻及干湿性啰音，心前区无隆起，心尖搏动无弥散，未触及震颤，心界略向左扩大，心率 74 次 / 分，律绝对不齐，第一心音强弱不等，心尖部可闻及金属音，无心包摩擦音，短绌脉。腹平软，无压痛及反跳痛，墨菲氏征（－），肝脾未触及，双下肢无水肿，四肢肌力、肌张力正常，巴氏征（－），脑膜刺激征（－）。

辅助检查：

心电图（2015.3.5 门诊）：心房颤动，ST-T 改变。颅脑 CT（2014.1.31 我院）：脑梗塞。颅脑 CT：双侧脑实质未见明显异常。化验结果回示：游离 T4 9.50 pmol/L，促甲状腺素 7.22 mIU/L，葡萄糖 5.68 mmol/L，糖化血红蛋白 5.9%。患者无明显不适，嘱其定期复查。

中医诊断：胸痹，气虚血瘀。西医诊断：1. 风湿性心脏瓣膜病，二尖瓣狭窄，二尖瓣置换术后，心律失常，房颤，心功能Ⅲ级；2. 脑梗塞；3. 慢性胃炎；4. 慢性支气管炎。

2015 年 3 月 5 日，患者偶感风寒，见恶寒、低热、鼻塞、鼻痒、周身酸楚、腹胀，无涕，舌质红，苔薄白，脉浮。综合脉症，四诊合参，本病当属祖国医学"风寒"范畴，证属外感风寒型，治宜祛风散寒，方选九味羌活汤加减，整方如下：

防风 30 g	蝉蜕 12 g	白芷 18 g	炒苍耳子 18 g
辛夷 18 g	焦山楂 10 g	焦神曲 10 g	焦麦芽 10 g
羌活 10 g	生甘草 12 g		

7 剂，配方颗粒，日 1 剂，开水冲服，分早晚两次温服

2015 年 3 月 11 日二诊：患者无恶寒、低热，感口苦、口干，手心多汗。在上方的基础上加石斛 40 g，麦冬 20 g，7 剂，配方颗粒，日 1 剂，开水冲服，分早晚两次温服。

按：本证由风寒之邪外伤皮毛，上犯于肺，导致肺气不宣所致，治疗以疏风散寒，宣肺止咳为主。方中防风辛甘性温，为风药中之润剂，祛风除湿，散寒止痛；蝉蜕散风热，宣肺，定痉，治感冒、咳嗽失音；羌活性温，祛寒湿；白芷祛风燥湿，消肿止痛；苍耳子散风除湿，通鼻窍；辛夷祛风通窍；焦三仙消积化滞，补益后天之本，以扶正祛邪。全方以祛风通窍为主，祛风寒之邪，兼可通鼻窍。风寒日久，入里化热，热盛伤津，故二诊时加麦冬、石斛滋阴敛津。

三、小结

九味羌活汤是金代医家张元素方，出自王好古所撰《此事难知》。原方组成为：羌活、防风、苍术、细辛、川芎、白芷、生地黄、黄芩、甘草。主治"太阳证"，立方初衷为"有汗不得服麻黄，无汗不得服桂枝，若差服，则其变不可胜数，故立此法，使不犯三阳禁忌"。书中对其作用的描述是"增损用之，其效如神"。后世医家对本方的认识，代表性的有"此足太阳例药，以代桂枝、麻黄、青龙各半等汤也"（《医方集解》），"此为四时发散之通剂"（《中国医学大辞典》）。明代医家陶华在《伤寒六书》中对本方易名"羌活冲和汤"，给予了极高的评价，"以代桂枝、麻黄、青龙各半汤，此太阳经之神药也……此汤非独治三时暴寒，春可治温，夏可治热，秋可治湿，治杂证亦有神也"，并谓"秘之不与庸俗知此奇妙耳"。

九味羌活汤体现了分经论治理论。而分经论治的理论，就是张元素最早提出并运用的，分经论治，引经报使。九味羌活汤的风寒，性质上仍然是表实，所以恶寒发热，无汗。由于风寒引起了寒性收引凝滞，营阴郁滞不通，所以头项强痛，但和纯感风寒的麻黄汤证不同之处，它是挟湿的，所以该疼痛带有酸

楚的特点。笔者临证体会，本方与麻黄汤、桂枝汤各有其相应主治，谈不到"取代"。但临床上，对太阳病的治疗，本方的使用机会确实要多于麻黄汤、桂枝汤以及大青龙汤。客观地说，本方证的出现，丰富了太阳病的证治内容，是医学的进一步发展。当然，使用本方要想达到"其效如神"，一定要随证"增损用之"。而要做到恰当的"增损"，对本方的组成需要透彻地理解。

第二章　银翘散医案 6 则

一、银翘散简介

组成：连翘 15 g，金银花 15 g，桔梗 6 g，薄荷 6 g，竹叶 4 g，生甘草 5 g，荆芥穗 4 g，淡豆豉 5 g，牛蒡子 6 g。

治则：辛凉透表，清热解毒。

主治：温病初起。发热无汗，或有汗不畅，微恶寒，头痛口渴，咳嗽咽痛，舌尖红，苔薄白或薄黄，脉浮数。

方解：本方证为温病初起，卫气被郁，肺失宣降所致。邪在卫分，卫气被郁，开合失司，故发热头痛，微恶风寒，无汗或有汗不畅。温热毒邪犯肺，肺气失宣，则咳嗽咽痛，邪热伤津，则口渴，邪在卫表，故舌尖红，苔薄白，脉浮数。治宜辛凉透散以散其表，清泄肺热以解其毒，宣降肺气以复其清肃。方中金银花、连翘芳香清解，既轻宣透表，又清热解毒，重用为君。薄荷、牛蒡子、淡豆豉辛凉宣散，疏散风热，清利头目；荆芥辛而微温，透邪外出，虽为辛温解表药，但辛而不烈，温而不燥，配伍在辛凉药中，可增强透表之力。此四味药为臣药。桔梗宣肺止咳；竹叶清上焦热；芦根清热生津。以上三味药为佐药。甘草调和诸药为使。本方的配伍特点，一是于辛凉之中配伍少量辛温之品，既有利于透邪，又不违辛凉之意；二是疏散风热与清热解毒相配，既外散风热，又解毒辟秽，从而构成清疏兼顾，以疏为主之剂。

二、相关中药配方颗粒医案

医案一：王某某，女，3 岁，2014 年 6 月 10 日就诊，门诊患者。

主诉：咳嗽、发热 4 天。

患者咳嗽，低热 37.2 ℃，无汗，咳痰，痰不易咳出。2 周前感冒发烧，后低热 4 天，伴咳嗽声浊，痰少，听诊双肺呼吸音粗，有少量湿啰音。患者平素体虚，易感冒。饮食差，大便干，舌红，苔薄黄，脉数。

综合脉症，四诊合参，本病当属祖国医学"咳嗽"范畴，证属温病初起，应以清热滋阴为治疗原则，予银翘散加减治疗，整方如下：

石斛 20 g	白芷 12 g	防风 20 g	金银花 30 g
连翘 30 g	桔梗 20 g	焦麦芽 10 g	焦神曲 10 g
焦山楂 10 g	生甘草 12 g		

10 剂，配方颗粒，日 1 剂，开水冲服，分早晚两次温服

2014 年 10 月 9 日二诊：患者感冒后咳嗽 20 余天，夜间明显，咳痰，痰不易咳出，纳可，大便干。上方加麦冬 15 g，瓜蒌 20 g，甘草 3 g，7 剂，配方颗粒，日 1 剂，开水冲服，分早晚两次温服。

按：感风入肺，邪袭于外，肺应于内。日久耗气伤津，津液不足则不能润肺，肺主清肃，喜润恶燥，肺阴不足，虚热内生，肺为热蒸，而失宣降，气上逆而为咳。治法当滋阴润肺。以银翘散加减治疗。方中石斛清热养阴、生津益胃，《中国药学大词典》称铁皮石斛"专滋肺胃之气液，气液冲旺，肾水自生"，《神农本草经》将铁皮石斛列为具有"轻身延年"作用的圣药；白芷祛风止咳；桔梗苦辛微温，能宣通肺气；防风固表祛风；焦三仙消积化滞；连翘清热解毒；香薷发汗解表，和中祛湿。本方温润和平，不寒不热，无攻击过当之虞，却大有启门驱贼之势，是以客邪易散，肺气安宁，投之有效。

医案二：李某某，女，6 岁，2014 年 11 月 2 日就诊，门诊患者。

主诉：咳嗽、咳痰 10 余天，畏寒 2 天。

患者 10 日前感风寒后，咳嗽、咳痰，痰不易咳出，怕冷、恶风已有 2 天。现仍有咳嗽，咳嗽声低，无痰，夜间明显，纳可，大便干，舌红，苔黄，脉细数。

综合脉症，四诊合参，本病当属祖国医学"咳嗽"范畴，证属风温咳嗽型，应以清泄肺热为治疗原则，予银翘散加减治疗，整方如下：

金银花 30 g	连翘 30 g	桑白皮 15 g	桑叶 20 g
瓜蒌 30 g	焦麦芽 10 g	焦神曲 10 g	焦山楂 10 g
生甘草 6 g			

5 剂，配方颗粒，日 1 剂，开水冲服，分早晚两次温服

按：患者年幼，长期咳嗽，耗气伤津，且肺热日久，伤肺络，以致咳嗽久不能好。治宜清泄肺热。采用银翘散加减。金银花、连翘辛凉轻宣透邪，清热解毒；桑白皮泻肺平喘；另加桑叶清肺络，止汗；瓜蒌宽中理气，清热通便；生甘草益气和中，清热解毒，调和诸药。全方合用可宣散风热，理气平喘。

医案三：王某某，男，83 岁，2012 年 7 月 30 日就诊，门诊患者。

主诉：发热 1 天。

患者外出淋雨后，发热 1 天，最高时体温 38.5 ℃，食欲差，饮食少，小便少，大便正常，舌暗红，苔薄黄，脉沉。

综合脉症，四诊合参，本病当属祖国医学"外感风寒"范畴，证属风寒束表型，应以清热解表为治疗原则，予银翘散加减治疗，整方如下：

金银花 20g	连翘 20g	丝瓜络 9g	炙麻黄 10g
杏仁 10g	生石膏 30g	泽泻 30g	麦冬 20g
酒大黄 18g	生甘草 12g		

1 剂，配方颗粒，开水冲服，分早晚两次温服

2014 年 7 月 31 日二诊：未再出现发热，食欲虽有所好转，但饮食量仍少，二便无异常，舌暗红，苔薄黄，脉沉。原方加海螵蛸 20g，顾护脾胃，2 剂，配方颗粒，日 1 剂，开水冲服，分早晚两次温服。

按：患者外感发热，邪正交争，邪气入里化热，火热病邪郁结成毒，则表现为发热。治宜清热解表。给予麻杏甘石汤合银翘散加减治疗。方中金银花、连翘清热解毒，疏散风热；泽泻清热利水渗湿，解热邪；酒大黄通腑泄热，取"釜底抽薪"之意；麦冬滋补肺阴，补风热之邪耗伤肺之津液；丝瓜络清热解毒，通经活络，此处用以清肺络，解热毒；麻黄宣肺散寒，解表邪；石膏清里热，配麻黄使用发泄郁热；杏仁与麻黄同用，平喘止咳；生甘草清热解毒，调和诸药。全方共奏解表散寒，清热解毒之功。

医案四：李某某，女，8 岁，2012 年 11 月 16 日就诊，门诊患者。

主诉：咳嗽 5 天。

患者感冒后，仍有咳嗽，已有 5 天，痰黏，口干。白天午饭后潮热，咽痛，扁桃体肿大，大便偏干，有鼻窦炎病史，舌苔薄黄，脉浮数。

综合脉症，四诊合参，本病当属祖国医学"咳嗽"范畴，证属邪热壅肺型，应以清泄肺热，理气止咳为治疗原则，予银翘散加减治疗，整方如下：

金银花 10g	连翘 10g	香薷 9g	厚朴 12g
桑白皮 10g	桑叶 10g	川贝 6g	麦冬 20g
枳壳 12g	桔梗 20g	生甘草 9g	酒大黄 18g

7 剂，配方颗粒，日 1 剂，开水冲服，分早晚两次温服

按：风热外邪，首先犯肺，肺失清肃，热炼津液成痰，故见咳嗽，咳痰，口干；风热犯表，皮毛腠理开泄，故汗出；风热上扰，熏蒸咽喉，故头痛咽痛；舌苔薄黄，脉浮数，为风热侵于肺卫之象。治法应宜清泄肺热，理气止咳，以银翘散加减治疗。方中金银花、连翘清热解毒，疏散风热；香薷清暑利湿；桑白皮清肺络，平肺喘；桑叶祛风清热，凉血明目；川贝清热化痰止咳。以上药物共用，清肺热，除主要病机。另加麦冬滋养肺阴；枳壳破气消痰；厚朴行气化湿，降逆平喘；桔梗宣肺，利咽，祛痰。桔梗和枳壳二药相须为用，一宣一

降，以复肺脏宣降功能而止咳，是宣降肺气之常用组合：一以轻清宣散之品，疏散风热以清头目；一以苦辛宣降之品，理气肃肺以止咳嗽。肺与大肠同属金，肺与大肠相表里，肺属阴在内，大肠为阳在外，肺主气为相傅之官，大肠为传导之官，肺经邪气可表现在大肠经，故加酒大黄清热泻火通便。

医案五：褚某某，女，8岁，2012年1月16日就诊，门诊患者。

主诉：咳嗽、咳痰7日。

患者于7天前感冒，愈后仍咳嗽、咳痰，痰白，量较前减少，时有汗出，舌红，苔薄白，脉洪。

综合脉症，四诊合参，本病当属祖国医学"咳嗽"范畴，证属阴虚咳嗽型，应以滋阴清热为治疗原则，予银翘散加减治疗，整方如下：

金银花20g	连翘20g	板蓝根15g	虎杖15g
麦冬20g	石斛20g	半夏9g	陈皮12g
瓜蒌20g	焦麦芽15g	焦山楂10g	生甘草6g

14剂，配方颗粒，日1剂，开水冲服，分早晚两次温服

2012年1月30日二诊：患者咳嗽减轻，偶有少量白痰，时有夜间磨牙多年，舌红，苔薄白，脉浮。

金银花20g	连翘20g	麦冬20g	石斛20g
半夏9g	陈皮12g	焦麦芽15g	焦山楂10g
珍珠母20g	紫石英20g	生甘草6g	

7剂，配方颗粒，日1剂，开水冲服，分早晚两次温服

按：患者外感风寒后，表证已解，仍有内热，热久伤阴，以致营阴不足，痰属湿邪，易困脾阳，阳气郁而发热，加之营阴不足，致营卫失和，热灼津液，则见汗出。治以清热滋阴为主。给予银翘散加减治疗。方中金银花、连翘、板蓝根、虎杖清热解毒；麦冬滋肺阴，石斛滋胃阴，热去则汗出无源，津液足则制约阳气太过；香薷解表祛湿，半夏、陈皮理气燥湿化痰，瓜蒌宽胸理气，一则气顺痰消，二则祛湿化痰，使痰化生无源；焦麦芽、焦山楂，消食化积，健运脾胃，补脾胃，以扶正气；甘草调和诸药，又可清热解毒，且可止咳。全方以清热滋阴为主，同时不忘热邪郁积，顺应病情进展，标本兼治。二诊时，患者症状明显缓解，继续给予金银花、连翘清热；麦冬、石斛滋阴；半夏、陈皮理气化痰止咳；焦麦芽、焦山楂消食化积，健运脾胃。患者磨牙，属心神不安，给予珍珠母、紫石英重镇安神。7剂后，未再咳嗽、咳痰，且磨牙次数减少。

医案六：伊某某，女，94 岁，2012 年 8 月 10 日就诊，门诊患者。

主诉：咳嗽、咳痰 2 日。

患者 5 日前，淋雨后感冒发热，2 日后热退，仍有咳嗽，咳淡黄色泡沫痰，生气后腹胀，食欲不振，舌暗红，苔白，脉沉弦。

综合脉症，四诊合参，本病当属祖国医学"咳嗽"范畴，证属痰热咳嗽型，应以清热化痰，理气健脾为治疗原则，予银翘散加减治疗，整方如下：

金银花 20 g	连翘 20 g	桑叶 20 g	细辛 3 g
半夏 9 g	陈皮 12 g	瓜蒌 20 g	海螵蛸 30 g
焦麦芽 10 g	焦神曲 10 g	焦山楂 10 g	生甘草 6 g

4 剂，配方颗粒，日 1 剂，开水冲服，分早晚两次温服

按：外感风寒，肺气被郁，宣发肃降功能失常，以致肺气不清，上逆作声，则表现为咳嗽。《素问·咳论》说："五脏六腑皆令人咳，非独肺也。"说明咳嗽的病变脏腑不限于肺，凡脏腑功能失调影响及肺，皆可为与咳嗽病证相关的病变脏腑。该患者除肺脏之疾外，另有脾气不舒等症状，脾为生痰之源，故应加以健脾祛湿之品。方中金银花、连翘疏散风热，清热解毒；桑叶清热祛风，清肺化痰；细辛祛风散寒，行水开窍；瓜蒌清热化痰，宽胸散结，润燥滑肠。上药合用清热解表，祛痰理气。半夏、陈皮理气燥湿，健脾祛痰；焦三仙、连翘与海螵蛸合用顾护脾胃。上四味药合用健脾胃，使痰化生无源。生甘草清热解毒，益气和中，调和诸药。全方以轻清之品升散至上焦，以清热化痰，又以理气燥湿之品，健中焦以化痰，一清一化，使咳去痰消。

三、小结

银翘散出自《温病条辨》，是吴塘论治温病所创第一方。吴氏倡导用三焦辨证阐述温病发生、发展、传变规律和判断预后，主张立法处方紧扣病机。银翘散为温病初起，邪在上焦所设，并随证加减，衍生出多个变方。银翘散在《温病条辨》中的地位犹如桂枝汤之于《伤寒论》。

吴氏主张以辛凉苦甘合芳香逐秽法治温病初起手太阴表证，反对用辛温发汗法以解表，一改当时平常医家含糊伤寒、温病，以伤寒法治温病之流弊，是本方特点之一。本方妙在以竹叶、芦根预护阴津，用药紧扣病机，时时顾护阴津，为本方特点之二。本方煎服法亦有特色："香气大出，即取服，勿过煮，肺药取轻清，过煮则味厚而入中焦矣。""病重者约二时一服，日三服，夜一服。轻者三时一服，日二服，夜一服。病不解者，作再服。""盖肺位最高，药过重则过病所，少用又有病重药轻之患。"体现出吴氏治疗温病"治上焦如羽，非轻不举"的用药原则，以及对温病起于上（手太阴），伤寒起于下（足太阳）的

明显区分,乃本方特点之三。

温病的传变规律虽是始于上焦,终于下焦,但又有"上行极而下,下行极而上"之规律。病至阳明,当以中焦法治之,而且阳明温病本应下后热随泻而解,本方证却见下后无汗而脉浮,知温病之邪下行极而上,又复至手太阴。因此,治疗当"随其性而宣泄之,就其近而引导之",故以金银花、连翘、竹叶、甘草清热解毒,辛凉解表,生地、麦冬养阴增液,以滋汗源,全方共奏辛凉解表,养阴增液之功,立法切合病机,治疗因势利导,体现出吴氏辨治之巧。

总之,吴氏在运用银翘散诸方时始终不离透邪外达,清热解毒之本意,临床不论气分热盛、热入营血、横逆心包,抑或兼挟湿邪、伤络发疹等,只要有透邪达表之机,均可化裁用之,时至今日,仍堪为后学者之规矩。

第三章 桑菊饮医案2则

一、桑菊饮简介

组成:桑叶9g,菊花9g,杏仁9g,桔梗6g,连翘9g,薄荷6g,芦根9g,甘草6g。

治则:疏风清热,宣肺止咳。

主治:风热咳嗽轻证。风温初起,咳嗽,身热不甚,口微渴,苔薄黄,脉浮数。

方解:风热病邪侵袭人体,从口鼻而入,邪居肺络,肺失清肃,治宜疏风清热,宣肺止咳。方中桑叶、菊花甘凉轻清,疏散上焦风热,且桑叶善走肺络,能清宣肺热而止咳嗽,二药共为君药。薄荷辛凉,助桑、菊疏散上焦风热,加强解表之力;杏仁、桔梗宣肃肺气而止咳。三者共为臣药。桔梗和杏仁二药相须为用,一宣一降,以复肺脏宣降功能而止咳,是宣降肺气之常用组合:一以轻清宣散之品,疏散风热以清头目;一以苦辛宣降之品,理气肃肺以止咳嗽。连翘清热透邪解毒,芦根清热生津而止渴,共为佐药。甘草调和诸药,与桔梗相配尚能利咽喉而止咳嗽,为佐使药。诸药相伍,使上焦风热得以疏散,肺气得以宣畅,则表证解,咳嗽止。

二、相关中药配方颗粒医案

医案一:陈某某,男,62岁,2015年2月4日就诊,门诊患者。

主诉:咳嗽、咳黄痰3日。

患者咳嗽、咳黄痰3日,量少,低热,体温36.8℃,胃部不适,失眠,舌苔黄厚少津,脉弦。

综合脉症，四诊合参，本病当属祖国医学"咳嗽"范畴，证属风温咳嗽型，应以疏风清热，宣肺止咳为治疗原则，予桑菊饮加减治疗，整方如下：

连翘 20 g	桑叶 20 g	菊花 20 g	瓜蒌 30 g
桔梗 20 g	杏仁 10 g	芦根 15 g	薄荷 12 g
金银花 20 g	枇杷叶 30 g	焦麦芽 10 g	焦神曲 10 g
焦山楂 10 g	防风 20 g	生甘草 12 g	

3 剂，配方颗粒，日 1 剂，开水冲服，分早晚两次温服

按：本证由风温之邪外伤皮毛，上犯于肺，肺气不宣则有咳嗽；肺气久郁，郁而化热，热伤肺络，则有咳痰、低热。治以疏风清热，宣肺止咳为主。方选桑菊饮加减。方中桑叶、菊花甘凉轻清，疏散上焦风热，且桑叶善走肺络，清泄肺热；辅以薄荷助桑叶、菊花、金银花疏散上焦之风热；杏仁、桔梗以宣肺止咳，桔梗和杏仁二药相须为用，一宣一降，以复肺脏宣降功能而止咳，是宣降肺气之常用组合，一以轻清宣散之品，疏散风热以清头目，一以苦辛宣降之品，理气肃肺以止咳嗽；枇杷叶清肺止咳，和胃降逆；防风祛风散热，益气固表；瓜蒌宽胸理气，清热散结；连翘苦寒，清热解毒；芦根甘寒，清热生津止渴；焦三仙消食和胃；甘草调和诸药，且有清热解毒，祛痰止咳作用。

医案二：赵某某，男，58 岁，2014 年 8 月 6 日就诊，门诊患者。

主诉：咳嗽、发热 3 日。

患者受凉后咳嗽 3 日，低热，口渴。哮喘、高血压病史 20 余年，活动后偶胸闷，口干明显，时有腰痛，夜眠差，多梦，夜尿频，舌红，苔薄黄，脉浮。

综合脉症，四诊合参，本病当属祖国医学"咳嗽"范畴，证属风温咳嗽型，应以疏风清热，宣肺止咳为治疗原则，予桑菊饮加减治疗，整方如下：

连翘 20 g	桑叶 20 g	菊花 20 g	瓜蒌 30 g
桔梗 20 g	杏仁 10 g	芦根 15 g	薄荷 12 g
生石膏 30 g	金银花 20 g	白芍 60 g	珍珠母 40 g
焦麦芽 10 g	焦神曲 10 g	焦山楂 10 g	生甘草 12 g

5 剂，配方颗粒，日 1 剂，开水冲服，分早晚两次温服

按：本证由风温之邪外伤皮毛，上犯于肺，导致肺气不宣所致，治疗以疏风清热，宣肺止咳为主。方中桑叶、菊花甘凉轻清，疏散上焦风热，且桑叶善走肺络，清泄肺热，辅以薄荷助桑、菊疏散上焦之风热。杏仁、桔梗以宣肺止咳，一以轻清宣散之品，疏散风热以清头目；一以苦辛宣降之品，理气肃肺以止咳嗽。连翘、金银花苦寒清热解毒，芦根甘寒清热生津止渴。甘草调和诸药，且有疏风清热，宣肺止咳作用，为使药。二三日不解，气粗似喘，燥在气分

者，加石膏以清解气分之热；白芍养血柔肝，缓中止痛，敛阴收汗；焦三仙健脾消食，行气导滞；珍珠母平肝潜阳，重镇安神。全方重用轻清之品，轻者上行，直达肌表，疏风邪，解肺热。

三、小结

《温病条辨》："此辛甘化风，辛凉微苦之方也。盖肺为清虚之脏，微苦则降，辛凉则平，立此方所以避辛温也。今世金用杏苏散，通治四时咳嗽，不知杏苏散辛温，只宜风寒，不宜风温，且有不分表里之弊……风温咳嗽，虽系小病，常见误用辛温重剂，销铄肺液，致久咳成劳者，不一而足……"

吴塘在《温病条辨》中有两条论述了桑菊饮，一见于上焦篇风温第6条："太阴风温，但咳，身不甚热，微渴者，辛凉轻剂桑菊饮主之。"二是见于上焦篇秋燥第55条："感燥而咳者，桑菊饮主之，亦救肺卫之轻剂也。"

《温病条辨》桑菊饮证的病因是外感风温或者秋燥，病机是肺络受损，肺气失宣。"咳"为其辨证要点，"身不甚热""微渴"为其次要症状。"咳"为桑菊饮证必有的症状。《温病条辨》中上焦咳嗽辨证大凡有以下几种：一是风温风热袭肺引起的咳嗽，二是暑温伤肺引起的咳嗽，三是湿温热饮引起的咳嗽，四是肺疟咳嗽，五是秋燥引起的咳嗽。而在上文已经阐明，本证是由于风温或者秋燥侵袭肺卫，伤及肺络，肺气升降失调导致的。本证的咳嗽症状相对其他应当比较剧烈而突出的，故"咳"可作为桑菊饮证辨证的眼目。

加减变化：如"二、三日不解，气粗似喘"是兼气分有热，可"加石膏、知母"；若"肺中热甚"咳嗽较频，可"加黄芩"清肺止咳；口渴者"加天花粉"清热生津；若肺热咳甚伤络，咳痰夹血者，可加茅根、藕节、丹皮之类，凉血止血；若有痰黄稠，不易咯出者，可加瓜蒌皮、浙贝母之类，清化热痰。至于原书还有"入营""在血分"之加减法，相去已远，且另有治法，可置之不议。

第四章　麻杏石甘汤医案7则

一、麻杏石甘汤简介

组成：麻黄9g，杏仁9g，甘草6g，石膏18g。

功用：辛凉宣肺，清热平喘。

主治：表邪未解，肺热咳喘证。身热不解，咳逆气急鼻煽，口渴，有汗或无汗，舌苔薄白或黄，脉浮而数。

方解：麻黄辛苦温，宣肺解表平喘；石膏辛甘大寒，清泄肺胃之热以生津，两药相辅，共为君药。石膏倍于麻黄制麻黄温热之性，使整方不失为辛凉之剂，麻黄得石膏则宣肺平喘而不助热。杏仁味苦，降利肺气而平喘，与麻黄宣降相因。甘草调和诸药。

二、相关中药配方颗粒医案

医案一：王某某，男，83 岁，2012 年 7 月 29 日就诊，门诊患者。

主诉：左手红肿热痛 1 天。

患者多年前出现肢体肿胀疼痛，伴有发热，诊断为丹毒，经治疗后好转，后曾多次复发。1 天前丹毒再次复发，左手出现肿胀、疼痛，伴有发热，前来就诊。左手肿胀疼痛，触之有灼热感，体温 38.5 ℃，舌暗红，苔薄黄，脉沉。

综合脉症，四诊合参，本病当属祖国医学"丹毒"范畴，证属热毒炽盛型，应以清热解毒为治疗原则，予麻杏石甘汤加减治疗，整方如下：

金银花 20 g	连翘 20 g	炙麻黄 10 g	杏仁 10 g
生石膏 30 g	泽泻 30 g	地龙 10 g	丝瓜络 9 g
麦冬 20 g	酒大黄 18 g	生甘草 6 g	

1 剂，配方颗粒，开水冲服，分早晚两次温服

2012 年 7 月 30 日二诊：未再出现发热，左手肿胀、疼痛减轻。上方加海螵蛸 30 g，2 剂，配方颗粒，日 1 剂，开水冲服，分早晚两次温服，巩固疗效。

按：此例患者是热毒炽盛为病，治疗以清热解毒为主。麻黄宣肺解表而使热有出路，石膏清泄肺胃之热以生津，两药相配，既能宣肺，又能泄热；杏仁苦降肺气，既助石膏沉降下行，又助麻黄泄肺热；金银花、连翘既能清热解毒，又能疏风解表；麦冬甘寒养阴，生津泄热；热毒炽盛，瘀阻经络，故用地龙、丝瓜络通行经络以消肿止痛；酒大黄泻火，兼能活血化瘀；泽泻清热利湿，使邪有出路；生甘草调和诸药。诸药合用，共奏清热解毒之功。二诊，加海螵蛸制酸，保护胃黏膜，防止诸药苦寒太过，损伤胃气。

医案二：蓝某某，男，74 岁，2012 年 7 月 6 日就诊，门诊患者。

主诉：尿频、尿痛伴咳嗽 3 天。

患者 3 天前出现尿频、尿痛，每次尿量少，甚至淋漓不出，伴有发热，自行服用左氧氟沙星未缓解，又出现咳嗽，少量咳痰，遂来就诊。刻下症见：尿频、尿痛，发热，体温 38.7 ℃，咳嗽，少痰，难以咳出，舌暗红，苔薄黄，脉滑数。

综合脉症，四诊合参，本病当属祖国医学"淋证"范畴，证属肺热壅盛，膀胱湿热型，应以清热宣肺，利湿通淋为治疗原则，予麻杏石甘汤加减治疗，整方如下：

石膏 30 g	杏仁 10 g	炙麻黄 10 g	知母 20 g

| 桑白皮 20 g | 麦冬 20 g | 石斛 30 g | 天花粉 30 g |
| 枇杷叶 30 g | 马齿苋 60 g | 炒栀子 20 g | 生甘草 12 g |

3 剂，配方颗粒，日 1 剂，开水冲服，分早晚两次温服

2012 年 7 月 9 日二诊：未再发热，咳嗽、尿频、尿痛减轻，全身乏力，此时热邪已退，气阴两伤，故全身乏力。上方加黄芪 30 g，白术 20 g，益气健脾；杜仲 20 g，牛膝 20 g，强筋健骨；肉桂 20 g，温补阳气。6 剂，配方颗粒，日一剂。6 剂尽服，症状消失。

按：本例患者为肺热壅盛兼膀胱湿热证，肺热壅盛，肺气被郁，故发热、咳嗽、咳痰；湿热下注，则尿频、尿痛。治疗以清热为主。方用麻杏石甘汤加减。方中麻黄宣肺解表，石膏清泄肺胃之热以生津，两药相配，既能宣肺，又能泄热；杏仁苦降肺气，既助石膏沉降下行，又助麻黄泄肺热；桑白皮泻肺平喘止咳；枇杷叶入肺经，功善清肺止咳，降逆下气；知母、栀子、马齿苋苦寒，清热燥湿；因湿热伤阴，加之苦寒之药进一步损伤津液，故加甘寒之麦冬、石斛、天花粉养阴清热，生津止渴；甘草润肺止咳，调和诸药。本例患者热邪炽盛，且持续 3 天，故全方以大量清热之品为主，取急则治标之意。

医案三：解某某，女，89 岁，2015 年 1 月 23 日就诊，住院患者。

主诉：咳嗽 1 日。

患者老年女性，因"阵发性胸闷、憋气 20 余年，加重 3 天"于我科住院，一天前出现咳嗽，低热。刻下症见：咳嗽，咳痰，发热，体温 38.3 ℃，头部无汗，身有汗出，大便 4 日未行，舌暗红，苔黄，脉滑数。胸片 X 线片示：支气管炎。

综合脉症，四诊合参，本病当属祖国医学"咳嗽"范畴，证属痰热咳嗽型，应以清热宣肺，化痰止咳为治疗原则，予麻杏石甘汤加减治疗，整方如下：

炙麻黄 10 g	杏仁 10 g	石膏 30 g	金银花 20 g
连翘 20 g	北沙参 20 g	麦冬 20 g	当归 30 g
生地 30 g	白蔻仁 20 g	藿香 20 g	佩兰 20 g
生甘草 12 g			

1 剂，配方颗粒，开水冲服，分早晚两次温服

2015 年 1 月 24 日二诊：服用 1 剂后，未再发热，仍有乏力，咳嗽，大便仍未行。上方加桑寄生 30 g，杜仲 20 g，瓜蒌 30 g，4 剂，配方颗粒，日 1 剂，开水冲服，分早晚两次温服。

按：痰热壅盛，肺失宣肃，肺气不利，上逆而咳，麻黄宣肺解表，石膏清泄肺胃之热以生津，两药相配，既能宣肺，又能泄热；杏仁苦降肺气，既助石膏

沉降下行，又助麻黄泄肺热；金银花、连翘辛凉透邪，宣肺疏风；北沙参、麦冬甘寒，归肺、胃经，清热养阴，润肺止咳，生津润燥；生地甘苦而寒，养阴清热，润燥生津；当归养血补血，润肠通便；白蔻仁、藿香、佩兰芳香化痰，健脾祛湿。患者乏力乃热邪损伤元气，故加杜仲、桑寄生补益肝肾，滋补元气；仍未大便，加瓜蒌润肠通便。

医案四：王某某，女，73 岁，2014 年 6 月 16 日就诊，门诊患者。

主诉：发热、咳嗽、咳痰 3 天。

患者外感风寒后，发热 38.9 ℃，已有 3 天。咳嗽、咳黄痰，稍憋喘，无汗、口干、口渴，怕冷，痰黄，舌质暗红，苔薄黄，脉沉。

综合脉症，四诊合参，本病当属祖国医学"咳嗽"范畴，证属风热袭肺型，应以解表泄热为治疗原则，予麻杏石甘汤加减治疗，整方如下：

炙麻黄 20 g　　　杏仁 10 g　　　生石膏 30 g　　　生甘草 6 g

3 剂，配方颗粒，日 1 剂，开水冲服，分早晚两次温服

按：该患者为伤寒表不解，肺气壅遏化热证。患者发热无汗，痰色黄，盖痰黄为里热之征，因里热重于表寒，故用麻杏石甘汤加味，以清里热宣肺气。麻杏石甘汤是《伤寒论》经典方剂之一。《伤寒论》第 63 条："发汗后，不可更行桂枝汤，汗出而喘，无大热者，可与麻黄杏仁甘草石膏汤。"本方是治疗外感风寒、郁热致喘之主方，病变重心在邪热壅肺。表证仍在，用麻黄宣肺，以发散在表之寒；汗出而喘，为里热所迫，故用石膏清肺，清在里之热；杏仁辅麻黄以平喘；甘草助石膏以生津。至此里热清，表邪解，则汗自止，喘自平。全其仲景之意，故仅服两剂即安。足见仲景方配伍之奥妙也。

医案五：褚某某，女，8 岁，2012 年 1 月 13 日就诊，门诊患者。

主诉：发热 3 天。

患者三天前外感风寒，出现发热，在家服用扑热息痛等，热势稍退，现仍低热，出现咳嗽，前来就诊。刻下症见：发热，体温 37.6 ℃，咳嗽，咳痰，色黄，咽痛，面色潮红，精神差，舌红，苔黄，脉浮数。

综合脉症，四诊合参，本病当属祖国医学"发热"范畴，证属外感风热壅肺型，应以辛凉宣肺，清热平喘为治疗原则，予麻杏石甘汤加减治疗，整方如下：

炙麻黄 20 g　　杏仁 10 g　　　生石膏 30 g　　　板蓝根 30 g

虎杖 15 g　　　半夏 9 g　　　陈皮 12 g　　　桔梗 20 g

海螵蛸 20 g　　生甘草 9 g

3 剂，配方颗粒，日 1 剂，开水冲服，分早晚两次温服

2015 年 1 月 16 日二诊：患者未再发热，仍有咳嗽、咳痰，咽痛，时有汗

出，食欲差，舌红，苔薄黄，脉数，整方如下：

金银花 20 g	连翘 20 g	板蓝根 30 g	虎杖 15 g
杏仁 10 g	麦冬 20 g	石斛 20 g	半夏 18 g
陈皮 12 g	瓜蒌 20 g	焦麦芽 15 g	焦山楂 15 g
生甘草 6 g			

14 剂，配方颗粒，日 1 剂，开水冲服，分早晚两次温服

2015 年 2 月 3 日三诊：咳嗽、咳痰已明显减轻，有时夜间磨牙。上方加珍珠母 20 g，紫石英 20 g，7 剂，配方颗粒，开水冲服，日 1 剂。

按：本证由外感风寒，郁而化热，壅遏于肺，肺失宣降所致。风寒之邪郁而化热，充斥内外，故身热不解、苔黄、脉浮数；肺失宣降，故咳嗽；肺气壅遏不宣，清肃之令失常，则痰液滋生，故咳痰色黄。麻黄宣肺解表，石膏清泄肺胃之热以生津，两药相配，既能宣肺，又能泄热；杏仁苦降肺气，既助石膏沉降下行，又助麻黄泄肺热；板蓝根清热解毒，凉血利咽；虎杖清热解毒，化痰止咳；半夏辛温性燥，最善燥湿化痰，且能降逆和胃而止呕；陈皮理气燥湿，使气顺而痰消；白蔻仁健脾渗湿，燥湿化痰，使湿无所聚，则痰无由生，以杜绝生痰之源；桔梗宣肺止咳，化痰利咽，同时桔梗上行，与杏仁、石膏相配，有升有降，调畅气机；海螵蛸制胃酸，止胃痛，保护胃黏膜，顾护胃气；生甘草清热解毒，祛痰止咳，调和诸药。3 剂，中病即止，嘱患者 3 日后复诊。二诊时，患者时有汗出，而麻黄发汗之力较强，故去麻黄，改为轻清宣散之金银花、连翘疏散风热，清热解毒；热邪伤津，故加麦冬、石斛养阴生津；瓜蒌甘寒而润，善清肺热，润肺燥而化痰热；热邪壅盛，损伤胃气，易产生食积，焦麦芽善消面食之积，焦山楂善消肉食之积，二者合用，消食化积，健脾开胃。三诊时，患者症状已缓解，夜间磨牙乃心神不宁，故用珍珠母、紫石英镇心安神。

医案六：王某某，男，83 岁，2012 年 7 月 30 日就诊，门诊患者。

主诉：发热 1 天。

患者外出淋雨后，发热 1 天，最高时 38.5 ℃，食欲差，小便少，大便正常，舌暗红，苔薄黄，脉沉。

综合脉症，四诊合参，本病当属祖国医学"发热"范畴，证属风温发热型，应以清热解表为治疗原则，予麻杏石甘汤加减治疗，整方如下：

金银花 20 g	连翘 20 g	炙麻黄 10 g	杏仁 10 g
生石膏 30 g	炒泽泻 30 g	麦冬 20 g	酒大黄 18 g
丝瓜络 10 g	生甘草 9 g		

1 剂，配方颗粒，开水冲服，分早晚两次温服

2014 年 7 月 31 日二诊：未再出现发热，食欲虽有所好转，但饮食量仍少，二便无异常，舌暗红，苔薄黄，脉沉。原方加焦三仙各 30 g，海螵蛸 30 g，顾护脾胃，2 剂，配方颗粒，日 1 剂，开水冲服，分早晚两次温服。

按：患者外感发热，邪正交争，邪气入里化热，火热病邪郁结成毒，则表现为发热。治宜清热解表。给予麻杏甘石汤合银翘散加减。方中金银花、连翘清热解毒，疏散风热；泽泻清热利水渗湿，解热邪；酒大黄通腑泻火，取"釜底抽薪"之意；麦冬滋补肺阴，补风热之邪耗伤肺之津液；丝瓜络清热解毒，通经活络，此处用以清肺络，解热毒；麻黄宣肺散寒，解表邪；石膏清里热，配麻黄使用发泄郁热；杏仁与麻黄通用，平喘止咳；生甘草清热解毒，调和诸药。全方共奏解表散寒，清热解毒之功。

医案七：解某某，女，89 岁，2012 年 5 月 23 日就诊，门诊患者。

主诉：发热 2 日。

患者出现低热 2 日，体温 36.9 ℃，头部无汗，身有汗出，尤以前胸汗出较多，大便几日未行，小便无异常，舌暗红，有齿痕，苔黄腻，脉滑数。胸片：支气管炎。

综合脉症，四诊合参，本病当属祖国医学"发热"范畴，证属湿热束表型，应以清热除湿为治疗原则，予麻杏石甘汤加减治疗，整方如下：

炙麻黄 10 g	杏仁 10 g	石膏 30 g	金银花 20 g
沙参 20 g	麦冬 20 g	当归 30 g	生地 30 g
连翘 20 g	白蔻仁 10 g	藿香 10 g	佩兰 10 g
生甘草 12 g			

3 剂，配方颗粒，日 1 剂，开水冲服，分早晚两次温服

按：患者素体脾虚湿盛，湿浊内生，蒸久化热，因脾主肌肉、四肢，热达于肌肉则体汗出。治宜清热除湿。方选麻杏石甘汤合增液汤加减。方中麻黄宣肺解表，散在表之寒；杏仁辅助麻黄，恢复肺之宣发肃降之功；生石膏清肺泄在里之热；甘草助石膏以生津。四药合用，里热清，表邪解。患者兼有阳明腑实之证，系里热耗伤津液所致，故用麦冬、生地、沙参滋阴清热，以"增水行舟"；当归补血活血，兼能通便；白蔻仁、藿香、佩兰合用，可醒脾化湿，健脾理气，调理体质，扶正祛邪；火热病邪易郁结成毒，加金银花、连翘清热解毒；甘草调和诸药。本方特点在于，在辨证明确的基础上，分轻重缓急，既除肺热之急，又抓住脾虚湿盛体质特点，扶正祛邪。

三、小结

麻杏石甘汤出自《伤寒论》，属辛凉重剂。本方为治疗表邪未解，邪热壅

肺之喘咳的基础方。因石膏倍麻黄，其功用重在清宣肺热，不在发汗，所以临床应用以发热、喘咳、苔薄黄、脉数为辨证要点。《伤寒论》原用本方治疗太阳病，发汗未愈，风寒入里化热，"汗出而喘"者。后世用于风寒化热，或风热犯肺，以及内热外寒证，但见邪热壅肺之身热喘咳、口渴脉数，无论有汗、无汗，皆可以本方加减治疗而获效。对于麻疹已透或未透而出现身热烦躁、咳嗽气粗而喘属疹毒内陷，肺热炽盛者，亦可以本方加味治疗。

这里，主要应注意舌质、舌苔的变化，患者体质的强弱，病情的轻重以及病程长短等几点。如高热、舌质红、苔薄白者，可在麻杏石甘汤的基础上加金银花、连翘；若舌红、少苔者可加鲜芦根；热甚者，加羚羊角粉冲服；如发现高热惊厥者，可加用钩藤、僵蚕、全蝎等药物；舌红苔黄、壮热咳喘、小便短赤、大便秘结、脉滑数等属痰热壅盛者加瓜蒌、浙贝、冬瓜子、葶苈子、竹沥之类；咳甚者，加枇杷叶、前胡、黄芩；喘甚者加桑白皮、苏子。近年来，还常在本方中加鱼腥草，因鱼腥草善清肺热，解毒，散痈，有较强的抗菌作用，为治疗肺部感染的常用药物。如属病毒性肺炎，则多加用板蓝根、大青叶、青黛、蚤休等清热解毒药物。

第五章　芎芷石膏汤医案2则

一、芎芷石膏汤简介

组成：川芎20 g，白芷20 g，石膏15 g，菊花3 g，羌活15 g，藁本10 g。

治则：疏风清热，活血止痛。

主治：外感风热头痛。头痛而胀，甚则头痛如裂，发热恶风，面红目赤，口渴喜饮，大便不畅或便秘，小便黄，舌红，苔黄，脉浮数。

方解：方中以川芎、白芷、菊花、石膏为主药，以疏风清热。川芎、白芷、羌活、藁本善止头痛，但偏于辛温，故加以菊花、石膏校正其温性，变辛温为辛凉，疏风清热而止头痛。

二、相关中药配方颗粒医案

医案一：李某某，女，54岁，2012年6月1日就诊，门诊患者。

主诉：头痛3天。

患者3天前外出爬山，外感风热，后出现头痛、头晕，3天未缓解，遂来就诊。刻下症见：两侧及巅顶胀痛，头晕，两眼发胀，舌暗，苔黄，脉沉弦。

综合脉症，四诊合参，本病当属祖国医学"头痛"范畴，证属风热上扰型，应以辛凉解表为治疗原则，予芎芷石膏汤加减治疗，整方如下：

| 川芎 12 g | 白芷 12 g | 生石膏 30 g | 蔓荆子 20 g |
| 白蒺藜 20 g | 菊花 20 g | 海螵蛸 20 g | 生甘草 6 g |

3 剂，配方颗粒，日 1 剂，开水冲服，分早晚两次温服

按："伤于风者，上先受之"，风邪挟热，上犯于头，侵扰清窍，清阳之气受阻，气血不畅，阻遏络道而发为头痛。其病机以风为主，故治疗时应加强风药的使用。川芎辛温香燥，走而不守，能行能散，上行可达巅顶，祛风止痛，白芷辛温，祛风止痛，川芎、白芷善止头痛，但偏于辛温，故伍以菊花、石膏校正其温性，变辛温为辛凉，疏风清热而止头痛；蔓荆子辛能散风，微寒清热，轻浮上行，主散头面之邪，有祛风止痛之效，白蒺藜主入肝经，平肝祛风，祛除肝经热邪，二者配伍祛风清热而止头痛；海螵蛸制胃酸，止胃痛，防上药损伤胃气；生甘草清热解毒，调和诸药。诸药合用，疏风清热，但多为辛香凉燥之品，长期服用，恐伤阴津，故只开 3 剂，中病即止。

医案二： 李某某，女，54 岁，2012 年 6 月 1 日就诊，门诊患者。

主诉：阵发性头痛 1 月余。

患者阵发性头痛 1 月，眉棱骨及头角处胀疼，头晕，舌暗，苔黄，脉沉弦。

综合脉症，四诊合参，本病当属祖国医学"头痛"范畴，证属风热头痛型，应以疏风清热为治疗原则，予芎芷石膏汤加减治疗，整方如下：

| 川芎 18 g | 白芷 12 g | 生石膏 30 g | 蔓荆子 20 g |
| 白蒺藜 20 g | 菊花 20 g | 生甘草 6 g | |

3 剂，配方颗粒，日 1 剂，开水冲服，分早晚两次温服

按：风热之邪伤于阳经，入于脑中，侵扰清窍，使气血逆乱则令人头痛。《冷庐医话》记载："头痛属太阳者，自脑后上至巅顶，其痛连项；属阳明者，上连目珠，痛在额前；属少阳者，上至两角，痛在头角。以太阳经行身之后，阳明经行身之前，少阳经行身之侧。厥阴之脉，会于巅顶，故头痛在巅顶；太阴少阴二经，虽不上头，然痰与气逆壅于膈，头上气不得畅而亦痛。"《丹溪心法》记载："头痛多主于痰，痛甚者火多。有可吐者，可下者。"又云："头痛须用川芎，如不愈，各加引经药。太阳川芎，阳明白芷，少阳柴胡，太阴苍术，少阴细辛，厥阴吴茱萸。"治法以疏风清热。方选芎芷石膏汤加减。方中宜用白芷，止患者阳明头痛；川芎上行头目，止痛；生石膏清热益气解表；蔓荆子疏散风热，清头目；白蒺藜与菊花同用，增强平肝解郁，祛风明目之效。全方既解表又清热，上清头目，头痛可缓解。

三、小结

中医及西医均有头痛的病名诊断，西医把原因不明的头痛命名为特发性

头痛,给予钙离子拮抗剂、止痛剂、β－肾上腺受体阻滞剂等治疗及预防发作;而因其他疾病如脑炎、肿瘤引起的头痛,称为继发性头痛,给予对症治疗。

中医则认为,头痛病因不外乎外感和内伤,临床上掌握辨证论治,从整体上调整,治疗其根本,故药到病除。《丹溪心法·头痛》说"头痛须用川芎……太阳川芎,阳明白芷,少阳柴胡……感冒头痛,防风、羌活、藁本、菊花",《本草纲目》记载"白芷治鼻渊、眉棱骨痛"。纵观上述方药,为历代治疗头痛之要药。外感头痛以祛邪活络为主,分辨兼挟之邪而分别以祛风、散寒、化湿、清热之法治之。内伤头痛补虚为要,视其虚实性质,分别治以补肾、益气、养血、化痰、祛瘀。在辨证基础上,根据病变的脏腑经络,选加引经药效果较好,除服药外还可配合针灸及外治法等,常可提高疗效。

应用时若风热较甚者,可去羌活、藁本,改用黄芩、山栀、薄荷辛凉清解;发热甚,加金银花、连翘清热解毒;若热盛津伤,症见舌红少津,可加知母、石斛、天花粉清热生津;若大便秘结,口鼻生疮,腑气不通者,可合用黄连上清丸,苦寒降火,通腑泄热。

第六章　越婢汤医案3则

一、越婢汤简介

组成:麻黄18 g,石膏24 g,生姜9 g,大枣15枚,甘草6 g。

治则:解表祛风,宣肺行水。

主治:风水恶风,一身悉肿,自汗不渴,无大热,脉浮。

方解:风水为病,乃风邪外袭,肺气不宣,水道失调,风水相击于肌表所致。方中以麻黄为君药,发汗解表,宣肺行水;佐以生姜、大枣来增强发越水气之功,不仅使风邪水气从汗而解,尤可借宣肺通调水道之力,使水邪从小便而去;因肺胃有热,故加石膏以清其热;使以甘草,调和药性,与大枣相伍,则和脾胃而运化水湿之邪。综合五药,乃为发越水气,清泄里热之剂。

二、相关中药配方颗粒医案

医案一:褚某某,女,8岁,2012年1月13日就诊,门诊患者。

主诉:发热伴咳嗽、咳痰3天。

患者发热3天,咳嗽、咳痰,面色潮红,精神差,痰黄,量多,不欲饮食,舌红,苔黄,脉浮数。诊断:支原体感染,热伤风。

综合脉症,四诊合参,本病当属祖国医学"发热"范畴,证属风热袭肺型,应以清热解表为治疗原则，予越婢汤加减治疗，整方如下：

炙麻黄 20 g	香薷 20 g	生石膏 30 g	板蓝根 15 g
虎杖 15 g	半夏 18 g	陈皮 8 g	白蔻仁 12 g
海螵蛸 20 g	桔梗 20 g	炙甘草 9 g	

7 剂，配方颗粒，日 1 剂，开水冲服，分早晚两次温服

按：风热袭肺，或风寒郁而化热，壅遏于肺所致。伤风有热象者，证见咳嗽、鼻塞、吐痰、面热。《赤水玄珠》卷一："热伤风，咳嗽，喉疼，面热，此素有痰火郁热在内，热极生风，或为风寒所束，不得发越。此热为本，寒为标。"治宜清热解表。方中麻黄发汗解表，香薷发汗利湿，二药合用，宣肺而泄邪热，是"火郁发之"之义，但其性温，故配伍辛甘大寒之石膏为臣药，而且用量倍于麻黄，使宣肺而不助热，清肺而不留邪，肺气肃降有权，喘急可平，是相制为用。半夏辛温性燥，善能燥湿化痰，且又和胃降逆，陈皮既可理气行滞，又能燥湿化痰。二药相配，寓意有二：一为等量合用，不仅相辅相成，增强燥湿化痰之力，而且体现治痰先理气，气顺则痰消之意；二为半夏、陈皮皆以陈久者良，而无过燥之弊。炙甘草既能益气和中，又与石膏合用而生津止渴，更能调和于寒温宣降之间；板蓝根、虎杖清热解毒；桔梗宣肺、利咽、祛痰、排脓；白蔻仁理气宽中燥湿，海螵蛸除湿制酸，合用可改善热灼津液所致不欲饮食等症状。诸药合用，共奏清热解表之功。

医案二：齐某某，男，74 岁，2012 年 8 月 6 日就诊，门诊患者。

主诉：发热、咳嗽、咳痰 3 天。

患者发热 3 天，咳嗽，少量咳痰，痰色黄，头面部水肿反复发作多年，不能平卧，尿频，尿痛，舌暗红，苔薄黄，脉洪数。

综合脉症，四诊合参，本病当属祖国医学"发热"范畴，证属风热犯肺型，应以解表祛风，清泄肺热为治疗原则，予越婢汤加减治疗，整方如下：

生石膏 30 g	香薷 20 g	炙麻黄 10 g	知母 15 g
桑白皮 20 g	麦冬 20 g	石斛 30 g	天花粉 30 g
马齿苋 60 g	炒栀子 20 g	生甘草 12 g	

3 剂，配方颗粒，日 1 剂，开水冲服，分早晚两次温服

2012 年 8 月 9 日二诊：无发热、咳嗽，尿频、尿痛减轻，乏力。上方加黄芪 30 g，白术 20 g，杜仲 20 g，牛膝 20 g，肉桂 20 g，6 剂，配方颗粒，日 1 剂，开水冲服，分早晚两次温服。

按：根据《内经》所说："面肿曰风，足胫肿曰水。"综观本例脉症，似属"风水"。但依据患者每次起病特点，自觉先由中脘满闷开始，逐渐胸痞、气

短、咳嗽，"诸湿肿满，皆属于脾"，说明病根仍在中焦。水气上逆，肺气窒塞，郁而为热，清肃之令不行，津液不能输布。病在于中，可用燥湿利尿，今逆于上，治宜解表祛风，清泄肺热。方中香薷、麻黄疏风解表；石膏、知母清肺热，滋肺阴；桑白皮清肺平喘；热邪病久伤阴，加麦冬、石斛、天花粉滋阴润燥；患者有下焦热证之象，故加清利下焦之品，防止病邪传变，马齿苋清热解毒，栀子清热泻火利尿；生甘草调和诸药。全方有升有降，有补有泻。服用 3 剂后，表证得解，热邪有所减轻，故加黄芪、白术健脾益气，杜仲、牛膝补益肝肾，既补先天又养后天，扶正祛邪，并加肉桂补火助阳，使滋阴药补而不滞。

医案三：刘某某，女，26 岁，2012 年 1 月 6 日就诊，门诊患者。

主诉：发热 3 天。

患者发热 3 天，上午热轻，下午热盛，怕冷，自汗，汗少，不思饮食，少食欲吐，大便干，舌暗红，苔黄，脉沉数。

综合脉症，四诊合参，本病当属祖国医学"发热"范畴，证属外感发热型，应以清热解表为治疗原则，予越婢汤加减治疗，整方如下：

炙麻黄 10 g	香薷 10 g	生石膏 30 g	瓜蒌 30 g
麦冬 20 g	炒麦芽 15 g	生甘草 6 g	

4 剂，配方颗粒，日 1 剂，开水冲服，分早晚两次温服

按：外感风寒，正邪相争，阳盛则热为基本病机。邪正相争于体表则发热伴畏风寒，邪气在半表半里则寒热往来，邪气入里，两阳俱盛，则见壮热或潮热。上午阳气渐长，正气偏胜，则症状减轻；下午阳气渐衰，邪气偏盛，则症状加重。正邪相争，耗伤津液，则见便干。肺为脾之子，子行虚弱，上累母行，引起母行不足，致子母两行俱虚，肺病及脾，脾虚则纳差、不欲饮食。治法应以清热解表为主。方中麻黄与香薷同为辛温解表药，二者皆入肺经，都有发汗解表和利水消肿的作用；石膏清热泻火，除烦止渴，其药性大寒，善清气分实热，兼能清胃火；瓜蒌宽胸理气，润肺化痰，润肠散结，既能理脾胃之气，又能清热通便；热病伤阴，加麦冬养阴生津，润肺止咳，本品甘寒清润，善清心肺之热而养阴除烦，兼可清润胃肠而止渴润燥；生麦芽行气消食，健脾开胃；生甘草和中缓急，润肺解毒，调和诸药。表邪解，里热清，脾气健，则诸症可解。

三、小结

《医方集解》言其："此足太阳药也，风水在肌肤之间，用麻黄之辛热以泻肺；石膏之甘寒以清胃；甘草佐之，使风水从毛孔中出；又以姜枣为使，调和营卫，不使其太发散耗津液也。"越婢汤是治疗"风水恶风，一身悉肿，脉浮不

渴，续自汗出，无大热”的方剂。魏念庭说："此在表则风寒杂合，而在里则湿热杂合之证也，主之以越婢汤。方中无治水之药者，散邪清热，补中益胃，无非治水也。外感寒内伤水证，亦此法治之。"可见，越婢汤是一张无治水之药而能够治水的方剂。根据方药的组成，可以将该方视为麻杏石甘汤去杏仁，加姜、枣，前者可以宣肺解表清热，后者可以补益脾胃。

　　本方之所以名"越婢"者，说法不一。成无己谓"脾治水谷，为卑脏若婢……是汤所以谓越婢者，以发越脾气，通行津液"（《注解伤寒论》）。方有执谓"越，踰也、过也；婢，女子之卑者也"（《伤寒论条辨》）。喻嘉言谓"石膏之辛凉，以兼解其寒，其柔缓之性，比之女婢"（《尚论篇》）。钱潢谓"或以此治越人之婢而得效，遂以命方"（《伤寒溯源集》）。近人柏德新谓"越婢实有使婢越级出其受压地位之意。结合疾病，则有发越……肺之郁闭"（《陕西中医》1981 年 5 期）。

第七章　半夏泻心汤医案 1 则

一、半夏泻心汤简介

　　组成：半夏 15 g，黄芩 9 g，干姜 9 g，人参 9 g，甘草 9 g，黄连 3 g，大枣 4枚。

　　治则：寒热平调，消痞散结。

　　主治：寒热错杂之痞证。心下痞，但满而不痛，或呕吐，肠鸣下利，舌苔腻而微黄。

　　方解：此方所治之痞，是小柴胡汤误下，损伤中阳，少阳邪热乘虚内陷所致。治疗以寒热平调，消痞散结为主。心下即是胃脘，属脾胃病变。脾胃居中焦，为阴阳升降之枢纽，中气虚弱，寒热错杂，故为痞证。脾气不足，运化失常，故见呕吐，肠鸣下利。方中半夏散结消痞，降逆止呕，故为君药；干姜温中散邪，黄芩、黄连苦寒，邪热消痞，故为臣药；人参、大枣甘温，益气补脾，为佐药；甘草调和诸药，为使药。

二、相关中药配方颗粒医案

医案一：杨某某，女，86 岁，2012 年 8 月 10 日就诊，门诊患者。

　　主诉：呃逆、腹胀 5 天。

　　患者呃逆、腹胀 5 天，饮食量少，大便少，3、4 日一行，畏寒，咳嗽，头痛，舌暗红，苔黄厚腻，脉沉。

　　综合脉症，四诊合参，本病当属祖国医学"呃逆"范畴，证属胃气上逆型，应以理气和胃为治疗原则，予半夏泻心汤加减治疗，整方如下：

法半夏 9 g	陈皮 18 g	干姜 15 g	厚朴 24 g
黄芩 20 g	黄连 15 g	杏仁 10 g	酒大黄 12 g
代赭石 15 g	旋覆花 20 g	生甘草 6 g	

4 剂，配方颗粒，日 1 剂，开水冲服，分早晚两次温服

按：患者年老，脏腑机能衰弱，平素饮食量少，脾胃虚弱，胃失和降，胃气上逆，则有呃逆等症状，胃肠传导功能失常，则有腹胀、便少等症状。本证之呃逆，因胃气上逆而成，故无论选用何种治法，皆应注意配合和胃降逆之品，以顺应"胃气以下行为顺"之理。方选半夏泻心汤合旋覆代赭汤加减。气机升降不利，中焦痞塞，胃气不降而生热，故用黄芩、黄连之苦寒以降之；脾气不升而生寒，故用干姜之辛热以温之；痰饮扰胃，气机不利，故用半夏、陈皮理气燥湿，降逆和胃；厚朴行气消积，燥湿除满，降逆平喘；代赭石、旋覆花能升能降，合用调畅胃肠气机；杏仁肃降肺气，兼可润肠通便；酒大黄攻积泻火，清上部火热；甘草清热解毒，调和诸药。全方以理气降逆为主，同时配合辛开苦降之法，调理脾胃气机。

三、小结

半夏泻心汤对胃肠运动有双向调节作用，能显著促进胃排空和提高血浆胃动素水平，促进黏膜再生修复，促进萎缩腺体再生，逆转肠上皮化生及异型增生。

《金匮要略》中论述："呕而肠鸣，心下痞者，半夏泻心汤主之。"半夏泻心汤的主证，一是呕，心下痞，二是大便不调。临床上也可不见腹泻，脾气不升，会出现大便不调；胃气不降就有点呕吐，同时心下痞。

半夏泻心汤临床辨证要点：心下痞满不痛，肠鸣，呕吐，下利，纳呆，微渴，苔腻微黄。病机为脾胃升降失常，寒热错杂于中，集寒温并用、攻补兼施于一体。临床运用有几类：一是脾胃不和；二是脾胃虚弱；三是寒热错杂；四是阴阳不和；五是虚实共见。此五者或仅见一证，或兼见几证，均可考虑加减化裁使用。

辛开苦降法的明确提出，当首推叶天士，其在《临证指南医案》中指出"微苦以清降，微辛以宣通""苦寒能清热除湿""辛通能开气泄浊""辛以开之，苦以降之""以苦降其逆，辛通其痞"，并化裁出多个治疗脾胃及湿热诸疾的"泻心汤"类方，阐发了辛开苦降治疗疾病的配伍机理，拓宽了辛开苦降法的临床使用范围。朱丹溪的左金丸、《韩氏医通》的交泰丸、王孟英的连朴饮等，均是对辛开苦降法的补充和发挥。清代温病学家吴塘认识到"非苦无能胜湿，非辛无能通利邪气""苦与辛合能降、能通"。辛开苦降法，已日臻完善。

第八章　附子泻心汤医案1则

一、附子泻心汤简介

组成：大黄6g，黄连3g，黄芩3g，附子3g。

治则：清热泄痞，扶阳固表。

主治：心下痞满，按之柔软不通，恶寒汗出，舌质淡，苔薄黄，脉沉细。

方解：大黄攻积滞，清湿热，泻火，凉血，祛瘀，解毒；黄连清热燥湿，泻火解毒；黄芩味苦，性寒，有清热燥湿，泻火解毒，止血，安胎等功效；三黄清胃热，以治热痞；附子回阳救逆，补火助阳，散寒止痛，温肾阳，以治恶寒汗出。

二、相关中药配方颗粒医案

医案一：段某某，男，43岁，2013年8月2日就诊，门诊患者。

主诉：胃脘部烦热，腹泻半月余。

患者因饮酒过量，胃脘部烦热，腹泻半月余，每日3~5次，口干，胸闷，憋气，纳差，面色萎黄，神疲倦怠，舌淡红，苔薄白，脉细弱。

综合脉症，四诊合参，本病当属祖国医学"腹泻"范畴，证属脾虚泄泻型，应以温运健脾，渗湿止泻为治疗原则，予附子泻心汤加减治疗，整方如下：

苍术10g	厚朴18g	陈皮12g	白蔻仁30g
黄芩10g	制附子9g	黄连6g	藿香20g
佩兰20g	生大黄10g	炙甘草6g	焦山楂20g
焦神曲20g	焦麦芽20g		

5剂，配方颗粒，日1剂，开水冲服，分早晚两次温服

2013年8月7日二诊：腹泻次数减少，便已成形，精神较前好转，舌淡红，苔薄白，脉细弦。上方焦三仙改为各30g，制附子改为20g，配方颗粒5剂，日1剂，分早晚两次温服。

2013年8月13日三诊：患者大便每日1~2次，便成形。上方加沙参20g，麦冬20g，配方颗粒2剂，日1剂，开水冲服，分早晚两次温服。

2013年8月15日四诊：患者大便每日一行，已愈。

按：中医认为"泄泻之本，无不由于脾胃"。脾虚泄泻由水湿阻于胃肠，脾虚失运，不能制水，湿注肠道所致。虚邪舍于肠胃，水渍为湿，谷滞为积，水谷精华之气不能输化，清阳之气不升反下陷，分利无权而水湿并入大肠，遂致泄泻。本方黄连与附子合用，采用附子泻心汤组方配伍规律，以黄连、黄芩治上，取其清轻之气易于上行也。以附子治下，欲其重浊之汁易于下降也。是以

如此寒热殊异之药,合而为剂服下,而热不妨寒,寒不妨热,分途施治,同时奏功。大黄泻下通便,以泄热;针对脾虚之本,采用苍术、厚朴、陈皮健脾理气,藿香、佩兰、白蔻仁化湿醒脾;脾脏得芳香药得以除湿邪之困,又得理气健脾药得以调和脾脏机能,再以焦三仙消食健脾,使脾脏升清之气源源不断。全方合用,以补为主,同时又加清热药,顺应湿浊向下之病机,使全方更快见效。二诊时,患者症状已缓解,邪气渐败,正气日盛,方中附子、焦三仙加量,取扶正祛邪之意。三诊,患者泄泻日久,耗伤津液,原方中加沙参、麦冬滋补肾阴,又可防祛湿药矫正太过。

三、小结

附子泻心汤证,为阳热有余,而正阳不足,治邪而遗正,则恶寒益甚,温寒而遗热,则痞满愈增。此方寒热补泻,并投互治,两俱照顾。然使制剂无方,则恐混而无功,故法用麻沸汤渍寒药,另煎附片取汁,合和与服,则寒热异其气,生熟异其性,药虽同行,而功则各奏,此仲景制法之妙用也。方用三黄滤渍取汁,取其轻清之气,以去上焦之热;附片大辛大热,浓煎取汁,以治下焦之寒。此方上用凉而下用温,上行泻而下行补,泻取轻而补取重,制方之妙,神乎神矣。

"心下痞,而复恶寒汗出者,附子泻心汤主之。"该方主治痞而复恶寒汗出之阳虚痞证,方中大黄、黄连、黄芩苦寒清热消痞,附子辛热温经回阳,诸药共奏扶阳泄热消痞之功。

五首泻心汤方,半夏泻心汤治寒热交结之痞;生姜泻心汤治水与热结之痞;甘草泻心汤治胃虚气结夹湿之痞;大黄黄连泻心汤治误下邪陷、内热壅盛之痞;附子泻心汤治邪热有余而卫阳不足之痞。五方同中有异,只要谨守病机,辨证准确,选用得当,均有良好疗效。

但是附子泻心汤所治之病证,不可拘泥于心下痞证。只要掌握其临床指标及病机,便可应开自如,异病同治。

第九章　黄连解毒汤医案4则

一、黄连解毒汤简介

组成:黄连9g,黄芩6g,黄柏6g,栀子9g

治则:泻火解毒。

主治:三焦火毒证。大热烦躁,口燥咽干,错语,不眠,或热病吐血、衄血,或热甚发斑,或身热下利,或湿热黄疸,或外科痈疡疔毒,小便黄赤,舌红，苔黄，脉数有力。

方解：方中以大苦大寒之黄连清泻心火为君，因心主神明，火主于心，泻火必先泻心，心火宁则诸经之火自降，并且兼泻中焦之火；臣以黄芩清上焦之火；佐以黄柏泻下焦之火；使以栀子通泻三焦，导热下行，使火热从下而去。四药合用，苦寒直折，火邪去而热毒解，诸症可愈。

二、相关中药配方颗粒医案

医案一：王某某，女，57 岁，2012 年 8 月 17 日就诊，门诊患者。

主诉：食欲差伴胃痛一月余。

患者食欲差一月余，偶有胃脘部烧灼感，曾服用开济等药物，效果不甚理想，便干，3～5 日一行，舌淡红，苔黄腻，脉沉。

综合脉症，四诊合参，本病当属祖国医学"痞证"范畴，证属阴虚火旺型，应以滋阴清热为治疗原则，予黄连解毒汤加减治疗，整方如下：

生地 30 g	玄参 20 g	麦冬 20 g	石斛 30 g
黄连 15 g	黄芩 20 g	黄柏 18 g	郁金 30 g

3 剂，配方颗粒，日 1 剂，开水冲服，分早晚两次温服

按：患者素体阴虚，加之肝肾不足以养阴，以致相应脏腑津液亏虚，胃肠津液不足，则食欲差；阴阳相生相克，津液亏虚日久，阴不制阳，以致虚热内生，热扰胃肠，则致胃脘部烧灼感。治宜滋阴清热。方选增液汤合黄连解毒汤加减。方中生地、玄参、麦冬滋补肺阴，补先天之肾阴；石斛补胃阴，清热；黄连、黄芩、黄柏三药合用，清三焦之虚热、实热；郁金行气解郁，清肝利胆。全方滋阴，以阴制阳，且清热，直指病因。

医案二：赵某某，男，45 岁，2013 年 5 月 24 日就诊，门诊患者。

主诉：口干、口苦半月。

患者近半月口干、口苦，时有憋闷，小便黄，大便干，舌质暗红，苔薄黄，脉沉。

综合脉症，四诊合参，本病当属祖国医学"口干"范畴，证属阴虚火旺型，应以清热滋阴泻火为治疗原则，予黄连解毒汤加减治疗，整方如下：

生地 30 g	玄参 20 g	麦冬 30 g	黄连 15 g
黄芩 20 g	黄柏 18 g	珍珠母 40 g	桔梗 20 g
枳壳 18 g	炒杏仁 10 g	生甘草 9 g	

7 剂，配方颗粒，日 1 剂，开水冲服，分早晚两次温服

按：肝肾阴虚，体内津液不足，脏腑及官窍失养，不能上蒸于口，则有口干；阴津不足，阴不制阳，虚阳上扰，则有口苦；津液不足，心肺失养，则有胸

闷等症状。治宜滋阴清热泻火。方选增液汤合黄连解毒汤加减。方中生地、玄参、麦冬滋阴生津，补肝肾之阴精；黄连、黄芩、黄柏清热燥湿，泻火解毒；珍珠母清心火，重镇安神；枳壳理气宽中，行气消胀，使虚火随气下行；桔梗、杏仁合用调畅气机，恢复肺之宣发肃降功能，使水液疏布全身；甘草清热解毒，调和诸药。全方以滋阴泻火为主，同时行气，恢复肺脏机能，使津液有源，疏散全身，则诸症可解。

医案三：程某某，男，19 岁，2012 年 7 月 18 日就诊，门诊患者。

主诉：面部痤疮 1 年余。

患者因学业熬夜较多，且多食肥甘厚腻，患有痤疮 1 年余，现脸部皮疹红肿，皮肤粗糙，舌红，苔黄，脉滑数。

综合脉症，四诊合参，本病当属祖国医学"痤疮"范畴，证属肺胃湿热蕴蒸型，应以清热燥湿，养阴润肺为治疗原则，予黄连解毒汤加减治疗，整方如下：

生地 30 g	玄参 20 g	麦冬 20 g	黄连 15 g
黄芩 20 g	黄柏 18 g	知母 30 g	麻黄 10 g
石膏 30 g	炒杏仁 10 g	炒苍术 20 g	郁金 30 g
海螵蛸 30 g	薄荷 18 g	桂枝 30 g	生麦芽 30 g
生甘草 12 g			

7 剂，配方颗粒，日 1 剂，开水冲服，分早晚两次温服

按：患者熬夜较多，耗伤阴血，阴虚火旺，肺胃之经热盛；多食肥甘厚腻，酿生湿热，湿热蕴结，汗出不畅，熏蒸皮肤，导致痤疮。治宜清热燥湿，养阴润肺，方用增液汤合麻杏石甘汤合黄连解毒汤加减。方中生地、玄参、麦冬为甘寒之品，养阴清热，治其本；知母苦寒燥湿，兼能清热泻火；黄芩、黄连、黄柏清三焦湿热；麻黄辛温发汗，桂枝透达营卫，麻、桂配伍，是辛温发汗的常用组合；石膏辛凉，入阳明经，而面部皮肤为阳明经所主，因此用石膏清面部之热；杏仁助肺气宣通，宣发皮毛；薄荷辛凉，清轻宣散，可宣发肺经郁热；熬夜日久，耗伤肝血，肝经郁热，故用郁金疏肝解郁，泻肝经郁火；苍术健脾化湿；生麦芽健脾消食，海螵蛸制酸止痛，二者合用，固护胃气；生甘草调和诸药，兼能清热解毒。诸药合用，共奏清热燥湿，养阴润燥之功。

医案四：姚某，男，54 岁，2015 年 1 月 6 日就诊，门诊患者。

主诉：口燥咽干半月。

患者近半月感口中有异味，口燥咽干，情绪急躁。体型较胖，大便干，偶有腰膝酸软，舌暗红，苔黄腻，脉数。

综合脉症，四诊合参，本病当属祖国医学"口干"范畴，证属热邪炽盛型，

应以泻火解毒为治疗原则,予黄连解毒汤加减治疗,整方如下:

黄芩 20 g	黄连 15 g	黄柏 18 g	生大黄 10 g
肉桂 6 g	牛膝 20 g	生甘草 6 g	

7 剂,配方颗粒,日 1 剂,开水冲服,分早晚两次温服。

按:患者热邪炽盛,上扰神明,故有情绪急躁;中焦火热,加之热盛伤津,故见口有异味,口燥咽干。治宜泻火解毒。方中黄芩、黄连、黄柏配伍清泻三焦火毒;大黄泻火解毒,通腑泄浊;患者热邪炽盛已久,加之肉桂、牛膝引火下行,且牛膝入肝肾二经,性善下行,能治虚火上炎;甘草调和诸药,清热解毒。全方泻火解毒的同时,根据病邪性质配以引火下行之品,使药效更佳。

三、小结

黄连解毒汤方出自《肘后备急方》,治疗"烦呕不得眠",其方名见于《外台秘要》。在我国古代,黄连解毒汤主要用于治疗急性传染性及感染性疾病。这个方是针对热毒,所以清热解毒。从方解来看,四味药都有清热解毒作用,但各自特点不同。一般从三焦来分析,黄芩清热解毒以上焦为主,黄连偏清中焦之火,黄柏以下焦为主,栀子可泻三焦之火。

三黄在历史上的应用:过去黄芩、黄连用得多,且多并列用;仲景时代黄芩、黄连也并列用,但多是黄芩、黄连和大黄来相配,清热毒,主要是清中上为主,同时又引热下行;三黄同配,后世各家的方书里基本都有收载。

便秘加大黄,吐、衄、发斑加生地、玄参、丹皮;黄疸加茵陈、大黄;疔疮肿毒加蒲公英、银花、连翘。如果内热盛,引起大便干燥秘结,配大黄,作为清热力量,使扬汤止沸与釜底抽薪相结合;如果是出血在血分,热邪热毒迫血妄行,当然要加凉血止血药,凉血止血,防止留瘀;热毒引起黄疸,配茵陈、大黄,增加清热作用,同时还能利湿退黄;外科常用的加味,银花、连翘都称为疮家圣药,都是较大剂量的运用;蒲公英清热解毒的力量很强,也有凉血作用。

黄连解毒汤苦寒,所以脾胃虚弱,或者火毒不盛者一般不用。过服、久服容易伤脾胃。黄连解毒汤是个基础方,基础方要针对具体热毒出现的部位、热毒的程度,和具体证型来加减组方运用。

第十章 龙胆泻肝汤医案 2 则

一、龙胆泻肝汤简介

组成:龙胆草 6 g,黄芩 9 g,山栀子 9 g,泽泻 12 g,木通 9 g,车前子 9 g,当归 8 g,生地黄 20 g,柴胡 10 g,生甘草 6 g。

治则：清泻肝胆实火，清利肝经湿热。

主治：1.肝胆实火上炎证。头痛目赤，胁痛，口苦，耳聋，耳肿，舌红，苔黄，脉弦细有力。2.肝经湿热下注证。阴肿，阴痒，筋痿，阴汗，小便淋浊，或妇女带下黄臭等，舌红，苔黄腻，脉弦数有力。

方解：本证多由肝胆实火上炎，肝胆湿热下注所致，治疗以清泻肝胆实火，清利肝经湿热为主。肝经绕阴器，布胁肋，连目系，入巅顶。肝胆实火上炎，上扰头面，故见头痛目赤；胆经布耳前，出耳中，故见耳聋、耳肿；舌红苔黄，脉弦细有力均为肝胆实火上炎；肝经湿热下注，故见阴肿，阴痒，阴汗，妇女带下黄臭。方中龙胆草大苦大寒，既能清利肝胆实火，又能清利肝经湿热，故为君药；黄芩、栀子苦寒泻火，燥湿清热，共为臣药；泽泻、木通、车前子渗湿清热，导热下行，实火所伤，损伤阴血，当归、生地养血滋阴，邪去而不伤阴血，共为佐药；柴胡调达肝经之气，引诸药归肝经，甘草调和诸药，两者共为佐使药。

二、相关中药配方颗粒医案

医案一：王某某，女，38岁，2011年7月25日就诊，门诊患者。

主诉：外阴瘙痒、白带增多半年余。

患者外阴瘙痒、白带增多半年余，滴虫性阴道炎，小便稍黄，舌暗红，苔黄，脉弦数。

综合脉症，四诊合参，本病当属祖国医学"阴痒"范畴，证属湿热下注型，应以清肝泄热，燥湿止痒为治疗原则，予龙胆泻肝汤加减治疗，整方如下：

龙胆草 30 g	黄芩 20 g	炒栀子 20 g	法半夏 9 g
枳壳 18 g	郁金 30 g	茵陈 30 g	薏苡仁 30 g
苦参 30 g	黄柏 18 g	知母 20 g	炒苍术 20 g
土茯苓 30 g	椿根皮 30 g	白鲜皮 20 g	蛇床子 30 g
木香 12 g	砂仁 6 g	生甘草 12 g	

7剂，配方颗粒，日1剂，开水冲服，分早晚两次温服。

按：天气湿热，加之生活方式不洁，及素体湿热加重，以致湿热注于下焦，症见下焦湿热之象，如白带量多、外阴瘙痒。治宜清肝泄热，燥湿止痒。方选龙胆泻肝汤合二陈丸加减。方中龙胆草上泻肝胆实火，下清下焦湿热；黄芩、栀子苦寒，清热燥湿，导热下行；半夏理气燥湿健脾；枳壳行气消积，下气除痞；郁金行气解郁，疏肝利胆；茵陈清热利湿退黄；薏苡仁利水渗湿清热；苦参清热燥湿，杀虫，利尿；黄柏清热燥湿，泻火解毒，清虚热；知母清热降火，滋阴凉血，润燥滑肠；苍术健脾益气，清利湿热；土茯苓解毒除湿，通利关节；椿根皮清热燥湿，涩肠止泻，止带，止血；白鲜皮、蛇床子清热燥湿，杀虫止痒；木香行气止痛，健脾消食；砂仁醒脾化湿；生甘草清热解毒，调和诸药。全方以清湿热为主，同时健脾行气，胜湿止痒，使湿热去，瘙痒除。

医案二：邰某某，女，25 岁，2013 年 5 月 2 日就诊，门诊患者。

主诉：左眼红肿 4 天。

患者左眼红肿 4 天。前几日工作忙碌，熬夜至凌晨 2 点多，睡眠时间少，情绪急躁易怒，食可，二便可，舌暗红，苔薄黄，脉弱。现用红霉素眼膏、氧氟沙星滴眼液、阿莫西林治疗。

综合脉症，四诊合参，本病当属祖国医学"胞生痰核"范畴，证属肝胆湿热型，应以清肝利湿为治疗原则，予龙胆泻肝汤加减治疗，整方如下：

龙胆草 18 g	黄芩 20 g	当归 30 g	白芍 20 g
川楝子 20 g	菊花 20 g	枸杞 20 g	炒栀子 20 g
生甘草 6 g			

7 剂，配方颗粒，日 1 剂，开水冲服，分早晚两次温服

2013 年 5 月 9 日二诊：服药后腹泻，右眼仍红肿，舌暗紫，苔薄白腻，脉弱。原方去当归，加桑叶 15 g，7 剂，配方颗粒，日 1 剂，开水冲服，分早晚两次温服。

按：恣食厚味，脾胃蕴热生痰，痰热相结，阻滞经络，致气血受阻，结于睑内，逐渐隐起而发为本病。方选龙胆泻肝汤，清泻肝胆实火，清利肝经湿热。方中龙胆草、栀子、黄芩清泻肝经之火；当归、白芍、枸杞养肝经阴血；川楝子疏肝泻火，行气止痛；菊花散风清热，平肝明目，清热解毒；生甘草清热解毒，调和诸药。全方清热利湿，且养阴以除热。

三、小结

龙胆泻肝汤是临床常用方，泻肝胆实火，清肝胆湿热，是治疗肝火和肝经湿热的代表方剂，亦是"苦寒直折"的代表方剂。

中医认为"女子以肝为先天"，系因肝主疏泄，具有调畅情志的功效，若肝失疏泄，肝气郁结，继则郁而化火，肝木乘土，则脾胃不健，抑或肝火上亢，抑或肝经湿热下注，多影响妇女的月经、生育等正常的生理功能。故妇人病肝经湿热证与肝火上亢证二型较为多见。同时上述所列病案，虽临床表现不同，但病机却相同，均系肝经湿热与实火为患，龙胆泻肝汤是泻肝胆实火、清肝经湿热的首选良方之一，有较成熟的临床经验，也体现了祖国医学的异病同治的治疗原则。

肝胆实火热盛者，去木通、车前子，加黄连泻火；若湿盛热轻者，去黄芩、生地，加滑石、薏苡仁以增强利湿之功；阴囊囊肿，红热甚者，加连翘、黄芩、

大黄以泻火解毒。

按照中医学理论，凡肝胆之经实火及湿热循经上炎或下注引起的病证，皆可加减应用此方治疗。另需提及的是几年前的龙胆泻肝丸关木通事件，经文献研究，传统龙胆泻肝汤中所用的木通与现代所用的关木通并非同一品种，因而不可将木通、川木通、关木通混淆应用。

第十一章　葛根芩连汤医案 1 则

一、葛根芩连汤简介

组成：葛根 15 g，黄连 9 g，炙甘草 6 g，黄芩 9 g。

治则：解表清里。

主治：协热下利。身热下利，胸脘烦热，口干作渴，喘而汗出，舌红，苔黄，脉数或促。

方解：本证多由伤寒表证未解，邪陷阳明所致，治疗以解表清里为主。表证未解，里热已炽，故见身热口渴，胸闷烦热，口干作渴；里热上蒸于肺则作喘，外蒸于肌表则汗出；热邪内迫，大肠传导失司，故下利臭秽，肛门有灼热感；舌红，苔黄，脉数皆为里热偏盛之象。方中葛根辛甘而凉，入脾胃经，既能解表退热，又能升脾胃清阳之气而治下利，故为君药；黄连、黄芩清热燥湿，厚肠止利，故为臣药；甘草甘缓和中，调和诸药，为佐使药。

二、相关中药配方颗粒医案

医案一：胡某某，女，45 岁，2012 年 11 月 30 日就诊，门诊患者。

主诉：胃脘部疼痛、堵塞感 1 月余。

患者感冒后 10 日，觉剑突下胃脘部疼痛、堵塞感 1 月余，平素胃痛，自觉身热，渴不欲饮，食凉腹泻，恰逢月经伴腹泻，舌暗，边有齿痕，舌苔黄，脉数。

综合脉症，四诊合参，本病当属祖国医学"痞证"范畴，证属伤寒表证，入里化热型，应以解表清里为治疗原则，予葛根芩连汤加减治疗，整方如下：

黄连 15 g　　　黄芩 20 g　　　葛根 45 g　　　　炒泽泻 20 g
生甘草 12 g

　　　　　　　7 剂，配方颗粒，日 1 剂，开水冲服，分早晚两次温服

2012 年 12 月 26 日二诊：胃脘部疼痛明显减轻，大便已正常，汗出，舌暗，边有齿痕，舌苔黄，脉数。原方加肉桂 20 g，制附子 20 g，7 剂，配方颗粒，日 1 剂，开水冲服，分早晚两次温服。

按：本证由伤寒表证未解，邪陷阳明所致，治疗以解表清里为主。表证未

解，里热已炽，故见身热口渴，胸闷烦热，口干作渴；里热上蒸于肺则作喘，外蒸于肌表则汗出；热邪内迫，大肠传导失司，故下利臭秽，肛门有灼热感；舌红苔黄，脉数皆为里热偏盛之象。体内湿热之邪旺盛会引起腹泻；清阳下陷，清浊不分也会引起腹泻。本方选用葛根芩连汤，用此方治疗腹泻时，要抓住"湿""热"两点。所谓"热"主要表现为发热，口渴，大便后肛门灼热，小便发黄等；"湿"则相对抽象一点，主要表现是大便黏腻不爽，有排不尽的感觉，或者大便里有白色脓样物，不思饮食，舌苔厚等。如果大致符合这些症状，则可以认为是"湿热"所致的腹泻。葛根芩连汤中葛根的用量最大，为主药，其味甘、辛，性凉，能解肌退热，升发脾胃清阳之气而止泻；黄芩、黄连味苦，性寒，能清热燥湿止泻；甘草甘缓和中，并协调诸药。诸药相配共成清热止泻之剂。患者腹泻，加泽泻渗湿利水，利小便以实大便。需注意的是，葛根芩连汤早期服用有良好的效果。相反，如果患者腹泻的时间较长，腹部怕冷，或者进食稍凉的食物就出现腹泻，这一类症状都不适用本方治疗。二诊时，于前方中加附子、肉桂以补助水府之元阳，以振奋阳气，驱除余邪。

三、小结

《伤寒论》第34条："太阳病，桂枝证，医反下之，利遂不止，脉促者，表未解也；喘而汗出者，葛根黄芩黄连汤主之。"

不少医家认为葛根芩连汤为太阳阳明之方。本方应为阳明经脉方，葛根为阳明经主药，如《中药学讲义》认为其性味甘辛凉，入脾、胃经，功效升阳发表，解肌透疹，生津止泻。葛根是阳明经药，其方当是阳明经脉方，这是它的归经所在；因阳明之上燥气主之，故其病因为风燥；其主症是前额痛连后项，目痛鼻干，苔白或薄黄，舌正常或偏红，脉浮。只要具备以上症状，就可选用葛根黄芩黄连汤。何以其能治颈项不舒，原因是葛根能滋养津液柔筋脉。

腹痛者，加炒白芍以柔肝止痛；热痢里急后重者，加木香、槟榔以行气而除后重；兼呕吐者，加半夏以降逆止呕；夹食滞者，加山楂以消食。

第十二章　当归六黄汤医案3则

一、当归六黄汤简介

组成：当归6 g，生地黄6 g，熟地黄6 g，黄芩6 g，黄柏6 g，黄连6 g，黄芪12 g。

治则：滋阴泻火，固表止汗。

主治：阴虚火旺证。发热盗汗，面赤心烦，口干唇燥，大便干结，小便黄赤,舌红,苔黄,脉数。

方解:本证多由阴虚火旺所致,治疗以滋阴泻火,固表止汗为主。肾阴亏虚不能上济于心,虚火伏于阴分,助长阴分伏火,迫使阴液失守而盗汗;虚火上炎,故见面赤心烦;火耗阴津,乃见口干唇燥;舌红,苔黄,脉数皆内热之象。方中当归养血增液,血充则心火可制;生地、熟地入肝肾而滋肾阴。三药合用,使阴血充则水能制火,共为君药。盗汗因于水不济火,火热熏蒸,故臣以黄连清泻心火,合以黄芩、黄柏泻火以除烦,清热以坚阴。君臣相合,热清则火不内扰,阴坚则汗不外泄。汗出过多,导致卫虚不固,故倍用黄芪为佐,一以益气实卫以固表,一以固未定之阴,且可合当归、熟地益气养血。诸药合用,共奏滋阴泻火,固表止汗之效。

二、相关中药配方颗粒医案

医案一:王某,女,23岁,2013年8月13日就诊,门诊患者。

主诉:痤疮3年。

患者痤疮3年,以红色粉刺丘疹为主,月经前较严重,月经后减轻,月经量较前减少,盗汗较严重,便秘,大便3~5日一行,舌暗红,苔少黄,脉沉。

综合脉症,四诊合参,本病当属祖国医学"痤疮"范畴,证属阴虚内热,冲任不调型,应以滋阴清热,调理冲任为治疗原则,予当归六黄汤加减治疗,整方如下:

生地 30 g	玄参 20 g	麦冬 30 g	当归 20 g
黄连 18 g	黄芩 20 g	黄柏 18 g	知母 20 g
炒苍术 20 g	白术 20 g	黄芪 20 g	生石膏 30 g
生甘草 12 g			

7剂,配方颗粒,日1剂,开水冲服,分早晚两次温服

按:面鼻为肺胃二经所主,若素体阳热偏盛,肺经郁热,又复受风邪,则发"肺风粉刺";肺与大肠相表里,若腑气不通,湿热上攻于面部,则亦发痤疮。青春期后发病的患者,发痤疮亦与冲任不调有关。冲任隶属于肝肾,月经来潮前,经血充盈,易为肝气所激惹,气有余便是火,火性炎上,炼津为痰,形成痤疮,故患者皮损常经前加重。治宜滋阴清热,调理冲任。本方为当归六黄汤合白虎汤加减。方中生地、玄参,增液润燥,以增水行舟;玄参,苦咸而凉,滋阴润燥,壮水制火,启肾水以滋肠燥;生地甘苦而寒,清热养阴,壮水生津,以增玄参滋阴润燥之力;又肺与大肠相表里,故用甘寒之麦冬,滋养肺胃阴津以润肠燥。三药合用,养阴增液,以补药之体为泻药之用,使肠燥得润、大便得下。此三药咸寒苦甘同用,旨在增水行舟,非属攻下,欲使其通便,必须重用。配以当归补

血活血通便；黄连清泻心火，合以黄芩、黄柏泻火以除烦，清热以坚阴；知母滋阴降火，润燥滑肠，与石膏配伍有协同之效，清热泻火，清气分及肺热；黄芪健脾益气；苍术、白术健脾祛湿理气。全方合用内热可除，阴虚可养，冲任可调。

医案二：赵某某，男，45 岁，2013 年 5 月 24 日就诊，门诊患者。

主诉：口干、口苦半月。

患者近半月口干、口苦，时有憋闷不适，睡眠差，舌质暗红，苔薄黄，脉沉。

综合脉症，四诊合参，本病当属祖国医学"口干"范畴，证属热邪伤津，肺气不利型，应以清热滋阴，宣肺行气为治疗原则，予当归六黄汤加减治疗，整方如下：

生地 30 g	玄参 20 g	麦冬 30 g	黄连 15 g
黄芩 20 g	黄柏 18 g	珍珠母 40 g	桔梗 20 g
枳壳 18 g	炒杏仁 10 g	生甘草 9 g	

7 剂，配方颗粒，日 1 剂，开水冲服，分早晚两次温服

按：热邪内蕴，损伤津液，故口干、口苦，用生地清热泻火，生津止渴；玄参清热凉血，滋阴降火；麦冬甘寒质润，滋阴清热，益胃生津；黄芩清上焦火，黄连清中焦火，黄柏清下焦火，使火得降。热邪闭肺，肺气不利，故憋闷不适，用杏仁苦降肺气，既可宣肺，又能清泻肺热；桔梗宣肺行气；枳壳破气降逆；珍珠母重镇安神；生甘草既可清热，又能调和诸药。诸药合用，共奏清热滋阴，宣肺行气之功。

医案三：王某某，女，57 岁，2012 年 8 月 17 日，门诊患者。

主诉：胃部痞闷不舒 3 天。

患者自述 3 天来胃部感痞闷不舒，食欲不振，自行服用健胃消食片，效果欠佳，遂来就诊。刻下症见：胃部痞闷不舒，夜间加重，盗汗，纳呆食少，饥不欲食，舌淡红，苔黄腻，脉滑数。

综合脉症，四诊合参，本病当属祖国医学"胃痛"范畴，证属热邪伤津，气机不畅型，应以清热滋阴，宣畅气机为治疗原则，予当归六黄汤加减治疗，整方如下：

| 生地 30 g | 玄参 20 g | 当归 20 g | 黄芪 30 g |
| 黄连 15 g | 黄芩 20 g | 黄柏 18 g | 郁金 30 g |

3 剂，配方颗粒，日 1 剂，开水冲服，分早晚两次温服

按：湿热内盛，阻遏气机，故胃部痞闷不舒；湿热之邪损伤胃阴，胃阴不足，故饥不欲食，治宜清热滋阴，宣畅气机。用甘寒之生地、玄参滋养胃阴，清

热泻火；黄芪补脾益气；黄芩、黄连、黄柏清三焦湿热；当归补血活血通便；郁金味辛、苦，微寒，可利湿清热，行气散瘀，调畅气机。选用免煎颗粒，方便服用，效果甚佳。

三、小结

当归六黄汤是金元四大家之一的李东垣创制的名方，载于其所著的《兰室秘藏》一书中。后世称它为"治盗汗之圣药"，主治阴虚火旺所致的盗汗。本方特点，一是养血育阴与泻火彻热并进，标本兼顾，使阴固则水能制火，热清则耗阴无由；二是益气固表与育阴泻火相配，育阴泻火为本，益气固表为标，以使营阴内守，卫外固密。

脾胃内伤，初为热中。气虚不运，升降枢转失常，三焦郁滞，阴火内生。阴火内蒸，迫津外泄，而成盗汗。阴火耗气，也可伤阴；汗多"亡阳（气）"，也能"亡阴"。也就是说，盗汗之起由于气虚，盗汗之成由于阴火，而结果是阴血耗伤（也包括气伤）。治疗时，泻阴火即可止盗汗，但气虚、阴血耗伤也需同时顾及。何况"火与元气不两立，一胜则一负"，治阴火也需补元气。基于此，李东垣用生地黄、黄柏、黄芩、黄连等苦寒、甘寒之品泻阴火，熟地黄、当归甘温补阴血，倍用黄芪甘温补元气，合而组成"治盗汗之圣药"。当然，苦寒、甘寒泻阴火之品只为"暂用""从权而用"，得效之后转以恢复正气为要。

清代《医宗金鉴》中说："当归六黄汤，治心火伤阴盗汗……酸枣仁汤，治心虚不固盗汗，即酸枣仁、当归、白芍、生地、知母、黄柏、茯苓、黄芪、五味子、人参也。"二方均治盗汗，应用时要注意鉴别。

因甲亢患者多数为阴虚火旺体质，有医家经临床验证，用当归六黄汤治疗甲亢，亦取得较好疗效。

第十三章　附子理中汤医案1则

一、附子理中汤简介

组成：附子6g，人参9g，干姜9g，炙甘草9g，白术9g。

治则：温中祛寒，健脾燥湿。

主治：中焦虚寒之寒霍乱证。脾阳不振，寒湿中阻，自利腹满，小便清长，脉濡而小。

方解：患者呕吐下利，其病名曰霍乱。舌黑如煤，为黑而滑润，舌质淡嫩，畏冷不渴，脉象濡而小，为中寒阳虚之候，故投附子理中汤。方以人参补中益气，干姜温中散寒，白术健运脾土，甘草坐镇中州，附片大辛大热，补真火以温阳。中气既立，则清气自升，浊气自降，而呕吐下利自平。霍乱之证，由于寒热之气不和，阴阳拒格，上下不通，水火不济所致。寒霍乱用附子理中汤者，所以壮其阳气，燥土以祛寒，故病得以愈。

二、相关中药配方颗粒医案

医案一：石某，男，51 岁，2015 年 1 月 26 日就诊，门诊患者。

主诉：眠差半月。

患者眠差半月余，后背发紧，伴头晕头胀，双下肢浮肿、酸痛，眼颤征阳性，眼睛疲劳，带血丝，平素体质差，易感冒，血脂高，舌暗红，苔薄白，脉弱。

综合脉症，四诊合参，本病当属祖国医学"失眠"范畴，证属脾肾阳虚型，应以温补脾肾，健脾散寒为治疗原则，予附子理中汤加减治疗，整方如下：

干姜 15 g	白术 20 g	茯苓 30 g	炙甘草 12 g
珍珠母 60 g	制附子 18 g	肉桂 15 g	

7 剂，配方颗粒，日 1 剂，开水冲服，分早晚两次温服

按：患者平素体质虚弱，受寒较重，加之久病耗损脾肾之阳气，以致脾肾阳虚。肾阳不足，温煦气化之力减弱，脾主运化和肾主水液的功能失常，则患者双下肢浮肿。脾肾阳虚，阴阳失调，阳不入阴而睡眠差。方选附子理中汤加减。方中辛热的干姜温脾散寒；白术甘苦温以健脾燥湿；茯苓健脾渗湿；甘草调和诸药，补气健脾。四药相合，使寒去湿消。本证实为寒湿之邪痹着于腰部，未伤及脏腑，因腰为肾之府，所以用"肾着"名。其治法，不在温肾以散寒，而在培土以胜水。珍珠母滋阴潜阳，重镇安神。附子为阳中之阳，其性浮而不沉，其用走而不守，通行十二经脉。肉桂专补命门之火，守而不走，其妙更在引龙雷之火下行，以安肾脏。附子得肉桂坚守命门之性，虽通行三焦而不能飞越；肉桂得附子之走散，除脏腑之沉寒，三焦之厥逆，温补而不呆滞。两者既走又守，用之相配，可谓珠联璧合，相得益彰。全方温补脾肾，且宣通散寒，使寒湿得化，阳气升腾，诸症可解。

三、小结

附子理中汤强调因虚而寒，虚寒既是因也是本，无木乘之象，这是与小柴胡汤区别的地方，也是本方应用特点。

附子理中汤还可用于急症。中医挽危救急，气脱多用人参，阳亡多用附子，代表方剂分别为独参汤和四逆汤。通常认为救急之方多宜药单力纯，配伍过多反有掣肘之嫌，故附子理中汤较少用于阳亡、气脱者。喻嘉言在《寓意草》中载一案，用独参汤与附子理中汤救治虚脱，可供参考。

宋代医家陈无择在《三因极一病证方论》中指出："夫寒者，乃天地杀厉之气，在天为寒，在地为水，在人脏为肾，故寒喜中肾。肾中之，多使挛急疼痛，昏不知人……然寒性虽喜归肾，五脏皆能中之。……附子理中汤，治五脏中寒，口噤，四肢强直，失音不语。"并谓"昔有武士守边，大雪，出账外观瞻，忽然晕倒。时林继作随行医官，灌以此药两剂，遂醒"。

寒邪之所以能"中"，武士之所以晕倒，与内虚不无关系，但引发的直接原因在于寒邪。此处附子理中汤亦治内虚，但主要着眼于寒邪。

第十四章　四逆汤医案1则

一、四逆汤简介

组成：炙甘草6g，生附子10g，干姜6g。

治则：回阳救逆。

主治：心肾阳衰寒厥证。四肢厥逆，恶寒蜷卧，神衰欲寐，面色苍白，腹痛下利，呕吐不渴，舌苔白滑，脉微细。

方解：本证多由心肾阳衰，阴寒内盛所致，治疗以回阳救逆为主。阳气不能温煦周身四肢，故四肢厥逆，恶寒蜷卧；不能鼓动血行，故脉微细。《素问·生气通天论》："阳气者，精则养神，柔则养筋。"今心阳衰微，神失所养，则神衰欲寐；肾阳衰微，不能暖脾，则升降失调，腹部吐利。方中生附子大辛大热，温壮元阳，破散阴寒，回阳救逆，为君药。干姜，入心、脾、肺经，温中散寒，助阳通脉，为臣药。炙甘草为佐使药，其用有三：一则益气补中，以治虚寒之本；二则缓和干姜、附子峻烈之性；三则调和药性，使药力持久。

二、相关中药配方颗粒医案

医案一：齐某，女，56岁，2012年12月21日就诊，门诊患者。

主诉：腰痛5年余。

患者腰痛5年余，诊断为腰椎间盘突出症，每受凉后加重，舌暗红，苔白，脉弱。

综合脉症，四诊合参，本病当属祖国医学"痹证"范畴，证属寒湿瘀滞型，应以温阳止痛为治疗原则，予四逆汤加减治疗，整方如下：

元胡30g　　　制附子30g　　　干姜15g

　　　　　　　　　　　7剂，配方颗粒，日1剂，醋调，局部贴敷

按：寒邪侵袭，久致脉络瘀滞，再遇风寒，则血气凝结，与故邪相袭，则为寒痹。治疗应补肾助阳，活血止痛。附子温肾阳，《本经》中有论："主风寒咳逆邪气，温中，金疮，破癥坚积聚，血瘕寒湿，踒躄拘挛，膝痛不能行步。"干姜温中散寒，回阳通脉，温肺化饮。元胡味辛、苦，性温，有活血散瘀，理气止痛的功能，是活血化瘀，行气止痛之妙品，尤以止痛之功效而著称于世。元胡能"行血中气滞，气中血滞，故专治一身上下诸痛"。上三药合用，用醋调和，局部用活血止痛膏外敷。既能祛除寒邪病因，又可活血祛瘀兼止痛，标本兼治。

三、小结

本方为回阳救逆的代表方剂。除四肢厥冷外，应以神疲欲寐，舌淡苔白，脉微为证治要点。寒邪入里伤及肾阳，肾阳为一身阳气之根本，能温煦五脏六腑，避免周身虚寒，恶寒踡卧。清阳实四肢，阳气不得温养则四肢厥冷，肾阳虚不能温煦脾阳，"釜底无薪"，故其消化吸收运化水谷精微的功能失职，清阳不升，浊阴不降则呕吐不渴，腹痛下利。"阳气者，精则养神"，阳气充实，精神才能旺盛，今阳虚，神失所养，则见神衰欲寐，阳虚脉气鼓动乏力，舌苔滑，脉沉细而微。为太阳病误汗亡阳。

导师将四逆汤外用，用其温肾助阳之功治本，且活血止痛治标，可谓四逆汤新用法。

第十五章　黄芪桂枝五物汤医案1则

一、黄芪桂枝五物汤简介

组成：黄芪9g，桂枝9g，芍药9g，生姜18g，大枣4枚。

治则：益气温经，和血通痹。

主治：血痹。肌肤麻木不仁，脉微涩而紧。

方解：方中黄芪为君，甘温益气，补在表之卫气。桂枝散风寒而温经通痹，与黄芪配伍，益气温阳，和血通经。桂枝得黄芪益气而振奋卫阳；黄芪得桂枝，固表而不致留邪。芍药养血和营而通血痹，与桂枝合用，调营卫而和表里，两药为臣。生姜辛温，疏散风邪，以助桂枝之力。大枣甘温，养血益气，以资黄芪、芍药之功，与生姜为伍，又能和营卫，调诸药，为佐使。固表而不留邪，散邪而不伤正，邪正兼顾。

二、相关中药配方颗粒医案

医案一：韩某某，女，88岁，2014年6月22日就诊。

主诉：阵发性胸闷、憋气20年余，加重伴纳差、乏力3天。

现病史：患者20年前无明显诱因开始出现阵发性胸闷、憋气，多于活动后发作，无明显胸痛及肩背部放射痛，有时伴有心悸、乏力，严重时不能平卧入眠，曾多次在我科住院治疗，诊断为"冠心病、房颤、心衰"，经治疗后好转出院。出院后间断服用阿司匹林、倍他乐克等药物治疗，病情时有反复。1月前再次因胸闷、憋气于我科住院治疗，经治疗后好转出院，出院后服用雅施达、泽维尔、芪苈强心胶囊等药物。近3天来患者活动后感胸闷、憋气加重，并伴有纳差、乏力，偶有咳嗽，无头痛、头晕，无恶心、呕吐，无发热，夜间尚能平卧入眠，服用上述药物治疗，效果不佳，今日门诊就医，为求进一步治疗入住我科。患者自发病以来，精神可，饮食一般，睡眠尚可，大小便正常，体重无明显减轻。

既往史：患者既往身体一般，肺间质纤维化病史多年，高血压病史5年余，血压峰值180/100 mmHg，高胆固醇血症病史1年余，曾服用舒降之效果差。否认糖尿病病史，无慢性支气管炎、肾病等慢性病史，无肝炎、结核的传染病史，无外伤史，无手术史，无输血史，无药物及食物过敏史，预防接种史叙述不清。

查体：T 36.5 ℃，P 50次/分，R 18次/分，BP 145/75 mmHg，老年女性，呼吸尚平稳，听诊双肺呼吸音粗，双肺可闻及velcro啰音，心前区无隆起，心尖搏动无弥散，未触及震颤，心界无扩大，心率60次/分，律绝对不齐，第一心音强弱不等，各瓣膜听诊区未闻及明显病理性杂音，无心包摩擦音，脉搏短绌。腹平软，双下肢轻度水肿。

辅助检查：

心电图（2014.6.21）：房颤、轻度ST-T改变。化验回示：白蛋白37.7 g/L，直接胆红素11.9 μmol/L，谷氨酰转肽酶123 U/L，高密度脂蛋白胆固醇0.79 mmol/L，低密度脂蛋白胆固醇1.86 mmol/L，β2-微球蛋白3.41 mg/L，胱抑素C 1.35 mg/L，磷酸肌酸激酶19 U/L，铁9.0 μmol/L，类风湿因子17.0 IU/mL，超敏C反应蛋白15.02 mg/L。

中医诊断：胸痹，气阴两虚。西医诊断：1.冠心病，心律失常，房颤，心功能Ⅱ级；2.高血压3级；3.高胆固醇血症。

2014年6月22日就诊，患者胸闷、胸痛，肩背部放射痛，食欲不振，乏力、纳差，大便二三日一行，无干结，舌暗红，无苔，脉细涩。综合脉症，四诊合参，本病当属祖国医学"胸痹"范畴，证属气阴两虚型，应以益气养阴为治疗原则，予黄芪桂枝五物汤加减治疗，整方如下：

麦冬20 g	人参10 g	黄芪20 g	桂枝6 g
赤芍10 g	炒白术20 g	大枣10 g	生姜15 g
炙甘草6 g			

7剂，配方颗粒，日1剂，开水冲服，分早晚两次温服

按：患者久病耗气伤津，加之年老肝肾不足，气血化生无源，故气虚和阴虚同时出现。胃阴不足则食欲不振，纳差。脾气虚弱则乏力。阴血不足无力营养脉络，则见心脉闭阻，故胸闷、胸痛。舌暗红，无苔，脉细涩均为气阴两虚之象。治宜益气养阴。给予黄芪桂枝五物汤合麦门冬汤加减。方中麦冬为君，甘寒清润，既养肺胃之阴，又清肺胃虚热；人参益气生津为臣；白术健脾益气，燥湿利水，止汗安胎；黄芪为君，甘温益气，补在表之卫气；桂枝散风寒而温经通痹，与黄芪配伍，益气温阳，和血通经；赤芍养血和营，与桂枝合用，调营卫而和表里，两药为臣；生姜辛温，疏散风邪，以助桂枝之力；大枣甘温，养血益气，以资黄芪、赤芍之功，与生姜为伍，又能和营卫，调诸药，以为佐使。

三、小结

黄芪桂枝五物汤出自《金匮要略》，由黄芪、桂枝、芍药、生姜、大枣五味药组成，即桂枝汤去甘草，倍生姜，加黄芪为方。

《金匮要略论注》："此由全体风湿血相搏，痹其阳气，使之不仁。故以桂枝壮气行阳，芍药和阴，姜、枣以和上焦荣卫，协力驱风，则病原拔，而所入微邪亦为强弩之末矣。此即桂枝汤去草加芪也，立法之意，重在引阳，故嫌甘草之缓小。若黄芪之强有力耳。"

然而其应用，不只限于血痹，也可用于治疗肩周炎。《素问·痹论》曰："营气虚，则不仁。"人至中年，素体"骨弱肌肤盛"，劳而汗出，邪遂凝于血脉，再加外伤，而致经脉不通，不通则痛，可采用黄芪桂枝五物汤加味治疗。

第十六章　四君子汤医案 1 则

一、四君子汤简介

组成：人参 9 g，白术 9 g，茯苓 9 g，甘草 6 g。

治则：益气健脾。

主治：脾胃气虚证。面色萎黄，语声低微，气短乏力，食少便溏，舌淡，苔白，脉虚弱。

方解：本证多由脾胃气虚，运化乏力所致，治疗以益气健脾为主。脾胃为后天之本，气血生化之源，脾胃气虚，受纳与健运乏力，则饮食减少；湿浊内生，脾胃运化不利，故大便溏薄；脾主肌肉，脾胃气虚，四肢肌肉无所禀受，故四肢乏力；气血生化不足，不能荣于面，故见面色萎白；脾为肺之母，脾胃一虚，肺气先绝，故见气短、语声低微；舌淡苔白，脉虚弱均为气虚表现。正如《医方考》所说："夫面色萎白，则望之而知其气虚矣；言语轻微，则闻之而知其气虚矣；四肢无力，则问之而知其气虚矣；脉来虚弱，则切之而知其气虚矣。"方中人参为君，甘温益气，健脾养胃；臣以苦温之白术，健脾燥湿，加强益气助运之力；佐以甘淡茯苓，健脾渗湿，苓术相配，则健脾祛湿之功益著；使以炙甘草，益气和中，调和诸药。四药配伍，共奏益气健脾之功。

二、相关中药配方颗粒医案

医案一： 付某某，女，71 岁，2015 年 1 月 26 日就诊，门诊患者。

主诉：腹泻 7 天。

患者腹泻 7 天，伴有小腹疼痛，头晕，乏力，口干，手脚发凉，纳眠差，舌暗红，苔黄厚滑，脉弱。

综合脉症，四诊合参，本病当属祖国医学"泄泻"范畴，证属寒湿内盛型，应以温阳散寒为治疗原则，予四君子汤加减治疗，整方如下：

制附子 30 g	肉桂 21 g	人参 15 g	半夏 12 g
陈皮 15 g	白术 10 g	茯苓 20 g	白芍 30 g
元胡 20 g	焦麦芽 10 g	焦神曲 10 g	焦山楂 10 g
炙甘草 6 g			

7 剂，配方颗粒，日 1 剂，开水冲服，分早晚两次温服

按：本证为阳虚寒湿内侵胃肠，以致腹泻、腹痛；寒湿内盛，阳气不升，四肢不温，则手脚发凉；阴阳失和，阳不入阴，则不寐。方选附子汤加减。方中人参、附子合用，大补元阳之虚；白术、附子合用，以去寒湿之邪；加芍药以监附子之悍；肉桂与附子相配，温补肾阳；寒湿为阴邪，易凝滞，阻滞气机，加半夏、陈皮、茯苓健脾理气，燥寒湿；元胡活血行气止痛；焦三仙消食和胃；甘草调和诸药。全方以温阳散寒为主，并健脾理气，脾肾同补，且恢复气机升降，使阳气得升，寒湿可化。

三、小结

四君子汤为治疗脾胃气虚证的基础方，后世众多补脾益气方剂多从此方衍化而来。四君子汤是从《伤寒论》中的"理中丸"脱胎，把原方中秉性燥烈的干姜去掉，换成了性质平和的茯苓，由驱除大寒变成温补中气。方中只人参、白术、茯苓、甘草四味，不热不燥，适度施力，从了"君子致中和"的古意。

该方与理中丸比较，两方均用人参、白术、炙甘草以补益中气，仅一药之别，而功能相异。四君子汤配茯苓，功用以益气健脾为主，主治脾胃气虚证；理中丸用干姜，功用以温中祛寒为主，适用于中焦虚寒证。

若呕吐，加半夏以降逆止呕；胸膈痞满者，加枳壳、陈皮以行气宽胸；心悸失眠者，加酸枣仁以宁心安神；若畏寒肢冷，脘腹疼痛者，加干姜、附子以

温中祛寒；烦渴，加黄芪；胃冷，呕吐涎味，加丁香；呕逆，加藿香；脾胃不和，倍加白术、姜、枣；脾困，加人参、木香、砂仁；脾弱腹胀，不思饮食，加扁豆、粟米；伤食，加炒神曲；胸满喘急，加白豆蔻。

第十七章　香砂六君子汤医案2则

一、香砂六君子汤简介

组成：木香10 g，砂仁6 g，陈皮10 g，半夏9 g，党参12 g，白术10 g，茯苓15 g，甘草6 g。

治则：益气补中，化痰降逆。

主治：脾胃气虚，寒湿滞于中焦，脘腹胀满、疼痛，纳呆嗳气，呕吐泄泻，舌苔白腻。

方解：四君子气分之总方也。人参致冲和之气，白术培中宫，茯苓清治节，甘草调五脏，胃气即治，病安从来。然拨乱反正，又不能无为而治，必举夫行气之品以辅之，则补品不至泥而不行，故加陈皮以利肺金之逆气，半夏以疏脾土之湿气，而痰饮可除也。加木香以行三焦之滞气，砂仁以通脾肾之元气，膹郁可开也。四君得四辅，而补力倍宜，四辅有四君，而元气大振。

二、相关中药配方颗粒医案

医案一： 李某，女，49岁，2011年12月30日就诊，门诊患者。

主诉：胃脘部胀满1月余。

患者胃脘部胀满1月余，噎膈，既往慢性胃炎3年余，平素思虑太过，大小便无异常，舌淡，苔白有齿痕，脉弱。

综合脉症，四诊参合，本病当属祖国医学"痞证"范畴，证属脾胃虚弱型，应以理气健脾，和胃宽中为治疗原则，予香砂六君子汤加减治疗，整方如下：

黄芪30 g	白术10 g	茯苓10 g	白芍10 g
半夏9 g	陈皮12 g	木香12 g	砂仁6 g
焦麦芽20 g	焦神曲20 g	焦山楂20 g	连翘30 g
生甘草6 g			

7剂，配方颗粒，日1剂，开水冲服，分早晚两次温服

按：胃病日久，脾胃失健，或湿浊痰瘀内蕴，阻滞气机所致。且患者平素多思，忧思伤脾，脾胃虚弱，纳运乏力，加重胃脘部胀满；脾脏影响到胃腑，使胃气不能正常和降，气机停滞于胃脘而致胃脘胀满。治宜理气健脾，和胃宽中。方中黄芪、白术、茯苓健脾益气；白芍敛阴生津，柔酸止痛；半夏、陈皮

理气燥湿；木香健脾消食，行气止痛；砂仁醒脾化湿和中；焦三仙消食和胃；连翘清热解毒，防以上补益药补益太过所致气滞；生甘草健脾益气，清热解毒，调和诸药。全方以补为主，配合理气，补而不滞。并嘱患者适度运动，规律饮食，适当外出，保持心情舒畅。

医案二：王某，女，32 岁，2011 年 10 月 30 日就诊，门诊患者。

主诉：胃部不适 1 月余。

患者 1 月前开始出现胃部痞闷不舒，食欲差，自行服用健胃消食片，效果不佳，前来就诊。刻下症见：胃部痞闷不舒，食少纳呆，身体倦怠乏力，舌淡胖，苔薄黄、稍腻，脉滑。

综合脉症，四诊合参，本病当属祖国医学"痞症"范畴，证属脾胃虚弱型，应以理气健脾，和胃宽中为治疗原则，予香砂六君子汤加减治疗，整方如下：

黄芪 30 g	白术 10 g	茯苓 10 g	白芍 20 g
半夏 9 g	陈皮 12 g	木香 12 g	砂仁 6 g
焦麦芽 20 g	焦神曲 20 g	焦山楂 20 g	连翘 30 g
生甘草 6 g			

7 剂，配方颗粒，日 1 剂，开水冲服，分早晚两次温服

按：脾胃虚弱，脾失健运，湿浊内生，阻遏气机，导致本证。治宜健脾祛湿。黄芪补中益气；白术、茯苓甘温益气，补益脾胃；白芍养血和营；木香行气导滞，使补而不滞；半夏辛温性燥，最善燥湿化痰，且能降逆和胃；陈皮理气燥湿，使气顺而湿去；砂仁辛香温燥，健脾化湿；脾胃虚弱，易产生食积，故用焦三仙健脾消食；食积化热，故用连翘清解积热；生甘草益气健脾，调和诸药。全方健脾祛湿，作用平和，祛邪而不伤正，7 剂尽服，症状消失。

三、小结

本方来源于《古今名医方论》卷一引柯韵伯方。

香砂六君子汤中，在六君子汤的基础上，再加行气的木香，化湿温脾的砂仁，其理气化湿的功效更大。而且陈皮、砂仁都有香味，中医认为芳香还能醒脾。醒脾，就是增加脾胃功能。概括地说，四君子汤中白术、茯苓已具备燥湿利湿的作用，但作用较弱；加陈皮、半夏后行气化湿止呕作用增强；再加木香、砂仁则行气化湿止呕的作用更强。可以说，香砂六君子汤是治疗脾胃虚寒、痰湿、气滞的代表方，可广泛用于虚寒型慢性胃炎、消化性溃疡、脾泄、肺有湿痰等证。

第十八章　参苓白术散医案 1 则

一、参苓白术散简介

组成：人参 15 g，茯苓 15 g，白术 15 g，炙甘草 9 g，山药 15 g，莲子 9 g，桔梗 6 g，白扁豆 12 g，薏苡仁 9 g，砂仁 6 g。

功效：益气健脾，渗湿止泻。

主治：脾虚湿盛证。饮食不化，胸脘痞闷，肠鸣泄泻，四肢乏力，形体消瘦，面色萎黄，舌淡，苔白腻，脉虚缓。

方解：本方证是由脾虚湿盛所致。脾胃虚弱，纳运乏力，故饮食不化；水谷不化，清浊不分，故见肠鸣泄泻；湿滞中焦，气机被阻，而见胸脘痞闷；脾失健运，则气血生化不足；肢体肌肤失于濡养，故四肢无力、形体消瘦、面色萎黄；舌淡，苔白腻，脉虚缓皆为脾虚湿盛之象。治宜补益脾胃，兼以渗湿止泻。方中人参、白术、茯苓益气健脾渗湿为君。配伍山药、莲子助君药以健脾益气，兼能止泻，并用白扁豆、薏苡仁助白术、茯苓以健脾渗湿，均为臣药。更用砂仁醒脾和胃，行气化滞，是为佐药。桔梗宣肺利气，通调水道，又能载药上行，培土生金；炙甘草健脾和中，调和诸药，共为佐使。综观全方，补中气，渗湿浊，行气滞，使脾气健运，湿邪得去，则诸症自除。

二、相关中药配方颗粒医案

医案一：郭某某，男，29 岁，2014 年 9 月 12 日就诊，门诊患者。

主诉：胃胀 3 月。

患者时有胃胀，已 3 月余，喜饮酒，饮食不规律，平素活动量小，舌淡，苔薄白，脉沉。

综合脉症，四诊合参，本病当属祖国医学"痞证"范畴，证属脾胃虚弱型，应以理气健脾为治疗原则，予参苓白术散加减治疗，整方如下：

薏苡仁 30 g	炒苍术 10 g	茯苓 10 g	黄芪 10 g
陈皮 12 g	砂仁 12 g	代赭石 30 g	旋覆花 30 g

7 剂，配方颗粒，日 1 剂，开水冲服，分早晚两次温服

按：《医醇賸义·胀》曰："胃为水谷之腑，职司出纳。阴寒之气上逆，水谷不能运行，故胀满而胃痛，水谷之气腐于胃中，故鼻闻焦臭，而妨食便难也。"由此可见胃胀多为气机不畅所致。然气机不畅多由日久饮食不节以致脾胃虚弱所致。胃胀的治法，古有"通则不痛"的原则。全方以理气健脾为主。方中薏苡仁、茯苓健脾利湿；苍术、陈皮理气健脾；黄芪益气健脾；砂仁芳香行散，

降中有升，可行气宽中，健胃醒脾；旋覆花苦辛性温，下气化痰，降逆；代赭石甘寒质重，降逆下气，助旋覆花降逆化痰。全方健脾理气，标本兼治，诸症可解。此外，治疗胃胀最主要的还是要在生活中注意保养，避免摄食刺激性食物。嘱患者饮食方面要有规律，细嚼慢咽，戒烟少酒，情绪稳定，放松精神，适量运动，劳逸结合。

三、小结

处方来源：《太平惠民和剂局方》。本方是在四君子汤基础上加山药、莲子、白扁豆、薏苡仁、砂仁、桔梗而成。两方均有益气健脾之功，但四君子汤以补气为主，为治脾胃气虚的基础方；参苓白术散兼有渗湿行气作用，并有保肺之效，是治疗脾虚湿盛证及体现"培土生金"治法的常用方剂。《古今医鉴》所载参苓白术散，较本方多陈皮一味，适用于脾胃气虚兼有湿阻气滞者。

纳差食少，加麦芽、神曲、山楂；兼里寒、腹痛，加干姜、肉桂；咳痰色白量多，加半夏、陈皮。

本方药性平和，温而不燥，是治疗脾虚湿盛泄泻的常用方。临床应用以泄泻，舌苔白腻，脉象缓为辨证要点。《太平惠民和剂局方》卷3载："脾胃虚弱，饮食不进，多困少力，中满痞噎，心悸气喘，呕吐泄泻及伤寒咳噫。"本方是治脾胃气虚的基本方。重点在渗湿，患者以长期脾胃气虚挟湿为特点，适合大多数气血不足有饮食不佳、腹胀但症状并不分明的亚健康人群，尤以中年妇女多见。并本方用药平和，辨证正确，可考虑长期做丸、散剂用。

现在大多数的参苓白术散成药为水丸制剂，每袋6g。成人每次服6g，日服3次。儿童酌减。建议温开水送服，古法以红枣水和米汤送服，是为了增强补脾胃药效。参苓白术散宜饭前服用或进食时服用，效果更佳。

第十九章　生脉散医案1则

一、生脉散简介

组成：人参9g，麦冬9g，五味子6g。

治则：益气生津，敛阴止汗。

主治：1.温热、暑热耗气伤阴证。汗多神疲，体倦乏力，气短懒言，咽干口渴，舌干红少苔，脉虚数。2.久咳伤肺，气阴两虚证。干咳少痰，短气自汗，口干舌燥，脉虚数。

方解：本证多由温热、暑热之邪耗气伤津所致，治疗以益气生津，敛阴止汗为主。肺主皮毛，暑伤肺气，卫外失固，津液外泄，故汗多；肺主气，肺气受损,故气短懒言、神疲乏力;阴伤而津液不足以上承,则咽干口渴。舌干红,少苔,脉虚数或虚细,乃气阴两伤之象。方中人参甘温,益元气,补肺气,生津液,故为君药。麦冬甘寒养阴清热,润肺生津,故为臣药;人参、麦冬合用,则益气养阴之功益彰。五味子酸温,敛肺止汗,生津止渴,为佐药。三药合用,一补一润一敛,益气养阴,生津止渴,敛阴止汗,使气复津生,汗止阴存,气充脉复,故名"生脉"。《医方集解》说:"人有将死脉绝者,服此能复生之,其功甚大。"至于久咳肺伤,气阴两虚证,取其益气养阴,敛肺止咳,令气阴两复,肺润津生,诸症可平。

二、相关中药配方颗粒医案

医案一:赵某某,女,85 岁,2014 年 8 月 26 日就诊,门诊患者。

主诉:胸闷、气短 2 周。

患者胸闷、气短 2 周,精神萎靡,神志清,肢体发凉,素来乏力、气短,多说话更甚,自汗,大小便失禁,舌淡,苔薄白,脉沉细。高血压病史。患者以前也常服中药,医多谓阴虚火旺,肝郁气滞,用药无非养阴清热,疏肝解郁,用药多而乏效。

综合脉症,四诊合参,本病当属祖国医学"胸痹"范畴,证属气阴两虚型,应以滋阴益气为治疗原则,予生脉散加减治疗,整方如下:

制附子 30 g	人参 10 g	白术 10 g	麦冬 20 g
五味子 6 g	牛膝 10 g	白蔻仁 30 g	炙甘草 6 g

3 剂,配方颗粒,日 1 剂,开水冲服,分早晚两次温服

按:心肾阳气衰弱,心气不足,鼓动无力,日久心血瘀阻,因而出现了气短、胸闷、乏力等症状。方选加味生脉散。方中人参、麦冬、五味子能益气复脉,药理作用强心制脱,并且人参大补元气;附子能回阳救逆,通过肾上腺素能受体的兴奋作用,使心肌收缩力增强,心率增快,从而增加心排出量,改善心肌缺血症状;白术、白蔻仁合用健脾祛湿,补益后天以养先天不足,且使脾脏运化机能恢复,全身得以濡养;牛膝补益肝肾,调补先天之本;炙甘草益气,调和诸药。

三、小结

生脉散方源自金元时期名医张元素的《医学启源》,由人参、麦冬、五味子三味药配伍而成。其中,人参能强心气,补肺气,恢复和增强人体各器官的功能,提高机体免疫力;麦冬养阴,清热,生津;五味子敛肺,止汗,生津,能预防元气耗散。生脉饮全方药性平和,可养阴生津,补气生脉。所以,夏天时饮用,不仅能保气养生,还能预防和治疗中暑后因出汗太多而导致的气阴两虚证,临床上凡出现心悸、气短、自汗、口渴等气阴两虚证,均可用生脉饮作为基

础调治药。方中人参性味甘温,若属阴虚有热者,可用西洋参代替;病情急重者全方用量宜加重。

近年来,通过药理研究发现,生脉饮具有增加冠脉血流量,抗心肌缺血,调整心肌代谢,降低心肌耗氧量,保护心肌细胞,改善微循环,抗休克,抗心率失常,降低血液黏度等作用。因此,近年来临床将其用于治疗肺心病、冠心病、心律失常、休克、心力衰竭、心肌病、克山病、心绞痛等心血管疾病属气阴两虚证者,均有不同疗效,现代医学研究使沿用了近八百年的古方又展新颜。

可见,上述心脑血管疾病患者夏天若能经常服用生脉饮,对于预防因出汗多气阴两伤而导致的心梗、脑梗的发生有积极意义。

第二十章　补中益气汤医案1则

一、补中益气汤简介

组成:黄芪15 g,人参15 g,白术10 g,炙甘草15 g,当归10 g,陈皮6 g,升麻6 g,柴胡12 g,生姜9片,大枣6枚。

治则:补中益气,升阳举陷。

主治:1.脾虚气陷证。饮食减少,体倦肢软,少气懒言,面色萎黄,大便稀溏,舌淡,脉虚;以及脱肛、子宫脱垂、久泻久痢,崩漏等。2.气虚发热证。身热自汗,渴喜热饮,气短乏力,舌淡,脉虚大无力。

方解:本证多由饮食劳倦,损伤脾胃气虚,清阳下陷所致。脾胃为营卫气血生化之源,脾胃气虚,纳运乏力,故见饮食减少,少气懒言,大便稀溏;脾主升清,脾虚则清阳不升,中气下陷,故见脱肛,子宫脱垂等;清阳陷于下焦,郁遏不达则发热;气虚腠理不固,阴液外泄则自汗。方中黄芪味甘微温,入脾肺经,补中益气,升阳固表,故为君药。人参、白术,补气健脾,为臣药。当归养血和营,协人参、黄芪补气养血,陈皮理气和胃,使诸药补而不滞,少量升麻、柴胡升阳举陷,协助君药以升提下陷之中气,共为使药。炙甘草补中益气,调和诸药,为使药。

二、相关中药配方颗粒医案

医案一:丁某某,男,5岁,2012年6月19日就诊,门诊患者。

主诉:贫血1年。

患者1年前出现贫血,免疫力下降,容易感冒。化验血常规示血红蛋白在100 g/L左右。曾服用铁剂,效果不明显。想求助中医,遂来就诊。刻下症见:身体瘦弱,面色稍白,精神不振,不欲饮食,易感冒,大便稍干,舌淡胖,边有齿痕，苔黄腻，脉滑。血常规结果：红细胞 $5.6 \times 10^{12}/L$，血红蛋白 98 g/L。

综合脉症，四诊合参，本病当属祖国医学"血虚"范畴，证属脾气亏虚，湿邪内阻型，应以益气健脾，芳香化湿为治疗原则，予补中益气汤加减治疗，整方如下：

黄芪 20 g	麦冬 20 g	白术 10 g	半夏 9 g
陈皮 12 g	炒麦芽 30 g	海螵蛸 20 g	木香 12 g
砂仁 6 g	连翘 20 g	佩兰 10 g	柴胡 6 g
升麻 6 g	白蔻仁 18 g	藿香 10 g	生甘草 6 g

7 剂，配方颗粒，日 1 剂，开水冲服，分早晚两次温服

按：患者脾气亏虚，不能运化水谷精微，气血生化乏源，导致本证，故用补中益气汤加减以益气健脾。方中黄芪补中益气，升阳固表；白术甘温益气，补益脾胃；升麻、柴胡协同黄芪升举清阳；麦冬甘寒，滋阴养血；陈皮、木香行气，使补而不滞。脾胃虚弱，脾失健运，湿邪内盛，阻遏气机，故应加入健脾化湿之品。白蔻仁性味辛温，且作用平和，重用以理气宽中，健脾化湿；砂仁、藿香、佩兰芳香化浊，化湿健脾；半夏辛温性燥，最善燥湿化痰，且能降逆和胃；脾胃虚弱，易产生食积，故加炒麦芽消食化积；海螵蛸可保护胃黏膜，顾护胃气；生甘草益气健脾，调和诸药。考虑到患者年龄较小，不喜汤剂，故改用免煎颗粒，方便服用。

三、小结

补中益气汤：黄芪（劳役病热甚者一钱），甘草（炙），以上各五分。人参（去芦），升麻，柴胡，橘皮，当归身（酒洗），白术，以上各三分。这是李东垣补中益气汤的本来面目。

后世医家使用补中益气汤，有剂量渐增趋势。赵献可在《医贯》中说："古方只有黄芪一钱，其余各三分。薛立斋常用参、芪各半钱，白术一钱，当归一钱，陈皮七分，升麻、柴胡各五分，进退加减，神应无穷。如病甚者，参、芪或三钱五钱，随证加用。"现在的临床，不可能用如此小剂量的补中益气汤。但原方这种用量，至少对我们肆意加大剂量有一定的警示作用。在我们不能肯定大剂量确实比小剂量疗效好的时候，应该尽可能使用小剂量。

方中黄芪、炙甘草用量最大，各用 5 分，不足 2 克。劳役病热甚者始用 1 钱，3 克多。升麻、柴胡与人参、橘皮、当归、白术等量，各用 3 分，不足 1 克。1 剂药的总剂量是 10 克左右。

本方用于脾虚气陷证，临床应用以饮食减少，体倦肢软，少气懒言，舌淡，脉虚，脱肛，子宫脱垂为辨证要点。若兼腹中痛者，加白芍以柔肝止痛；头痛

者，加蔓荆子、川芎、藁本、细辛以疏风止痛；咳嗽者，加五味子、麦冬以敛肺止咳；兼气滞者，加木香、枳壳以理气解郁。

原方服法是早饭后温服，而不是空腹服。

第二十一章　玉屏风散医案 2 则

一、玉屏风散简介

组成：防风 30 g，黄芪 60 g，白术 60 g。

治则：益气固表止汗。

主治：表虚自汗。汗出恶风，面色㿠白，舌淡，苔薄白，脉浮虚。亦治虚人腠理不固，易感风邪。

方解：本证多由卫虚腠理不密，感受风邪所致。表虚失固，营阴不能内守，津液外泄，则常自汗；面色㿠白，舌淡苔薄白，脉浮虚皆为气虚之象。方中黄芪甘温，内补脾肺之气，外可固表止汗，为君药；白术健脾益气，助黄芪以加强益气固表之功，为臣药；佐以防风走表而散风邪，合黄芪、白术以益气祛邪。且黄芪得防风，固表而不致留邪，防风得黄芪，祛邪而不伤正，有补中寓疏，散中寓补之意。

二、相关中药配方颗粒医案

医案一：王某某，女，3 岁，2014 年 6 月 10 日就诊，门诊患者。

主诉：咳嗽，伴怕冷、恶风 2 天。

患者怕冷，恶风，已有 2 天，咳嗽，咳痰，痰不易咳出，饮食差，舌红，苔薄黄，脉滑。

综合脉症，四诊合参，本病当属祖国医学"咳嗽"范畴，证属风温咳嗽型，应以固表理气为治疗原则，予玉屏风散加减治疗，整方如下：

黄芪 10 g	白术 12 g	防风 12 g	焦麦芽 10 g
焦神曲 10 g	焦山楂 10 g	连翘 6 g	炒杏仁 3 g
桔梗 10 g			

　　　　　　　　　　　　10 剂，配方颗粒，日 1 剂，开水冲服，分早晚两次温服

按：患者年幼，卫表不固，且肺为娇脏，易受外感风邪侵扰，外感风寒后，卫表被郁，加之邪伤肺络，风寒之邪入里化热，宣发肃降功能失常，加之热盛伤津，以致咳嗽、咳痰。治宜固表理气，给予玉屏风散加减治疗。黄芪甘温，内补脾肺之气，外可固表止汗；白术健脾益气，助黄芪以加强益气固表之功；佐以防风走表而散风邪，合黄芪、白术以益气祛邪。且黄芪得防风，固表而不

致留邪；防风得黄芪，祛邪而不伤正，有补中寓疏，散中寓补之意。连翘清热解毒，消肿散结。杏仁和桔梗二药相须为用，一宣一降，以复肺脏宣降功能而止咳，是宣降肺气之常用组合：一以轻清宣散之品，疏散风热以清头目；一以苦辛宣降之品，理气肃肺以止咳嗽。焦三仙消食和胃，且与连翘合用顾护胃气。甘草清热解毒，益气和中，调和诸药。全方固表理气，且清风温之热。

医案二：刘某某，女，23 岁，2014 年 7 月 13 日就诊，门诊患者。

主诉：咳嗽、乏力 2 天，伴自汗多年。

患者自汗多年，汗出较多，恶风，近两日出汗后受风，咳嗽，乏力，声低懒言，饮食差，舌红，苔薄黄，脉滑。

综合脉症，四诊合参，本病当属祖国医学"咳嗽"范畴，证属风温咳嗽型，应以固表理气为治疗原则，予玉屏风散加减治疗，整方如下：

黄芪 10 g	白术 10 g	防风 10 g	焦麦芽 20 g
焦神曲 20 g	焦山楂 20 g	连翘 12 g	炒杏仁 10 g
桔梗 12 g			

10 剂，配方颗粒，日 1 剂，开水冲服，分早晚两次温服

按：患者卫表不固，且肺为娇脏，易受外感风邪侵扰。外感风寒后，卫表被郁，加之邪伤肺络，风寒之邪入里化热，肺脏宣发肃降功能失常，加之热盛伤津，以致咳嗽、咳痰。治宜固表理气，给予玉屏风散加减治疗。黄芪甘温，内补脾肺之气，外可固表止汗；白术健脾益气，助黄芪以加强益气固表之功；佐以防风走表而散风邪，合黄芪、白术以益气祛邪。且黄芪得防风，固表而不致留邪，防风得黄芪，祛邪而不伤正，有补中寓疏，散中寓补之意。连翘清热解毒，消肿散结；杏仁和桔梗二药相须为用，一宣一降，以复肺脏宣降功能而止咳；焦三仙消食和胃，且与连翘合用顾护胃气；甘草清热解毒，益气和中，调和诸药。全方固表理气，且清风温之热。

三、小结

对于玉屏风散，《医方集解》上说："此足太阳手足太阴药也，黄芪补气，专固肌表，故以为君，白术益脾，脾主肌肉，故以为臣，防风去风，为风药卒徒，而黄芪畏之，故以为使。以其益卫固表，故曰玉屏风。"

玉屏风散是中医预防体虚感冒的专方，主要提升患者的"正气"以抵御外邪，适合于健康人和亚健康人。此外，还能治疗症状轻微的早期感冒，比如伤风后出现鼻塞、怕冷等症状。

黄芪、白术、防风的用药比例为 2∶2∶1。

中医方剂里有"玉屏组合少而精，芪术防风鼎足形"之说，意思就是玉屏

风散药味组成少而精，只有黄芪、防风、白术3味药物。黄芪是健脾补气药的代表，于内，可大补脾肺之气，于外，可固表止汗，特别适合于治疗肌表卫气不固导致的体虚盗汗，是方中的主打药物；白术则能健脾益气，帮助黄芪加强益气固表的功能，为辅药；防风异名叫"屏风"，可以解表祛风。可以说，前两味药，以扶正为主，而防风则以祛邪为主，本方剂正是"标本兼治"的巧妙结合。

《医方考》："卫气一亏，则不足以固津液，而自渗泄矣，此自汗之由也。白术、黄芪所以益气，然甘者性缓，不能速达于表，故佐之以防风。东垣有言，黄芪得防风而功愈大，乃相畏相使者也。是自汗也，与伤风自汗不同，伤风自汗责之邪气实；杂证自汗责之正气虚，虚实不同，攻补亦异。"

第二十二章　越鞠丸医案1则

一、越鞠丸简介

组成：苍术6g，香附6g，川芎6g，神曲6g，栀子6g。

治则：理气解郁，宽中除满。

主治：胸脘痞闷，腹中胀满，饮食停滞，嗳气吞酸。现代多用于胃肠神经官能症、胃溃疡、十二指肠溃疡、慢性胃炎、传染性肝炎、胆囊炎、胆石症等。

方解：君以香附调气疏肝，善解气郁；臣以川芎辛温活血，善治血郁；栀子善清肝热而解火，使气血郁开，肝胆热去，则胸胁痞闷、口苦诸症消；苍术芳香辛温，醒脾燥湿，振奋脾阳，使脾健湿去痰消；神曲消食和胃，健脾调中。诸药相伍，重在行气解郁，气郁解则湿、痰、食等诸郁自除。

二、相关中药配方颗粒医案

医案一：王某某，女，76岁，2015年1月5日就诊，门诊患者。

主诉：心慌多年。

患者心慌多年，腹部胀满疼痛，恶心，手臂胀痛，饮食、睡眠差。舌红，苔白，脉弦。

综合脉症，四诊合参，本病当属祖国医学"心悸"范畴，证属肝郁化火型，应以理气解郁，宽中除满为治疗原则，予越鞠丸加减治疗，整方如下：

川芎30g	炒栀子20g	香附20g	焦麦芽20g
焦神曲20g	焦山楂20g	炒苍术20g	白蔻仁20g
珍珠母60g	生甘草6g		

5剂，配方颗粒，日1剂，开水冲服，分早晚两次温服

按：肝藏血而主疏泄，喜条达而恶抑郁，脾主运化，喜燥恶湿，若喜怒无常，忧思无度则肝气不疏，形成气郁，气郁则升降不行，运化失常，而气郁又可导致血、痰、火、湿、食诸郁，故见胸膈痞闷，脘腹胀痛。治宜理气解郁，宽中除满。方选越鞠丸加减。方中香附行气解郁，以治气郁；川芎活血行气，以治血郁；苍术燥湿健脾，以治湿郁；栀子清热除烦，以治火郁；神曲消食和中，以治食郁；患者以腹部疼痛为主，故再加白蔻仁化湿健脾理气；珍珠母滋阴潜阳，重镇安神；生甘草清热解毒，调和诸药。本方着重于行气解郁，使气机通畅，则诸郁自解。

三、小结

越鞠丸出自《丹溪心法》。该方中川芎一味，《神农本草经》原名为芎䓖，别名抚芎，而在《左传》中，川芎名为鞠䓖。栀子一味，《神农本草经》名木丹，《名医别录》称作越桃，至《药性论》始称山栀子，《唐本草》又名枝子。且"鞠"即郁也，因本方能发越郁结之气，朱震亨从"越桃"与"鞠䓖"中各摘取一字而名越鞠丸。本方统治六郁（气、血、痰、火、湿、食）。

由于六郁以气机不畅为主要病机，因此治疗上，重在疏通气机。朱震亨认为人以气为本，气和则升降不失其度、出入不停其机。气血冲和，百病不生，一有怫郁，诸病生焉。故人身诸病，多生于郁。他明确提出了郁病有六，即气郁、血郁、痰郁、火郁、湿郁、食郁。气郁者，胸胁痛，脉沉涩；血郁者，四肢无力，脉沉涩；痰郁者，动则喘，寸口脉沉滑；火郁者，瞀闷，小便赤，脉沉滑；湿郁者，周身走痛或关节痛，遇寒则发，脉沉细；食郁者嗳酸，腹饱不能食，人迎脉平和，寸口脉繁盛。但六郁病机，实乃相互夹杂，并不是孤立存在的，可以单独为病，也可以相因而发病。

临证应用时，可根据六郁的偏重灵活加减。如气郁甚的，可再加木香、槟榔。食郁甚的可再加山楂、麦芽、砂仁。血郁甚的再加桃仁、红花。痰郁甚的可加南星、半夏、瓜蒌。火郁甚的可再加青黛、黄芩。湿郁甚的可再加茯苓。若兼有寒者，也可加干姜、吴茱萸祛寒。

第二十三章　瓜蒌薤白半夏汤医案 1 则

一、瓜蒌薤白半夏汤简介

组成：瓜蒌 30 g，薤白 18 g，半夏 12 g，白酒 30 ~ 40 g（非现代之白酒，实为黄酒，或用醪糟代之亦可）。

治则：通阳散结，降气化痰。

主治：痰盛瘀阻胸痹证。胸中满痛彻背，背痛彻胸，不能安卧，短气，或痰多黏而白，舌质紫暗或有暗点，苔白或腻，脉迟。

方解：方中以瓜蒌为君药，瓜蒌味甘性寒，清热化痰，宽胸散结；薤白通阳散结，善温胸阳，为治疗寒痰痹阻之胸痹的重要中药；白酒辛温，既可载药上行，又可温阳散寒；半夏辛温，燥湿化痰，降逆止呕，为治疗寒痰、湿痰的常用药物。吴谦在《医宗金鉴》中明确指出瓜蒌薤白半夏汤所治之证为心痛彻背不得卧，即"是痛甚而气上逆也"，故加用半夏以降逆。

二、相关中药配方颗粒医案

医案一：韩某某，女，56 岁，2015 年 1 月 4 日就诊，门诊患者。

主诉：胸闷，胸痛，气短 5 年余。

患者胸闷，胸痛，气短，曾服西药治疗，未见好转，平素时有心前闷痛，胸痛彻背，时发时止，近一周因感寒凉后症状突然加重，既往有冠心病病史。现见胸痛发作频繁，每日 3～4 次，时有夜间憋醒，伴胸闷气短，动则益甚，心悸，腹胀，肢体沉重。察其形体肥胖，舌质紫暗，苔白腻，脉沉滑。心电图示：心肌缺血，右束支不完全传导阻滞。

综合脉症，四诊合参，本病当属祖国医学"胸痹"范畴，证属痰火扰心型，应以通阳散结，降气化痰为治疗原则，予瓜蒌薤白半夏汤加减治疗，整方如下：

瓜蒌 30 g	薤白 18 g	黄芩 20 g	半夏 9 g
石斛 60 g	生甘草 9 g		

3 剂，配方颗粒，日 1 剂，开水冲服，分早晚两次温服

按：冠心病属于中医胸痹范畴。针对本病本虚标实，虚实互呈，治以温阳益心，活血化痰，标本同治。药用瓜蒌、薤白、半夏燥湿化痰，宣痹散结。但此乃宿疾，单用经方，药力尚显单薄，扶正之力不足，祛邪之功稍浅，难取速效，加黄芩清郁热燥湿，石斛滋阴益胃，佐制诸药辛温之性以防劫阴之弊，生甘草清热解毒，调和诸药。全方清热豁痰为主，抓住病因，诸症可解。

三、小结

"胸痹不得卧，心痛彻背者，栝蒌薤白半夏汤主之。"张仲景认为，胸阳不足是胸痹发生的病理基础，在《金匮要略·胸痹心痛短气篇》中云："夫脉当取太过不及，阳微阴弦，即胸痹而痛，所以然者，责其极虚也。今阳虚知在上焦，所以胸痹心痛者，以其阴弦故也。"将胸痹病机一语中的概括为"阳微阴弦"，即上焦阳气不足，下焦阴寒气盛，刻意强调"阳微"即寸口脉沉而细，系指上焦阳气不足，胸阳不振，"责其极虚也"。"阴弦"即尺脉弦紧，指

阴邪内盛，水饮停聚，上泛胸中而致胸痹心痛。并专门论述了胸痹的主症特点，创制了方剂："胸痹之病，喘息咳唾，胸背痛，短气，寸口脉沉而迟，关上小紧数，栝蒌薤白白酒汤主之"；"胸痹不得卧，心痛彻背者，栝蒌薤白半夏汤主之"。仲景把本病的病因病机归纳为"阳微阴弦"，即上焦阳气不足，下焦阴寒气盛，乃本虚标实之证。在治疗上，根据不同证候，制定了瓜蒌薤白白酒汤、瓜蒌薤白半夏汤等九首方剂，取温通散寒，宣痹化湿之效，体现了仲景对心痛、胸痹辨证施治的特点。

第二十四章　桃红四物汤医案 1 则

一、桃红四物汤简介

组成：熟地 15 g，当归 15 g，白芍 10 g，川芎 8 g，桃仁 9 g，红花 6 g。

治则：养血活血。

主治：血虚兼血瘀证。妇女经期超前，血多有块，色紫稠黏，腹痛等。

方解：桃红四物汤以祛瘀为核心，辅以养血、行气。方中以强劲的破血之品桃仁、红花为主，力主活血化瘀；以甘温之熟地、当归滋阴补肝，养血调经；白芍养血和营，以增补血之力；川芎活血行气，调畅气血，以助活血之功。全方配伍得当，使瘀血去，新血生，气机畅，化瘀生新是该方的显著特点。

二、相关中药配方颗粒医案

医案一：耿某某，女，22 岁，2012 年 5 月 26 日就诊，门诊患者。

主诉：月经先后无定期。

患者初潮后即月经不规律，月经先后无定期，情志抑郁，少言，近 3 个月需服用黄体酮维持月经，月经量少，有血块，经期乳房刺痛，善太息，舌红，苔黄腻，脉弦。

综合脉症，四诊合参，本病当属祖国医学"月经先后无定期"范畴，证属气滞血瘀型，应以疏肝活血为治疗原则，予桃红四物汤加减治疗，整方如下：

桃仁 20 g	红花 20 g	川芎 24 g	生地 20 g
当归 20 g	白芍 20 g	益母草 45 g	泽兰 20 g
干姜 12 g	炒小茴 12 g	柴胡 12 g	郁金 20 g
香附 20 g	玫瑰花 12 g	生甘草 6 g	

7 剂，配方颗粒，日 1 剂，开水冲服，分早晚两次温服

按：月经不按正常周期来潮，时或提前，时或延后在 7 天以上，且连续三个月经周期者，称为"月经先后无定期"。亦称"经水先后无定期""经乱"

等。如仅提前或错后 3～5 天，不作"月经先后无定期"论。主要机理是冲任气血不调，血海蓄溢失常。素性抑郁，肝气逆乱，气乱血乱，冲任失司，血海蓄溢失常，遂致月经先后无定期。治疗应以疏肝解郁，活血调经为主。以桃红四物汤加减治疗。桃红四物汤以祛瘀为核心，辅以养血、行气。方中以强劲的破血之品桃仁、红花为主，力主活血化瘀；以甘温之熟地、当归滋阴补肝，养血调经；白药养血和营，以增补血之力；川芎活血行气，调畅气血，以助活血之功。全方配伍得当，使瘀血去，新血生，气机畅，化瘀生新是该方的显著特点。益母草、泽兰活血调经；干姜、小茴香温中散寒，理气和胃；柴胡、香附、玫瑰花疏肝解郁；生甘草调和诸药。全方共奏疏肝解郁，活血调经之效。

三、小结

桃红四物汤为调经要方之一，是《玉机微义》转引的《医垒元戎》中的一个方子，也称加味四物汤，桃红四物汤这一方名始于见《医宗金鉴》。东汉名医张仲景又对此进行了改进，变成了《金匮要略》中的四物汤，后专门用来治疗妇科血证。

在这四味药中，当归可减轻经前疼痛、腹胀、阴道干涩及忧郁情绪等；熟地含有甘露醇、维生素 A 等成分，能使当归补血活血疗效增强；川芎可治血祛风，调节子宫收缩，其中富含的维生素 E 是抗氧化剂，还能影响内分泌系统，减轻乳房不适、焦虑及沮丧等症状。综观全方，不但可滋补血气，红润脸色，更可帮助治疗头晕目眩、月经不调或闭经。不过，由于其中含有桃仁成分，容易导致月经提前，所以吃的时候应该适量，并且各原料在食用前一定要经过炒、煮等炮制。

此外，桃红四物汤还是遵循"活血祛瘀"的原则所组成的治疗骨折基本方，其主要药效机制集中在促进血液循环，重组破损的循环体系。该方能明显改善骨折早期疼痛、肿胀等症状，同时对瘀斑、局部压痛、功能障碍等体征亦有加速恢复的作用。桃红四物汤在改善骨折早期局部症状方面是行之有效的方剂之一。

第二十五章　八珍汤医案 1 则

一、八珍汤简介

组成：人参 30 g，白术 30 g，白茯苓 30 g，当归 30 g，川芎 30 g，白芍药 30 g，熟地黄 30 g，炙甘草 30 g。

治则：益气补血。

主治：气血两虚证。面色苍白或萎黄，头晕目眩，四肢倦怠，气短懒言、心悸怔忡，饮食减少，舌淡苔薄白，脉细弱或虚大无力。

方解：本方所治气血两虚证多由久病失治，或病后失调，或失血过多而致，病在心、脾、肝三脏。心主血，肝藏血，心肝血虚，故见面色苍白、头晕目眩、心悸怔忡、舌淡脉细；脾主运化而化生气血，脾气虚，故面黄肢倦、气短懒言、饮食减少、脉虚无力。治宜益气与养血并重。方中人参与熟地相配，益气养血，共为君药。白术、茯苓健脾渗湿，助人参益气补脾；当归、白芍养血和营，助熟地滋养心肝，均为臣药。川芎为佐，活血行气，使熟地、当归、白芍补而不滞。炙甘草为使，益气和中，调和诸药。

二、相关中药配方颗粒医案

医案一： 丁某某，男，5岁，2012年6月19日就诊，门诊患者。

主诉：贫血5年。

患者贫血5年，面色白，免疫力下降，易感冒，大便稍干。舌红，苔黄腻，脉沉。生化检验示：红细胞 5.6×10^{12}/L，血红蛋白98 g/L。

综合脉症，四诊合参，本病当属祖国医学"血虚"范畴，证属脾胃虚弱型，应以健脾理气为治疗原则，予八珍汤加减治疗，整方如下：

人参20 g	川芎24 g	黄芪20 g	麦冬20 g
白术10 g	焦麦芽30 g	焦神曲30 g	焦山楂30 g
海螵蛸20 g	熟地10 g	肉桂6 g	当归20 g
生甘草6 g			

7剂，配方颗粒，日1剂，开水冲服，分早晚两次温服

按：患者先天禀赋不足，肾脏虚衰，精气不足，血为精所化，精不能化血，而致血虚。脾与胃相表里，同居中焦，共奏受纳运化水谷之功。脾气主升，胃气主降，胃之受纳腐熟，赖脾之运化升清，所以胃病常累及于脾，脾病常累及于胃。素体不足，可引起脾胃虚弱，中焦虚寒，致使胃失温养，发生胃痛。治宜健脾和胃。针对贫血应注意补血与补气结合在一起，气血双补，从根源上补血，则可事半功倍。方中人参、黄芪、白术健脾益气，使后天脾胃之气足；焦三仙、海螵蛸消食健脾，使后天气血化生有源；麦冬、熟地滋补肾阴，补先天之本；当归补血活血，肉桂补肾阳、暖脾胃；川芎活血行气，可使补而不滞；甘草调和诸药。全方以养脾胃为主，又兼补先天不足，可缓解患者虚弱之象。

三、小结

全方八药，实为四君子汤和四物汤的复方。用法中加入姜、枣为引，调和

脾胃，以资生化气血，亦为佐使之用。

《医方考》："血气俱虚者，此方主之。人之身，气血而已。气者百骸之父，血者百骸之母，不可使其失养者也。是方也，人参、白术、茯苓、甘草，甘温之品也，所以补气；当归、川芎、芍药、地黄，质润之品也，所以补血。气旺则百骸资之以生，血旺则百骸资之以养。形体既充，则百邪不入，故人乐有药饵焉。"

本方是治疗气血两虚证的常用方。临床应用以气短乏力，心悸眩晕，舌淡，脉细无力为辨证要点。若以血虚为主，眩晕心悸明显者，可加大地、芍用量；以气虚为主，气短乏力明显者，可加大参、术用量；兼见不寐者，可加酸枣仁、五味子。

八珍汤可化裁为十全大补汤、人参养荣汤、泰山磐石散。三方均由八珍汤加减而成，皆具益气补血作用而主治气血两虚之证。其中十全大补汤较之八珍汤多黄芪、肉桂，偏于温补；人参养荣汤较之八珍汤多远志、陈皮、五味子、黄芪、桂心，并去川芎之辛窜，复增静养血分，宁心安神之功；泰山磐石散系八珍汤减去茯苓之渗利，而加续断补肝肾、益冲任，黄芪益气升阳以固胎元，黄芩、糯米、砂仁清热养胃安胎，成为颐养胎元之专方。

第二十六章　芍药甘草汤医案 2 则

一、芍药甘草汤简介

组成：芍药 12 g，甘草 12 g。

治则：调和肝脾，缓急止痛。

主治：气血不足筋急证。筋脉拘急，肌肉疼痛或跳动，筋脉或关节屈伸不利，或关节活动疼痛，两目干涩，手足心热，或倦怠乏力，舌红，脉细弱。

方解：方中芍药补血益营，养阴柔筋。甘草益气和中，缓急舒筋。方药酸甘化阴而养血，柔筋缓急而舒筋，善治筋脉拘急挛紧。

二、相关中药配方颗粒医案

医案一：赵某某，男，58 岁，2014 年 6 月 13 日就诊，门诊患者。

主诉：偶发头晕、头痛 20 余年。

患者高血压病史 20 余年，偶头晕、头痛，活动后偶胸闷，腰痛，口干明显，夜眠差，梦多，夜尿频，舌暗红，苔黄腻，脉沉。

综合脉症，四诊合参，本病当属祖国医学"眩晕"范畴，证属肝脾不和型，应以平肝潜阳为治疗原则，予芍药甘草汤加减治疗，整方如下：

| 白芍 60 g | 炒山楂 30 g | 白蔻仁 30 g | 珍珠母 20 g |
| 生甘草 6 g | | | |

5 剂，配方颗粒，日 1 剂，开水冲服，分早晚两次温服

按：肝气主升主动，肝阳上亢。及阴不制阳，血不敛阳，水不涵木，使得肝阳亢逆，生风化热。治宜平肝潜阳。方中珍珠母平肝潜阳，定惊止血，治肝阳上升，头晕头痛，眼花耳鸣，面颊燥热；白芍养血柔肝，固护肝阴；白蔻仁化湿行气，温中止呕，使虚阳随阳气而行；炒山楂健脾开胃，消食化滞，活血化瘀；生甘草清热解毒，补中益气，调和诸药。全方有补有泻，共成平肝清热之剂。

医案二：齐某某，女，43 岁，2014 年 9 月 17 日就诊，门诊患者。

主诉：胃部隐痛 1 月余。

患者近 1 月因工作原因经常出差，饮食不规律，情志不畅，空腹时即感胃痛，偶有反酸，饮水少，多梦，二便无异常，舌暗红，苔薄黄，脉沉。

综合脉症，四诊合参，本病当属祖国医学"痞证"范畴，证属肝郁气滞型，应以理气和胃止痛为治疗原则，予芍药甘草汤加减治疗，整方如下：

| 白芍 30 g | 玫瑰花 12 g | 珍珠母 20 g | 炒麦芽 20 g |
| 木香 12 g | 砂仁 6 g | 连翘 10 g | 炙甘草 12 g |

7 剂，配方颗粒，日 1 剂，开水冲服，分早晚两次温服

按：情志不畅易致肝气郁滞，肝气横逆犯胃，则有胃痛、反酸；木郁乘土，则脾脏机能受损，患者饮食减少。方中芍药、甘草柔肝止痛；再加珍珠母重镇安神；炒麦芽消食和胃；木香、砂仁合用理气健脾止痛；连翘清热解毒，解郁而化火；玫瑰花疏肝解郁。全方疏肝解郁，理气和胃，缓急止痛，诸症可解。

三、小结

气血虚不能滋养筋脉，则筋脉拘急，或肌肉疼痛，或跳动，筋脉或关节屈伸不利，或关节活动疼痛；气血虚不能上荣，则两目干涩；阴虚生热，则手足心热；舌红，脉细均为气血虚之征。其治当益气养血舒筋。

运用芍药甘草汤，一要重视因病证变化而调整方药用量，二要重视随证加味用药。正确使用芍药甘草汤，以主治气血不足筋急证为基础方，以主治胃气阴虚证（胃脘隐痛，或挛急疼痛，口干舌燥，大便干结，小便短少，饮食不佳，纳谷无味，舌红，少苔，脉细或弦细）为临床扩大应用。根据筋脉拘急，或肌肉疼痛，或胃脘隐痛，舌质红，苔薄，脉细为用方审证要点。

随证加减用药：若阴虚者，加麦冬、石斛，以滋补阴津；若脘腹疼痛者，

加石斛、延胡索、川楝子，以益阴行气活血；若大便干者，加生地、玄参，以滋阴通便等。

第二十七章 旋覆代赭汤医案 1 则

一、旋覆代赭汤简介

组成：旋覆花9g，半夏9g，炙甘草9g，人参9g，代赭石6g，生姜15g，大枣4枚。

治则：降逆化痰，益气和胃。

主治：胃虚痰阻气逆证。胃脘痞闷或胀满，按之不痛，频频嗳气，或见纳差、呃逆、恶心，甚或呕吐，舌苔白腻，脉缓或滑。

方解：本方治疗因胃气虚弱，痰浊内阻所致胃脘痞闷胀满、频频嗳气，甚或呕吐、呃逆等。原方用于"伤寒发汗，若吐若下，解后，心下痞硬，噫气不除者"。此乃外邪虽经汗、吐、下而解，但治不如法，中气已伤，痰涎内生，胃失和降，痰气上逆之故。而胃虚当补，痰浊当化，气逆当降，所以拟化痰降逆，益气补虚之法。方中旋覆花性温而能下气消痰，降逆止嗳，是为君药。代赭石质重而沉降，善镇冲逆，但味苦气寒，故用量稍小为臣药；生姜于本方用量独重，寓意有三，一为和胃降逆以增止呕之效，二为宣散水气以助祛痰之功，三可制约代赭石的寒凉之性，使其镇降气逆而不伐胃；半夏辛温，祛痰散结，降逆和胃，并为臣药。人参、炙甘草、大枣益脾胃，补气虚，扶助已伤之中气，为佐使之用。诸药配合，共成降逆化痰，益气和胃之剂，使痰涎得消，逆气得平，中虚得复，则心下之痞硬除而嗳气、呕呃可止。

二、相关中药配方颗粒医案

医案一：宋某某，女，47岁，2014年6月24日就诊，门诊患者。

主诉：呃逆3月余。

患者呃逆3月余，不思饮食，闻油腻、香烟等味道有恶心感，口黏，便干，舌红，边有齿痕，苔黄，脉沉细。

综合脉症，四诊合参，本病当属祖国医学"呃逆"范畴，证属脾胃不和型，应以理气和胃止痛为治疗原则，予旋覆代赭汤加减治疗，整方如下：

黄芪30g	党参20g	半夏9g	生姜30g
焦麦芽30g	焦神曲30g	焦山楂30g	代赭石15g
旋覆花20g	茯苓20g	白术10g	生甘草9g

3剂，配方颗粒，日1剂，开水冲服，分早晚两次温服

按：脾气主升，胃气主降，若因脾气虚弱或胃阳不足，胃气上逆，脾气不升反降甚至下陷，或胃气不降反升，则有嗳气、恶心等症状，升降气机失调则脾胃受纳、运化功能失常，则有便干等症。治宜健脾和胃。方中黄芪、党参健脾益气，其中黄芪补气，既能升补脾气，又能益肺固表，党参兼能益气生津，脾肺俱补；生姜有和胃降逆以增止呕之效，且制约代赭石的寒凉之性；半夏辛温，祛痰散结，降逆和胃；白术、茯苓健脾祛湿，其中白术甘以健脾补中，功善健脾燥湿，益气生血，和中消滞，茯苓渗湿而益脾，利水渗湿，宁心安神，两药配伍，一燥一渗，运利结合，水湿去而脾气健；焦三仙消食和胃；代赭石、旋覆花重镇降逆止呕，旋覆花可升气，代赭石可降气，两者一升一降，调畅气机；生甘草益气和中，调和诸药。全方健脾益气，和胃降逆，恢复脾胃气机，诸症可解。

三、小结

《伤寒论·辨太阳病脉证并治》："伤寒发汗，若吐若下，解后，心下痞硬，噫气不除者，旋覆代赭汤主之。"本方为治疗胃虚痰阻气逆证之常用方。临床应用以心下痞硬，嗳气频作，或呕吐，呃逆，苔白腻，脉缓或滑为辨证要点。

现代临证医家，有的运用本方并非用于《伤寒论》原意之汗吐下后，胃气已虚之心下痞硬，噫气不除者。凡是疾病已发展到脾胃气虚，肝胃不和而致痞满、呕吐、呃逆等证均可用之，且多用于肝胃不和之呕吐、呃逆。因此用量宜随证调之。

代赭石是方中剂量较小的一味，是旋覆花及甘草的 1/3，是人参的 1/2。笔者认为代赭石用量宜重不宜轻。代赭石之量大于旋覆花之量，既可平肝阳，又能降胃逆，并且有养肝血，凉肝气之功。

若胃气不虚者，可去人参、大枣，加重代赭石用量，以增重镇降逆之效；痰多者，可加茯苓、陈皮助化痰和胃之力。

服药时以少量频服为佳，可预防服后吐出。若顽固性呕吐，服药入口即吐者，可用灶心黄土或芦根先煎取汁，以药汁煎其他药。胃虚有热之呕吐、呃逆、嗳气者不宜使用本方。因方中代赭石、半夏有降逆作用，妊娠呕吐者不宜用之。

干姜人参半夏丸与旋覆代赭汤均可降逆补虚，用治胃虚呕逆证。但干姜人参半夏丸原治"妊娠呕吐不止"，温补为主，少佐降逆药，服量亦小，以防伤胎；而旋覆代赭汤重在降逆，兼以补虚，用治胃虚痰浊气逆证。

第二十八章　血府逐瘀汤医案 2 则

一、血府逐瘀汤简介

组成：桃仁 12 g，红花 9 g，当归 9 g，生地黄 9 g，牛膝 9 g，川芎 4.5 g，桔梗 4.5 g，赤芍 6 g，枳壳 6 g，甘草 6 g，柴胡 3 g。

治则：活血化瘀，行气止痛。

主治：胸中血瘀证。胸痛，头痛，日久不愈，痛如针刺而有定处，或呃逆日久不止，或饮水即呛，干呕，或内热瞀闷，或心悸怔忡，失眠多梦，急躁易怒，入暮潮热，唇暗或两目暗黑，舌质暗红，或舌有瘀斑、瘀点，脉涩或弦紧。

方解：本方主治诸症皆为瘀血内阻胸部，气机郁滞所致。即王清任所称"胸中血府血瘀"之证。胸中为气之所宗，血之所聚，肝经循行之分野。血瘀胸中，气机阻滞，清阳郁遏不升，则胸痛、头痛日久不愈，痛如针刺，且有定处；胸中血瘀，影响及胃，胃气上逆，故呃逆干呕，甚则水入即呛；瘀久化热，则内热瞀闷，入暮潮热；瘀热扰心，则心悸怔忡，失眠多梦；郁滞日久，肝失条达，故急躁易怒；至于唇、目、舌、脉所见，皆为瘀血征象。治宜活血化瘀，兼以行气止痛。方中桃仁破血行滞而润燥，红花活血祛瘀以止痛，共为君药。赤芍、川芎助君药活血祛瘀；牛膝活血通经，祛瘀止痛，引血下行，共为臣药。生地、当归养血益阴，清热活血；桔梗、枳壳，一升一降，宽胸行气；柴胡疏肝解郁，升达清阳，与桔梗、枳壳同用，尤善理气行滞，使气行则血行，以上均为佐药。桔梗并能载药上行，兼有使药之用；甘草调和诸药，亦为使药。合而用之，使血活瘀化气行，则诸症可愈，为治胸中血瘀证之良方。

二、相关中药配方颗粒医案

医案一：刘某某，女，65 岁，2013 年 11 月 12 日就诊，门诊患者。

主诉：心前区针刺样疼痛 1 月余。

患者 1 月前情绪激动后出现针刺样疼痛，每情绪激动及遇冷后心前区针刺样疼痛加重，严重时气短、头晕，疼痛部位较固定，平素情绪急躁，发病以来，偶有乏力，纳差，多寐。舌红，苔黄腻，脉弦。

综合脉症，四诊合参，本病当属祖国医学"胸痹"范畴，证属气滞血瘀型，应以行气活血为治疗原则，予血府逐瘀汤加减治疗，整方如下：

桃仁 15 g	红花 15 g	川芎 20 g	生地 20 g
当归 20 g	枳壳 20 g	杜仲 20 g	牛膝 20 g

赤芍 20 g 　　　　郁金 20 g 　　　　香附 20 g 　　　　　　玫瑰花 12 g

桔梗 15 g 　　　　生甘草 6 g

　　　　　　　　　　7 剂，配方颗粒，日 1 剂，开水冲服，分早晚两次温服

按：患者平素情绪急躁，肝气阻滞，气滞则运血无力，血不得运则瘀滞，瘀血阻滞心脉则心前区疼痛，且疼痛部位固定。治疗应以行气活血为主。方以血府逐瘀汤加减。桃仁、红花活血化瘀，瘀血得行，则疼痛可缓解；赤芍、川芎助君药活血祛瘀；牛膝、杜仲，既可活血化瘀，又可通经络，祛瘀止痛；生地、当归养血益阴，清热活血；桔梗、枳壳，一升一降，宽胸行气；郁金、香附、玫瑰花合用疏肝解郁行气，气行则血行；甘草调和诸药。全方共奏行气疏肝，活血通络之效。

医案二：丁某某，女，66 岁，2015 年 1 月 13 日就诊，住院患者。

主诉：阵发性头晕、头胀 20 年，加重伴胸闷、心慌 1 周。

现病史：患者 20 年前无明显诱因出现阵发性头晕，头胀，自测血压达 180/100 mmHg，自服北京降压零号治疗，近几年口服硝苯地平降压，血压波动较大。6 天前晨起时头晕加重，天旋地转，伴有恶心、呕吐，不敢睁眼，心慌、胸闷、憋气，口服西比灵等药物头晕减轻，仍感活动后胸闷，阵发性心慌，昨日社区就诊，以"冠心病、高血压病"收治入院。

既往史：患者既往身体状况一般，高血压病史 20 余年，血压峰值达 180/100 mmHg，口服硝苯地平降压。糖尿病病史 7 年余，现口服消渴丸 10 粒，每日 3 次降糖，曾反复发生低血糖反应。既往有高胆固醇血症多年，口服舒降之效果不佳。否认慢性支气管炎等病史，否认"肝炎、结核"病史及密切接触史，40 年前行剖宫产。

查体：T 36.2 ℃，P 70 次 / 分，R 18 次 / 分，BP 130/68 mmHg，老年女性，神志清，精神较差，颈静脉无怒张，胸廓无畸形，双侧呼吸动度均等，触觉语颤正常，双肺叩清音，听诊双肺呼吸音清，未闻及干湿性啰音。心前区无隆起，心尖搏动无弥散，心率 70 次 / 分，律齐，A2 ＞ P2，各瓣膜听诊区未闻及病理性杂音，无心包摩擦音。腹微膨，无腹壁静脉曲张，未见胃肠型及蠕动波，触软，无压痛、反跳痛，双下肢无水肿。

辅助检查：

心电图（2015.01.13 我科）：窦性心律，陈旧下壁心梗可疑，ST–T 改变。

化验结果回示：大便常规隐血阳性，葡萄糖 7.62 mmol/L，糖化血红蛋白 9.6%，低密度脂蛋白胆固醇 3.42 mmol/L，肌酐 41.6 μmol/L，尿酸 418 μmol/L。心脏彩超示：左室充盈异常。颅脑、颈椎 CT 示：双侧脑实质未见明显异常；颈

4/5 椎间盘轻度突出，颈椎退行性变。甲状腺 B 超示：甲状腺回声增粗，建议查甲状腺功能，气管前淋巴结肿大；双侧颈总动脉及颈内外起始段、双侧椎动脉粥样硬化并斑块形成；双侧下肢动脉粥样硬化声像图。24 小时动态心电示：窦性心律；偶发房性早搏，偶见成对；短阵房性心动过速；q 波形成。B 超检查回示：双肺实质未见明显异常；腹部 B 超：轻中度脂肪肝；妇科 B 超符合双角子宫声像图。

中医诊断：眩晕，肝阳上亢。西医诊断：1. 高血压病 3 级；2. 冠心病心功能 Ⅱ 级；3.2 型糖尿病；4. 高胆固醇血症。

2015 年 1 月 15 日，患者自述头晕，头胀，活动胸闷，口甜。舌暗红，苔黄腻，脉弦。综合脉症，四诊合参，本病当属祖国医学"眩晕"范畴，证属瘀血阻窍型，应以活血化瘀为治疗原则，予血府逐瘀汤加减治疗，整方如下：

川芎 30 g	当归 20 g	赤芍 20 g	生地 20 g
丹参 30 g	桔梗 20 g	枳壳 18 g	石斛 30 g
炒苍术 20 g	生甘草 6 g		

7 剂，配方颗粒，日 1 剂，开水冲服，分早晚两次温服

2015 年 1 月 26 日二诊：患者自述仍有胸闷，舌红，苔黄，脉沉。原方枳壳改为 30 g，加薤白 12 g，用以温中健胃，通阳散结，理气宽胸，消食导滞，3 剂，免煎颗粒，开水冲服，分早晚两次温服。

按：气滞血瘀一般多先是气行滞涩，然后引起血液的运行瘀滞，是先有气滞，由气滞而导致血瘀，也可由离经之血等瘀血阻滞，影响气的运行，这就先有瘀血，由瘀血导致气滞，也可因闪、挫等损伤而气滞与血瘀同时形成。导致患者出现头晕等症状。方中川芎、当归、丹参、赤芍活血化瘀通络，治病之本；配以枳壳、桔梗疏理气机，取气为血帅，气行则血行之意；活血理气药性燥伤津，生地、石斛滋阴清热，活血而不伤血；苍术燥湿健脾；甘草调和诸药。全方共奏活血化瘀之功。

三、小结

本方来源于《医林改错》上卷。原为治疗血内阻胸部，气机失畅以致胸痛胸闷之剂。王清任认为膈的低处如池，满腔存血，名曰"血府"。血府逐瘀汤方由四逆散、桃红四物汤和桔梗、牛膝组成，其中桃红四物汤补血活血，重在补肝体，四逆散疏肝理气，重在助肝用，桔梗、牛膝升降相因，气血同调。方中四物汤药物用量大于四逆散中药物，故本方主治证以血分为主，重在补肝体，辅以助肝用。

该方又十分注重气机升降，方中桔梗、枳壳即是枳桔散，治胸中满而不

痛，一升一降，行气宽胸；血藏于肝，胸中乃肝经分野，选柴胡疏肝，调肝气以行血，同时又用牛膝引血下行，又是升降相因而肝气条达。

肝在五行属木，是阴中之阳，就肝本身而言，是体阴而用阳。所谓体，即肝有藏血的功能，必须贮存一定的血液制约肝阳，防止肝阳上亢；所谓用，是指肝的疏泄作用，能调节全身气机。这两个作用互为阴阳，互根互用。综观该方，主治病位明确，严格按照肝病体用并治特色组方，药物配伍升降同用，重在调畅气机，这些组方特点均显示出该方主治病位在肝。

本方广泛用于因胸中瘀血而引起的多种病证。临床应用以胸痛，头痛，痛有定处，舌暗红或有瘀斑，脉涩或弦紧为辨证要点。

若瘀痛入络，可加全蝎、穿山甲、地龙、三棱、莪术等以破血通络止痛；气机郁滞较重，加川楝子、香附、青皮等以疏肝理气止痛；血瘀经闭、痛经者，可用本方去桔梗，加香附、益母草、泽兰等以活血调经止痛；胁下有痞块，属血瘀者，可酌加丹参、郁金、䗪虫、水蛭等以活血破瘀，消症化滞。

由于方中活血祛瘀药较多，故孕妇忌用。

第二十九章　补阳还五汤医案 1 则

一、补阳还五汤简介

组成：黄芪 120 g，当归 6 g，赤芍 5 g，地龙 3 g，川芎 3 g，红花 3 g，桃仁 3 g。

治则：补气，活血，通络。

主治：中风之气虚血瘀证。半身不遂，口眼㖞斜，语言謇涩，口角流涎，小便频数或遗尿失禁，舌暗淡，苔白，脉缓无力。

方解：本方证由中风之后，正气亏虚，气虚血滞，脉络瘀阻所致。正气亏虚，不能行血，以致脉络瘀阻，筋脉肌肉失去濡养，故见半身不遂、口眼㖞斜。气虚血瘀，舌本失养，故语言謇涩；气虚失于固摄，故口角流涎、小便频数、遗尿失禁；舌暗淡，苔白，脉缓无力为气虚血瘀之象。本方证以气虚为本，血瘀为标，即王清任所谓"因虚致瘀"。治当以补气为主，活血通络为辅。本方重用生黄芪，补益元气，意在气旺则血行，瘀去络通，为君药。当归活血通络而不伤血，用为臣药。赤芍、川芎、桃仁、红花协同当归以活血祛瘀；地龙通经活络，力专善走，周行全身，以行药力，亦为佐药。重用补气药与少量活血药相伍，使气旺血行以治本，祛瘀通络以治标，标本兼顾；且补气而不壅滞，活血又不伤正。合而用之，则气旺，瘀消，络通，诸症向愈。

二、相关中药配方颗粒医案

医案一：郭某，女，26 岁，2014 年 9 月 30 日就诊，门诊患者。

主诉：面瘫 1 周。

患者 1 周前因夜间受风受凉，晨起洗漱时觉口角漏水，门诊诊断为面神经炎。查体：左额纹消失，眼裂变大，露睛流泪，左鼻唇沟变浅，口角下垂歪向健侧，病侧不能皱眉、蹙额、闭目、露齿、鼓颊。左耳后翳风穴处压痛明显。左眼睑不能闭合，现服用强的松、阿昔洛韦等。刻下症见：左眼睑不能闭合，饮食可，睡眠欠佳，舌暗红，苔薄黄，脉弦。

综合脉症，四诊合参，本病当属祖国医学"面瘫"范畴，证属风寒外袭，中于经络型，应以祛风通络，调和气血为治疗原则，予补阳还五汤加减治疗，整方如下：

黄芪 60 g	当归 20 g	川芎 30 g	地龙 20 g
肉桂 21 g	制附子 21 g	柴胡 12 g	升麻 6 g
珍珠母 40 g	木香 12 g	炙甘草 6 g	

7 剂，配方颗粒，日 1 剂，开水冲服，分早晚两次温服

按：面瘫即周围性面神经麻痹，是以口角、眼向一侧㖞斜为主症的病证，中医又称口眼㖞斜。主要病因是由风寒之邪，侵袭面部的手足阳明、太阳、少阳之经络，以致经气阻滞，经筋失养、气血不和、筋肉纵缓不收而致。《诸病源候论》云："偏风口㖞，是体虚受风，风入于夹口之筋，故令口僻也。"《类证治裁》云："口眼㖞斜，血液衰涸，不能荣润筋脉也。"由此可见，面瘫多由患者气血不足，营卫失调，腠理疏松，脉络空虚，以致风寒、风热之邪乘虚上犯头面少阳、阳明脉络，气血运行滞涩，经筋肌肉失于濡养，弛纵不收而发病。因此，其为本虚标实之证，故面瘫治疗时，无论在早期、中期、晚期均应标本兼治。由于足太阳经筋为"目上冈"，足阳明经筋为"目下冈"，故眼睑不能闭合为上两条经筋功能失调所致；口颊部主要为手太阳和手、足阳明经筋所主，因此，口歪主要系该三条经筋功能失调所致。方中黄芪、当归补益气血；川芎、地龙活血通络；制附子、肉桂温补肾阳，补命门之火；柴胡疏肝理气；升麻辛散发表；珍珠母平肝潜阳；木香行气止痛，健脾消食。全方以扶正祛风为主，同时通经活络，有补有泻，祛邪不伤正，共奏祛风通络，调和气血之功。

三、小结

《医林改错》云："此方治半身不遂，口眼㖞斜，语言謇涩，口角流涎，下肢痿废，小便频数，遗尿不禁。"补阳还五汤方是体现王清任所创气虚血瘀理论的代表方剂，常用于中风后的治疗。以半身不遂，口眼㖞斜，苔白，脉缓、脉细无

力等为证治要点。

本方证是由于气虚血瘀所致，以正气亏虚为主，原书称为"因虚致瘀"，故生黄芪用量宜重，但开始可先用小量（一般从 30～60 g 开始），效果不明显时，再逐渐增加。原方活血祛瘀药用量较轻，使用时，可根据病情适当加大。若半身不遂以上肢为主者，可加桑枝、桂枝以引药上行，温经通络；下肢为主者，加牛膝、杜仲以引药下行，补益肝肾；日久效果不显著者，加水蛭、虻虫以破瘀通络；语言不利者，加石菖蒲、郁金、远志等以化痰开窍；口眼㖞斜者，可合用牵正散以化痰通络；痰多者，加制半夏、天竺黄以化痰；偏寒者，加熟附子以温阳散寒；脾胃虚弱者，加党参、白术以补气健脾。

使用本方需久服才能有效，愈后还应继续服用，以巩固疗效，防止复发，王氏谓："服此方愈后，药不可断，或隔三五日吃一付，或七八日吃一付。"但若中风后半身不遂属阴虚阳亢，痰阻血瘀，见舌红苔黄，脉洪大有力者，非本方所宜。

第三十章 槐花散医案 1 则

一、槐花散简介

组成：炒槐花 12 g，焙柏叶 12 g，荆芥穗 6 g，麸炒枳壳 6 g。

治则：清肠止血，疏风行气。

主治：风热湿毒，壅遏肠道，损伤血络证。便前出血，或便后出血，或粪中带血，以及痔疮出血，血色鲜红或晦暗，舌红，苔黄，脉数。

方解：本方所治肠风、脏毒皆因风热或湿热邪毒，壅遏肠道血分，损伤脉络，血渗外溢所致。治以清肠凉血为主，兼以疏风行气。方中槐花苦微寒，善清大肠湿热，凉血止血，为君药。侧柏叶味苦微寒，清热止血，可增强君药凉血止血之力，为臣药。荆芥穗辛散疏风，微温不燥，炒用入血分而止血；盖大肠气机被风热湿毒所遏，故用枳壳行气宽肠，以达"气调则血调"之目的。以上二者共为佐药。诸药合用，既能凉血止血，又能清肠疏风，俟风热、湿热邪毒得清，则便血自止。

二、相关中药配方颗粒医案

医案一：李某，男，45 岁，2014 年 8 月 22 日就诊，门诊患者。

主诉：痔疮出血。

患者痔疮出血，血色鲜红，量少，头晕，眠差，饮食可，舌红，苔少，脉弦。患者为办公室职员。

综合脉症，四诊合参，本病当属祖国医学"痔疮"范畴，证属瘀血阻滞型，应以活血化瘀凉血为治疗原则，予槐花散加减治疗，整方如下：

槐花 30 g	防风 30 g	枳壳 12 g	三七 6 g
侧柏炭 20 g	半夏 9 g	陈皮 12 g	焦麦芽 30 g
焦神曲 30 g	焦山楂 30 g	海螵蛸 30 g	生甘草 6 g

7 剂，配方颗粒，日 1 剂，开水冲服，分早晚两次温服

按：由于患者职业关系，久坐，中医认为，人体长期处于一种固定的姿态，会影响血液循环。久坐久站都会导致血脉不畅，血液循环受阻，浊气瘀血流注肛门而生痔疮。明代的《外科正宗》就提出了"因久坐而血脉不行……以致浊气瘀血流注肛门，俱能发痔"的见解。槐花清热凉血，尤善治下部出血，《本草正》上记载，"槐花凉大肠，治痔漏"；防风疏风止血；枳壳理气消积，宽畅通便；三七散瘀止血，消肿定痛；侧柏炭收敛止血；半夏燥湿化痰，降逆止呕，消痞散结；陈皮温胃散寒，理气健脾；焦三仙、海螵蛸合用健脾和胃，制酸止痛；生甘草调和诸药。本方有清热凉血止血，疏风除湿消肿之功。

三、小结

《普济本事方》云："治肠风脏毒，槐花散。"本方是治疗肠风、脏毒下血的常用方。临床应用以便血，血色鲜红，舌红，脉数为辨证要点。

《普济方》中载有侧柏散一方，用治肠风、脏毒，下血不止，即由槐花、侧柏二药组成。荆芥穗辛温而不燥，入肺、肝二经，兼具疏风理血之用，故称血中风药，炒黑则能止血；枳壳苦辛，归经肺与大肠，功能宽肠下气。本方治便血而用枳壳下气之理，《本草经疏》解释："肺与大肠为表里，风邪入肺，则并入大肠，风热相搏而为肠风下血，苦寒下泄之气，则血热清而风自除矣。"说明枳壳之用在于导苦寒之药下行，使大肠蕴聚之湿热下泄，以收止血之功。以上，荆芥疏风理血，枳壳行气导滞，便为佐使。全方药仅四味，但切合病因，配伍精当。寓行气于止血之中，则无止血留瘀之弊；寄辛散于凉血之内，则无寒凝不行之虞。足见寄义颇深。

若便血较多，荆芥可改用荆芥炭，并加入黄芩炭、地榆炭、棕榈炭等，以加强止血之功；若大肠热甚，可加入黄连、黄芩等以清肠热；若脏毒下血紫暗，可加入苍术、茯苓等以祛湿毒；便血日久血虚，可加入熟地、当归等以养血和血。

本方药性寒凉，故只可暂用，不宜久服。便血日久属气虚或阴虚者，以及脾胃素虚者均不宜使用。

近年来医生根据证候增减药物及用量，用于治疗其他一些疾病，拓宽了槐

花散的治疗范围。如用槐花散治疗过敏性紫癜、胃脘痛、胃及十二指肠溃疡及阿米巴痢疾等。

第三十一章　天麻钩藤饮医案1则

一、天麻钩藤饮简介

组成：天麻90 g，川牛膝12 g，钩藤12 g，生石决明18 g，山栀9 g，杜仲9 g，黄芩9 g，益母草9 g，桑寄生9 g，夜交藤9 g，朱茯神9 g。

治则：平肝息风，清热活血，补益肝肾。

主治：肝阳偏亢，肝风上扰证。头痛，眩晕，失眠多梦，或口苦面红，舌红苔黄，脉弦或数。

方解：本方证由肝肾不足，肝阳偏亢，生风化热所致。肝阳偏亢，风阳上扰，故头痛、眩晕；肝阳有余，化热扰心，故心神不安、失眠多梦。证属本虚标实，而以标实为主，治以平肝息风为主，佐以清热安神，补益肝肾之法。方中天麻、钩藤平肝息风，为君药。生石决明咸寒质重，功能平肝潜阳，并能除热明目，与君药合用，加强平肝息风之力，川牛膝引血下行，并能活血利水，共为臣药。杜仲、桑寄生补益肝肾以治本；栀子、黄芩清肝降火，以折其亢阳；益母草合川牛膝活血利水，有利于平降肝阳；夜交藤、朱茯神宁心安神，均为佐药。诸药合用，共成平肝息风，清热活血，补益肝肾之剂。

二、相关中药配方颗粒医案

医案一：刘某某，男，50岁，2014年7月16日就诊，门诊患者。

主诉：耳鸣、心慌多年。

患者耳鸣、心慌多年，耳如蝉鸣，近来发作频繁，自觉心慌不安，偶有头晕、头痛，咳嗽，支气管不适，神疲乏力，夜寐不宁，纳谷不香，口干，平素情绪急躁，大便秘积，舌暗红，苔灰黄，脉沉。中度脂肪肝病史5年余。

综合脉症，四诊合参，本病当属祖国医学"眩晕"范畴，证属肝阳上亢型，应以平肝潜阳为治疗原则，予天麻钩藤饮加减治疗，整方如下：

天麻20 g	钩藤30 g	决明子30 g	川牛膝20 g
珍珠母40 g	焦神曲20 g	生甘草6 g	

7剂，配方颗粒，日1剂，开水冲服，分早晚两次温服

按：患者因肾水不足，水不涵木，肝阳偏亢，阳亢化风，风阳上扰，故头晕、眼花、面红；肝阳有余，化热内扰心神，故夜寐不宁而失眠；长期情绪急躁，肝气横逆侵犯脾胃，脾失健运，气血生化不足，故纳谷不香，神疲乏力。方

中天麻、钩藤镇肝息风；决明子清肝明目，利水通便；川牛膝补益肝肾，引血下行，逐瘀通经；珍珠母重镇安神，平肝潜阳；焦神曲消食和胃；生甘草清热解毒，调和诸药。全方平肝潜阳，并引血下行。

三、小结

《杂病证治新义》："本方为平肝降逆之剂。以天麻、钩藤、生石决明之平肝祛风降逆为主，辅以清降之山栀、黄芩，活血之牛膝，滋肝肾之桑寄生、杜仲等，滋肾以平肝之逆；并辅夜交藤、朱茯神以镇惊安神，缓解其失眠。故为用于肝厥头痛、晕眩、失眠之良剂。"

天麻钩藤饮是平肝息风的代表方，其制方原理一方面选药以中医理论为指导，另一方面根据药理实验证实其具有降压作用。因此，在临床上根据病情选用一些清热平肝、滋阴降火、宁心安神的方药，如夏枯草、黄芩以及加减温胆汤等，对治疗高血压病肝阳偏亢之证有较好的指导意义，且能收到较好的疗效。

第三十二章　养阴清肺汤医案 1 则

一、简介

组成：生地 6 g，麦冬 9 g，玄参 9 g，生甘草 3 g，薄荷 3 g，贝母（去心）5 g，丹皮 5 g，炒白芍 5 g。

治则：养阴清肺，解毒利咽。

主治：白喉之阴虚燥热证。喉间起白如腐，不易拭去，并逐渐扩展，病变甚速，咽喉肿痛，初起或发热或不发热，鼻干唇燥，或咳或不咳，呼吸有声，似喘非喘，脉数无力或细数。

方解：白喉一证，多由素体阴虚蕴热，复感燥气疫毒所致。喉为肺系，少阴肾脉循喉咙系舌本，肺肾阴虚，虚火上炎，复加燥热疫毒上犯，以致喉间起白如腐、咽喉肿痛、鼻干唇燥。治宜养阴清肺，兼散疫毒。故《重楼玉钥》说："经治之法，不外肺肾，总要养阴清肺，兼辛凉而散为主。"方中重用生地甘寒入肾，滋阴壮水，清热凉血，为君药。玄参滋阴降火，解毒利咽，麦冬养阴清肺，共为臣药。佐以丹皮清热凉血，散瘀消肿，白芍敛阴和营泄热，贝母清热润肺，化痰散结，少量薄荷辛凉散邪，清热利咽。生甘草清热，解毒利咽，并调和诸药，以为佐使。诸药配伍，共奏养阴清肺，解毒利咽之功。

二、相关中药配方颗粒医案

医案一：王某某，女，56 岁，2014 年 9 月 29 日就诊，门诊患者。

主诉：头晕、头痛多年。

　　患者头晕、头痛多年，口渴、口干，眼干涩，胃疼，大便干，夜眠差，舌暗，苔黄腻，脉沉。既往高胆固醇血症8年余。

　　综合脉症，四诊合参，本病当属祖国医学"头痛"范畴，证属肺胃阴虚型，应以滋阴补肺为治疗原则，予养阴清肺汤加减治疗，整方如下：

生地30 g	玄参20 g	麦冬30 g	石斛60 g
连翘20 g	蔓荆子16 g	白蒺藜15 g	生甘草6 g

7剂，配方颗粒，日1剂，开水冲服，分早晚两次温服

　　按：患者属阴虚头痛。《景岳全书》："阴虚头痛，即血虚之属也，凡久病者多有之。"由阴虚火动所致。证见头痛而兼心烦内热，面红升火，失眠，舌红，脉弦细数。治法宜滋补肾阴。肾阴亏虚，日久使后天脾胃失养，胃部津液不足，则见口干、口渴；阴虚则阳盛，胃虚火内生，灼烧胃腑，有胃痛；肝肾津液不足，不足以营养目窍，则见眼干、涩；肾阴津不足，胃肠失养，则有便干等；心阴不足，阴虚内热，心神为热所扰，所以失眠；肾精亏耗、髓海空虚，故还常伴有头晕、头痛等症。本方采用养阴清肺汤君药配伍原则，其中生地、玄参、麦冬相配，滋肾水，清虚火，润肺燥，解疫毒；石斛善于清胃火，滋养胃阴，生津止渴；连翘清热解毒，散结消肿，蔓荆子疏散风热，清利头目；白蒺藜疏肝解郁，祛风明目，可用于肝阳上亢，同时行气活血，可用于治疗头痛眩晕。

三、小结

　　养阴清肺汤取自于《重楼玉钥》。这是我国古代重要的喉科专著，作者郑宏纲，号梅涧，是海内公认的清代喉科名家。

　　《黄帝内经》有云"正气存内，邪不可干"，《灵枢·经脉篇》谓"肾足少阴之脉，从肾，上贯肝、膈，入肺中，循喉咙，挟舌本"。又肺为水之上源，肺肾为母子之脏。若其人肺肾阴虚，以燥感燥，疫毒之邪，从口鼻吸入，从手太阴经脉上犯喉咙，发为白喉。故郑氏此方，以玄参、麦冬、生地上润肺燥，下济肾水，白芍、甘草酸甘化阴，丹皮清厥阴血中伏火，贝母清火化痰，薄荷散上焦风热而利咽喉。

　　若阴虚甚者，加熟地滋阴补肾；热毒甚者，加银花、连翘以清热解毒；燥热甚者，加天冬、鲜石斛以养阴润燥。并可配合应用《重楼玉钥》之吹药方：青果炭6 g，黄柏、川贝母、儿茶、薄荷各3 g，冰片、凤凰衣各1.5 g，各研细末，再入乳钵内和匀，加冰片研细，瓶装备用。

　　养阴清肺汤古方今用：气管炎是临床上很常见的呼吸道疾病，养阴清肺汤于急性扁桃体炎、咽炎、气管炎的治疗应是可以的，也是行得通的。临床上在治疗急性扁桃体炎（包括化脓性的）、咽峡炎时常加入升降散（片姜黄、蝉

衣、僵蚕、大黄），治疗急性气管炎时加入金荞麦、黄芩、鱼腥草各 30 g，则收效更为快捷。

第三十三章　增液汤医案 7 则

一、增液汤简介

组成：玄参 30 g，麦冬 24 g，生地 24 g。

治则：增液润燥。

主治：阳明温病，津亏便秘证。大便秘结，口渴，舌干红，脉细数或沉而无力。

方解：本方所治大便秘结为热病耗损津液，阴亏液涸，不能濡润大肠，"无水舟停"所致。津液亏乏，不能上承，则口渴；舌干红，脉细数为阴虚内热之象；脉沉而无力者，主里、虚之候。治宜增液润燥。方中重用玄参，苦咸而凉，滋阴润燥，壮水制火，启肾水以滋肠燥，为君药。生地甘苦而寒，清热养阴，壮水生津，以增玄参滋阴润燥之力；又肺与大肠相表里，故用甘寒之麦冬，滋养肺胃阴津以润肠燥。以上二者共为臣药。三药合用，养阴增液，以补药之体为泻药之用，使肠燥得润、大便得下，故名之曰"增液汤"。本方咸寒苦甘同用，旨在增水行舟，非属攻下，欲使其通便，必须重用。

二、相关中药配方颗粒医案

医案一：许某某，女，55 岁，2014 年 10 月 16 日就诊，门诊患者。

主诉：口干、口苦 3 年，加重 4 天。

患者 3 年前无明显诱因出现口干、口苦，饮水后稍缓解，稍后即出现口干，晨起加重。4 天前口干症状加重，前来就诊。面色晦暗，喜冷恶热，失眠多梦，盗汗，小便色黄，大便稍干，舌质暗红，苔少、薄黄，脉沉缓。

综合脉症，四诊合参，本病当属祖国医学"口干"范畴，证属阴虚内热型，应以滋阴清热为治疗原则，予增液汤加减治疗，整方如下：

生地 30 g　　　玄参 20 g　　　麦冬 30 g　　　石斛 60 g

生甘草 6 g

7 剂，配方颗粒，日 1 剂，开水冲服，分早晚两次温服

按：口干之证，有多种类型，阴虚口渴是常见证型。胃为水谷之海，阴虚则火旺。胃阴不足则口干、口渴。口苦之因，一为浊气，二为胆气。体内浊气不化，上熏于口，则生异味，或酸，或甜，或苦，或咸。浊气者，以寒湿、湿热、痰涎、食积为主。另外胆盛精汁而味苦，胆热上溢故口苦。其他脏器有火多不

见苦味。本例患者为阴虚日久，阳气不得抑制，上蒸于口，出现口干、口苦。该患者证属胃燥证，宜生津润燥，养胃。给予增液汤加减治疗，生地、玄参、麦冬增液润燥；石斛生津养胃；生甘草清热解毒，调和诸药。全方以滋阴为主，配以生津养胃药，共奏滋阴润燥之功。

医案二：韩某某，女，86岁，2014年9月29日就诊，门诊患者。

主诉：不思饮食1月余。

患者不思饮食1月余，口渴多饮，易口腔溃疡，全身乏力，便秘，睡眠差，舌质暗红，少苔，有瘀斑，脉弱。既往有冠心病、心律失常、心力衰竭、高血压病、高胆固醇血症等病史。

综合脉症，四诊合参，本病当属祖国医学"纳呆"范畴，证属阴虚内热型，应以滋阴清热为治疗原则，予增液汤加减治疗，整方如下：

生地30 g	玄参20 g	麦冬30 g	金银花60 g
连翘20 g	生甘草6 g		

3剂，配方颗粒，日1剂，开水冲服，分早晚两次温服

按：不思饮食，又称不欲食、纳呆、纳少或食后难化，中医上称为"不欲食"。不欲食的发生，与脾胃关系密切。《证治汇补·脾胃》记载："胃可纳受，脾主消导，一纳一消，运行不息，生化气液……若饮食饥饱，寒暑不调，则伤胃，胃伤则不能纳；忧思恚怒，劳役过度，则伤脾，脾伤则不能化。二者俱伤，纳化皆难。"可见凡因外感内伤而致运化障碍或中气虚弱均可引起不欲食。胃阴不足，阴不制阳，虚阳上浮，产生内热，热郁胃中，上蒸于口，以致口渴、饥饿感；且又因患者本身阴津不需，故虽有饥饿感却不多食。方中生地、玄参、麦冬为增液汤，养阴清热，增液生津，治其本；金银花自古被誉为清热解毒的良药，它性甘寒气芳香，甘寒清热而不伤胃，芳香透达又可祛邪，与连翘合用可上清虚火。全方补中有泻，攻补兼施，诸药合用，疗效较好。

医案三：刘某某，男，4岁，2014年9月27日就诊，门诊患者。

主诉：秋来干咳。

患者秋季易干咳，偶有哮喘，口渴多饮，扁桃体轻度肿大，舌淡红，苔薄黄，脉细弱。

综合脉症，四诊合参，本病当属祖国医学"咳嗽"范畴，证属阴虚燥咳型，应以滋阴润燥为治疗原则，予增液汤加减治疗，整方如下：

生地30 g	玄参20 g	麦冬20 g	金银花10 g
连翘10 g	桔梗20 g	川贝6 g	生甘草3 g

3剂，配方颗粒，日1剂，开水冲服，分早晚两次温服

按：肺为娇脏，喜润而恶燥，喜清肃而不耐寒热。秋季燥令，燥邪侵犯肺系，影响肺之宣发肃降功能并灼伤肺津，遂发干咳。肺为气之主，肾为气之根。当哮喘病发作时，肺道不能主气，肾虚不能纳气，则气逆于上，而发于喘急。治宜滋阴润燥。方中生地滋补肾阴，玄参滋胃阴清热，麦冬滋肺润燥，三药合用系增液汤加减，祛除病因；连翘清热解毒；金银花甘寒清热而不伤胃，芳香透达又可祛邪，既能宣散风热，还善清解血毒；桔梗开宣肺气，调整肺宣发肃降机能；川贝为一味润肺止咳的传统中药，其始载于《神农本草经》，列入中品；生甘草清热解毒，调和诸药。全方滋阴为主，又加理气清热之品，补而不滞。

医案四：赵某某，男，8岁，2013年4月18日就诊，门诊患者。

主诉：鼻易出血1年。

患者近1年来易出鼻血，尤以春季多发，伴咽干，干咳，纳差，恶心，舌红，苔薄黄，脉沉。

综合脉症，四诊合参，本病当属祖国医学"鼻衄"范畴，证属阴虚火旺，灼伤津液型，应以滋阴降火，生津润燥为治疗原则，予增液汤加减治疗，整方如下：

生地30g	玄参20g	麦冬20g	金银花20g
白蔻仁20g	生甘草3g		

7剂，配方颗粒，日1剂，开水冲服，分早晚两次温服

按：患者体内阴虚火旺，灼伤血络，故易出鼻血；损伤津液，故咽干、干咳。用玄参苦咸而凉之性，滋阴润燥，壮水制火；生地甘苦而寒，清热养阴，壮水生津，以增玄参滋阴润燥之力；麦冬甘寒，滋养肺胃阴津以润燥；连翘清轻宣散，清热疏风；白蔻仁化湿和中。诸药合用，可获良效。

医案五：叶某某，男，19岁，2012年1月21日就诊，门诊患者。

主诉：便血半月。

患者便血半月，血色鲜红，大便偏干，3~5日一行。晨起咳嗽1周，咳痰黏白，伴恶心、食欲差，舌尖红，苔薄黄，脉沉。

综合脉症，四诊合参，本病当属祖国医学"痔疮"范畴，证属肠道湿热型，应以清热化湿，滋阴凉血为治疗原则，予增液汤加减治疗，整方如下：

生地20g	玄参20g	麦冬30g	石斛20g
半夏9g	陈皮12g	木香12g	连翘20g
白蔻仁20g	藿香20g	生甘草6g	

7剂，配方颗粒，日1剂，开水冲服，分早晚两次温服

按：湿热蕴结肠道，肠道脉络受损，统血无力，以致便血。治宜清热化湿，

滋阴凉血。方选增液汤加减。生地、玄参、麦冬滋阴凉血,增液润燥;石斛滋脾胃之阴,清热益胃;陈皮配半夏相须为用,以加强燥湿化痰,理气和中之功;白蔻仁、藿香醒脾化湿,理气和中;木香行气止痛,健脾消食;连翘清热解毒,散结消肿;生甘草清热解毒,调和诸药。全方以滋阴清热为主,同时配以醒脾健胃药,既祛邪,又补后天以扶正。

医案六:明某某,男,39 岁,2015 年 1 月 11 日就诊,门诊患者。

主诉:脱发。

患者脱发,口干,易口腔溃疡,便稍干,舌红,少津,脉缓。

综合脉症,四诊合参,本病当属祖国医学"斑秃"范畴,证属肝肾阴虚型,应以滋补肝肾为治疗原则,予增液汤加减治疗,整方如下:

生地 20 g	玄参 20 g	麦冬 30 g	知母 12 g
石斛 60 g	生甘草 6 g		

7 剂,配方颗粒,日 1 剂,开水冲服,分早晚两次温服

按:先天禀赋不足,肝肾不足。肾藏精,其华在发;肝藏血,发为血之末。精血不旺,阴血不能上至巅顶濡养毛根,毛根干涸,致发虚脱落。治宜滋补肝肾。方选增液汤加减。方中生地滋补肾阴;玄参滋胃阴清热;麦冬滋肺润燥;石斛益胃生津,滋阴清热;知母滋阴降火,润燥滑肠;生甘草调和诸药。全方滋补肝肾之阴,且清上焦之虚热,诸症可解。

医案七:秦某某,女,25 岁,2013 年 5 月 2 日就诊,门诊患者。

主诉:青春痘反复发作 3 年。

患者 3 年来青春痘反复发作,以脸颊及额头较多,白色,带小红头,痛经、便秘多年,心烦易怒,月经偏少,舌暗红,苔薄黄,脉弦。

综合脉症,四诊合参,本病当属祖国医学"痤疮"范畴,证属阴虚火旺型,应以滋阴清热为治疗原则,予增液汤加减治疗,整方如下:

生地 30 g	玄参 20 g	麦冬 50 g	黄连 15 g
黄芩 20 g	黄柏 18 g	酒大黄 30 g	焦麦芽 15 g
焦神曲 15 g	焦山楂 15 g	川芎 18 g	元胡 20 g
牛膝 20 g	肉桂 6 g	生甘草 15 g	

10 剂,配方颗粒,日 1 剂,开水冲服,分早晚两次温服

按:便秘,清气不升,浊气不降,致毒气上升,毒素上泛,加之皮肤油腻,诱发痤疮。方选增液汤滋阴润燥;再加黄芩、黄连、黄柏清热燥湿;酒大黄清泻腑实;焦三仙消食和胃防止苦寒伤胃;川芎活血化瘀;元胡活血理气止痛;肉桂温补肾阳,牛膝补益肝肾,填肝肾之精,牛膝、肉桂合用以求滋阴而不滞,

阳中求阴，则阴得阳升而泉源不竭；生甘草清热解毒，调和诸药。全方不因表面热象而盲目清热，而是抓住病因，滋阴清热，并阳中求阴，诸症可解。

三、小结

"增液汤"出自《温病条辨》，由生地、玄参、麦冬3味药组成。为增液清热，润燥通便之剂，主治阴津不足证，乃养阴主方。吴鞠通在《温病条辨》中把本方的作用归纳为"寓泻于补，以补药之体为泻药之用"。其所谓"补药之体"，是指增液汤本身所具有的滋养阴液的补益作用。

阳明温病不大便，不外热结、液干两端。若阳邪炽盛之热结实证，则用承气汤急下存阴；若热病阴亏液涸，当增水行舟。本方增液有余，攻下不足，是为津液少，而燥结不甚者而设，若阳明里实热结所致便秘，则非所宜，如津液不足，燥结正甚者亦非本方所能胜任。

年老体弱者便秘很常见，但忌用峻烈的泻药治疗，因其可致剧烈的腹泻和脱水（电解质紊乱），甚至造成虚脱。中药"增液汤"治疗年老体弱者便秘有良效，不仅不会伤人，而且可达到"药到病除"的治疗效果。

尽管增液汤是一张治疗阴液不足的通用方，但在具体运用时，还应辨明阴虚的具体部位，这样可使用药更为贴切病情。如阴虚偏于胃者，主要症状有口渴多饮、胃中嘈杂、不饥不食、便秘、舌红少苔等，主用麦冬、石斛、天花粉、玉竹、生地、白扁豆、糯稻根等；如阴虚偏于肺者，主要症状有干咳、口干、咽燥等，主用北沙参、百合、天冬等。肠液不足的治疗，基本与肺胃阴伤者相同，但因该证主要表现为便秘，所以还常用大麻仁、柏子仁、郁李仁等滋润之品。如阴虚偏于肝肾，则属真阴受伤，其阴伤的程度更深入一层，但其治法仍需主用甘寒，还要配合咸寒和酸寒之品。

本方用途范围较广，常用于温热病之津亏肠燥便秘，以及习惯性便秘、慢性咽喉炎、复发性口腔溃疡、糖尿病、皮肤干燥综合征、肛裂、慢性牙周炎等证属阴津不足者。

第三十四章　平胃散医案4则

一、平胃散简介
组成：苍术15 g，厚朴9 g，陈皮9 g，炙甘草3.5 g，生姜2片，大枣2枚。
治则：燥湿运脾，行气和胃。
主治：湿滞脾胃证。脘腹胀满，不思饮食，口淡无味，恶心呕吐，嗳气吞酸，肢体沉重，怠惰嗜卧，常多自利，舌苔白腻而厚，脉缓。

方解：本方为治疗湿滞脾胃的基础方。脾为太阴湿土，居中州而主运化，其性喜燥恶湿，湿邪滞于中焦，则脾运不健，且气机受阻，故见脘腹胀满、食少无味；胃失和降，上逆而为呕吐恶心、嗳气吞酸；湿为阴邪，其性重着黏腻，故为肢体沉重、怠惰嗜卧；湿邪中阻，下注肠道，则为泄泻。治当燥湿运脾为主，兼以行气和胃，使气行湿化。方中以苍术为君药，以其辛香苦温，入中焦能燥湿健脾，使湿去则脾运有权，脾健则湿邪得化。湿邪阻碍气机，因气行则湿化，故方中臣以厚朴。本品芳化苦燥，长于行气除满，则可化湿。与苍术相伍，行气以除湿，燥湿以运脾，使滞气得行，湿浊得去。陈皮为佐，理气和胃，燥湿醒脾，以助苍术、厚朴之力。使以甘草，调和诸药，且能益气健脾和中。煎加姜、枣，以生姜温散水湿且能和胃降逆，大枣补脾益气以襄助甘草培土制水之功，姜、枣相合尚能调和脾胃。

二、相关中药配方颗粒医案

医案一：段某某，女，77 岁，2013 年 8 月 2 日就诊，门诊患者。

主诉：腹泻半月余。

患者腹泻半月余，每日 3 ~ 5 次，胸闷，憋气，饮食量少，面色萎黄，神疲倦怠，刻下症见：舌淡红，苔薄白，脉细弱。

综合脉症，四诊合参，本病当属祖国医学"泄泻"范畴，证属脾虚泄泻型，应以温运健脾，渗湿止泻为治疗原则，予平胃散加减治疗，整方如下：

炒苍术 20 g	厚朴 21 g	陈皮 12 g	白蔻仁 30 g
海螵蛸 30 g	焦麦芽 20 g	焦神曲 20 g	焦山楂 20 g
制附子 9 g	黄连 6 g	藿香 20 g	佩兰 20 g
炙甘草 6 g			

5 剂，配方颗粒，日 1 剂，开水冲服，分早晚两次温服

2013 年 8 月 7 日二诊：患者腹泻次数减少，便已成形，精神较前好转，舌淡红，苔薄白，脉细弦。上方焦三仙改为各 30 g，制附子改为 20 g，配方颗粒 5 剂，日 1 剂。患者症状已缓解，邪气渐败，正气日盛，方中附子、焦三仙加量，取扶正祛邪之意。

2013 年 8 月 13 日三诊：患者大便每日 1 ~ 2 次，便成形。上方加沙参 20 g，麦冬 20 g，配方颗粒 2 剂，日 1 剂。患者泄泻日久，耗伤津液，原方中加沙参、麦冬滋补肾阴，又可防祛湿药矫正太过。

2013 年 8 月 15 日四诊：患者大便每日一行，已愈。

按：中医认为"泄泻之本，无不由于脾胃"。脾虚泄泻由水湿阻于胃肠，脾虚失运，不能制水，湿注肠道所致。虚邪舍于肠胃，水潴为湿，谷滞为积，水

谷精华之气不能输化,清阳之气不升反下陷,分利无权而水湿并入大肠,遂致泄泻。本方黄连与附子合用,采用附子泻心汤组方配伍规律,以黄连治上,取其清轻之气易于上行也,以附子治下,取其重浊之汁易于下降也。是以如此寒热殊异之药,和而为剂,而服下热不妨寒,寒不妨热,分途施治,同时奏功。针对脾虚之本,采用苍术、厚朴、陈皮健脾理气,海螵蛸、焦三仙消食健脾,藿香、佩兰、白蔻仁化湿醒脾。脾脏得芳香药得以除湿邪之困,又得理气健脾药得以调和脾脏机能,再以消食健脾药使脾脏升清之气源源不断。全方合用,以补为主,同时又加清热药,顺应湿浊向下之病机,使全方更快见效。

医案二:齐某某,女,57岁,2015年1月14日就诊,住院患者。

主诉:阵发性胸闷、胸痛20年余,加重伴咳嗽、咳痰3天。

现病史:患者20余年前无明显诱因出现阵发性胸闷、胸痛,伴后背胀痛,轻微活动即感加重,曾多次于我科住院治疗,经心电图、心脏彩超等检查确诊为"冠心病,不稳定型心绞痛,心功能Ⅲ级",经治疗后症状改善,出院后坚持服用泰嘉、依姆多、麝香保心丸、芪苈强心胶囊等药物治疗,病情反复,多次入院。3天前受凉后出现咳嗽、咳痰,自服世福素效果不佳。胸闷、胸痛较前加重,伴头晕、头胀、头痛,无肩背放射痛,每次持续数分钟至数小时不等,无黑蒙、晕厥,无意识及四肢活动障碍,为求进一步治疗收入我科。患者神色正常,气息稍促,舌暗红,苔厚腻,脉沉细。

既往史:平素健康状况一般。高血压病史10年余,血压峰值230/160 mmHg,曾服用卡托普利片出现干咳不能耐受,平素坚持服用替米沙坦、络活喜、海捷亚等药物,血压控制尚可。慢性肾功能不全病史10年余,平素坚持服用金水宝胶囊治疗。高胆固醇血症病史3年,服用舒降之效果不佳,现服用立普妥调脂。慢性胃炎病史6月余,服用PPI(质子泵抑制剂)治疗。否认糖尿病、慢性支气管炎病史,否认肝炎、结核等传染病史。胆囊炎、胆囊息肉病史20余年,6月前因胆囊炎行腹腔镜胆囊切除术,术后恢复一般,坚持服用十味蒂达、胆宁片治疗。无外伤史,无输血史,对青霉素类药物过敏,预防接种史叙述不清。

查体:T 36.3 ℃,P 64次/分,R 17次/分,BP 142/95 mmHg,口唇略紫绀,听诊双肺呼吸音粗,未闻及明显干湿性啰音,心率63次/分,律齐,A2 > P2,各瓣膜听诊区未闻及病理性杂音,双下肢轻度水肿。

辅助检查:

心电图(2015.2.5我科)示:窦性心律,V1-V4 ST段改变。

中医诊断:胸痹,气虚血瘀。西医诊断:1.冠心病,不稳定型心绞痛;2.高血压病 3 级；3. 高胆固醇血症；4. 慢性肾功能不全；5. 慢性胃炎；6. 胆囊切除术后。

2015 年 1 月 14 日，患者自述胸闷、胸痛，腹胀，恶心，自汗体虚，睡眠差，大便偏干、潜血，双下肢轻度水肿。舌暗红，苔黄，脉弦细。

综合脉症，四诊合参，本病当属祖国医学"胸痹"范畴，证属湿阻中焦，脾失健运型，应以利水祛湿，健脾理气为治疗原则，予平胃散加减治疗，整方如下：

炒苍术 30 g	白术 30 g	厚朴 24 g	陈皮 24 g
珍珠母 60 g	瓜蒌 10 g	生大黄 6 g	炒泽泻 30 g
甘草 12 g			

5 剂，配方颗粒，日 1 剂，开水冲服，分早晚两次温服

2015 年 1 月 19 日二诊：患者胸闷、胸痛减轻。原方加石斛 30 g，元胡 30 g。清热燥湿之品性燥，久用恐伤津耗液，加用石斛养阴生津；水湿性浊黏腻，易阻滞气机，加元胡活血散瘀，理气止痛。

按：盖水之制在脾，脾阳虚则湿难运化，寒水内停，则小便不利；水湿泛溢于四肢，则肢体沉重疼痛，或浮肿；上逆肺胃，则或咳或呕；水气凌心，则心悸。治以利水祛湿为主。方中苍术、白术合用健脾祛湿，二药皆有健脾、燥湿功能，均可用治湿阻中焦，脾失健运之证。然白术以健脾益气为主，为补脾要药，适用于脾虚湿困而偏于虚证者；苍术以苦温燥湿为主，为运脾要药，适用于湿浊内阻而偏于实证者。伤寒中经常是若大便干者加白术四两，这是桂枝附子汤，从这一点上来看，白术有润大便的作用，脾虚大便干的患者经常只用生白术，20～30 g。厚朴下气除满，燥湿化痰，厚朴以苦味为重，苦降下气消积除胀满，又下气消痰平喘，既可除无形之湿邪，又可消有形之实满，为消除胀满的要药；陈皮温胃散寒，理气健脾，下气止呕。上四药合用健脾理气除满。珍珠母平肝潜阳，定惊止血，可改善心悸失眠等症状；泽泻利小便，清湿热，祛水湿。瓜蒌清热化痰，宽胸散结，润肠通便；生大黄泻热通肠，逐瘀通经，凉血解毒。二药合用清热通便。全方共奏健脾理气，利水渗湿之功。

医案三：桑某某，女，34 岁，2015 年 1 月 19 日就诊，门诊患者。

主诉：胃隐痛 3 月。

患者胃隐痛 3 月余，伴胸闷，偶有心慌，痛经，手部有过敏环，易过敏，属办公室工作人员，忧虑过多，长期姿势不良，左背部发紧，睡眠差，饮食可，活动量小，舌淡红，苔薄黄，脉细弱。

综合脉症，四诊合参，本病当属祖国医学"胃痛"范畴，证属肝脾不和型，

应以健脾理气，疏肝解郁为治疗原则，予平胃散加减治疗，整方如下：

炒苍术 20 g	厚朴 18 g	陈皮 18 g	珍珠母 60 g
羌活 20 g	独活 20 g	郁金 30 g	生甘草 6 g

5 剂，配方颗粒，日 1 剂，开水冲服，分早晚两次温服

按：患者忧思伤脾，加之情志不畅，以致肝失疏泄，脾失健运，肝脾关系失调，功能紊乱以致肝脾不调，木横乘土，则有胃痛等症状，治宜疏肝健脾。患者因姿势不良，以致经络失和，瘀血阻滞，致左背部发紧，治宜活血化瘀通络。方选平胃散加减。方中苍术健脾和胃，化痰开结，行气开郁，下气除满；厚朴苦辛而温，行气开郁，下气除满，助苍术以健脾降逆；陈皮健脾理气燥湿；珍珠母滋阴潜阳，重镇安神；郁金疏肝解郁，活血止痛；羌活、独活祛风湿，止痛，活血化瘀，可缓解风湿痹痛；生甘草清热解毒，防燥热之药，伤津耗液，同时调和诸药。全方标本兼治，调和肝脾，活血通络，诸症可解。

医案四：庄某某，女，85 岁，2012 年 12 月 26 日就诊，门诊患者。

主诉：胃部胀满 3 月余。

患者胃部胀满不适 3 月余，不欲饮食，嗜睡，舌暗红，苔黄腻，脉沉。

综合脉症，四诊合参，本病当属祖国医学"胃胀"范畴，证属脾虚湿盛型，应以健脾祛湿为治疗原则，予平胃散加减治疗，整方如下：

党参 20 g	白术 10 g	炒苍术 20 g	焦麦芽 20 g
焦神曲 20 g	焦山楂 20 g	厚朴 18 g	藿香 20 g
佩兰 20 g	木香 18 g	砂仁 15 g	酒大黄 12 g
甘草 6 g			

7 剂，配方颗粒，日 1 剂，开水冲服，分早晚两次温服

按：脾胃虚弱，则运化失职，湿自内生，气机不畅。脾虚后，最常见的症状就是湿的代谢失调，也就是说湿气代谢不出，留滞体内，形成湿邪而致病。脾虚的人也易招来外湿的入侵，外湿也常因阻脾胃使湿从内生。方中党参补中益气，生津养血；白术补脾益胃，燥湿和中；苍术健脾祛湿，解郁辟秽。白术、苍术合用健脾祛湿之效增倍，二药伍用，一散一补，一胃一脾，则中焦得键，脾胃纳运如常，水湿得以运化，不能聚而为患，人则康复无恙。焦三仙健脾开胃，消食导滞；厚朴燥湿消痰，下气除满；藿香芳香温煦，散表邪，化里湿，醒脾开胃，和中止呕；佩兰气香味辛性平，醒脾化湿解暑。藿香、佩兰二者相伍用，其清热化湿解暑，和胃醒脾之功效更著。木香疏肝理气，健脾消食；砂仁醒脾化湿，温中和胃；酒大黄清热燥湿，攻积导滞；甘草清热解毒，调和诸药。

三、小结

平胃散方载于宋代《太平惠民和剂局方》。原方为煮散，现多改为汤剂煎服。本方是治疗湿滞脾胃的基础方，后世有许多健胃除湿的方剂，都是由它扩展演变而来。因而古人曾将其誉为"治脾圣药"。方后并注"常服调气暖胃，化宿食，消痰饮，辟风寒冷湿四时非节之气"。可见《局方》创平胃散，不但用于治疗脾胃不和，也作为和胃消食的常服保健药。因此，后世医家对此方推崇备至，它已经成为治疗脾胃病的祖方，很多和胃之方均由此方化裁而来。

本方加藿香、半夏，名藿香平胃散，又名不换金正气散，治胃寒腹痛呕吐，及瘴疫湿疟。再加人参、茯苓、草果、生姜、乌梅，名人参养胃汤，治外感风寒，内伤生冷。本方合二陈汤加藿香、白术，名除湿汤，治伤湿腹痛，身重，大便溏泻。

从本方的药味组成来看，多辛、苦药，从而能散、能消、能化，对凡属脾胃湿滞所致的病变，均有良好的效果，所以清代费伯雄说"平胃散乃治脾胃之圣剂"。但要注意本方重点是适用于实证，乃祛邪（湿）之剂，不可作为健脾补虚之品常服，如欲常服必须随证加减。且因方中药物多苦温燥，易耗阴血，故孕妇不宜，对于脾土不足及老弱、阴虚之人，亦皆非所宜也。

在具体运用本方时，尚需依据病情进行加减。如舌苔黄腻，口干苦而又不喜饮水者，为湿热并重，可加黄芩、黄连、栀子等清湿热；若兼积滞腹胀，大便秘结者，可加大腹皮、枳壳、大黄等除胀行滞，下气通便；若湿盛兼有肢体酸重水肿者，可加五苓散、防风等利湿消肿。本方在临床常用于慢性胃炎、胃动力弱、胃下垂或胃神经官能症等表现为脘部胀满作痛属于脾胃湿滞者。

第三十五章　白豆蔻汤医案 1 则

一、白豆蔻汤简介

组成：白蔻仁 15 g，诃子 15 g，陈皮 15 g，干姜 15 g，厚朴 22 g，炙甘草 6 g。

治则：理气祛湿。

主治：肠胃受湿，濡泻无度，腹痛，饮食不化。

方解：方中白蔻仁为君，化湿行气，温中止呕，开胃消食。主治湿阻气滞，脾胃不和，脘腹胀满，不思饮食，湿温初起。陈皮、厚朴为臣。陈皮味苦、辛，性温，归肺、脾经，理气健脾，燥湿化痰，用于脘腹胀满，食少吐泻，咳嗽痰多；厚朴味辛、性温，具有行气化湿，温中止痛，降逆平喘的功效。干姜味辛，性热，归脾、胃、肾、心、肺经，温中散寒，回阳通脉，温肺化饮，用于脘腹冷痛，呕吐泄泻，肢冷脉微，寒饮喘咳；诃子苦、酸、涩，苦善泻而酸善收，苦以破其壅滞，使上无所格而下无所碍，酸以益其收敛，使逆者自降而陷者自升，是以咳利俱止也。二者共为佐药，温脾胃以助温化水湿，下气助湿邪得散。甘草调和诸药。

二、相关中药配方颗粒医案

医案一：路某某，女，83 岁，2014 年 9 月 15 日就诊，住院患者。

主诉：阵发性胸闷、憋气 10 年余，加重 1 天。

现病史：患者 10 年余前无明显诱因开始出现阵发性胸闷、憋气，多次于我院住院治疗，经检查诊断为"风湿性心脏病、房颤、心衰"，经营养心肌、扩冠等治疗后均好转出院，平素间断服用康忻、代文、舒降之、万爽力、速尿、兰迪、肾衰宁、氯化钾等药物治疗，病情稍稳定。1 天前患者无明显诱因再次感阵发性胸闷、憋气，并明显加重，不能耐受，伴胸部、肩背部酸痛，乏力、头晕，无头痛、恶心、呕吐，无咯血，无晕厥和肢体活动障碍，自行口服上述药物治疗效果差，于附近医院治疗效果差，今日由 120 急诊收入我科。

患者自发病以来，精神欠佳，食欲不振，夜眠差，大小便正常，体重无明显改变。患者神志清，语声无力，气息均匀，舌暗紫，苔薄白，脉结代。

既往史：患者既往身体状况较差，高血压病史 10 余年，血压峰值 180/100 mmHg，服用洛汀新咳嗽不能耐受，现服用代文降压。慢性肾脏病史 10 余年，血肌酐维持在 150 μmol/L，平素服用肾衰宁保肾。慢性支气管炎 10 余年。脑梗死病史多年。对红花、低分子肝素过敏。

查体：老年女性，神志清，精神欠佳，发育正常，营养一般，扶入病房，自主体位，查体合作。全身皮肤黏膜无黄染、皮疹、出血点，浅表淋巴结未触及肿大。头颅无畸形，巩膜无黄染，睑结膜无苍白，眼睑重度水肿，两侧瞳孔等大等圆，对光反射存在。耳鼻无异常分泌物。口唇略紫绀，咽充血，颈软，气管居中，甲状腺无肿大，颈静脉无怒张，胸廓无畸形，双侧呼吸动度均等，触觉语颤正常，双肺叩清音，听诊双肺呼吸音粗，双肺可闻及干湿性啰音。心前区无隆起，心尖搏动无弥散，未触及震颤，心界略扩大，心率 90 次/分，律绝对不齐，第一心音强弱不等，二尖瓣听诊区可闻及收缩和舒张期杂音，无心包摩擦音，脉搏短绌。腹平坦，未见胃肠型及蠕动波，无腹壁静脉曲张，腹软，腹中部轻度压痛、无反跳痛，肝脾肋下未触及，腹叩鼓，肝肾区无叩击痛，移动性浊音（－），肠鸣音正常。双下肢轻度水肿。脊柱、四肢无畸形，关节无红肿，无杵状指、趾，四肢肌力正常，巴氏征（－），脑膜刺激征（－）。

辅助检查：

心电图（2014.8.22 我科）：房颤，前壁、下侧壁 ST–T 改变。化验结果显示：中性粒细胞百分比 77.1%，淋巴细胞比率 10.8，单核细胞百分比 10.5%，淋巴细胞 0.81×10^9/L，单核细胞 0.79×10^9/L，平均 RBCHB（红细胞血红蛋白）浓度 311 g/L，氯 95.0 mmol/L，总二氧化碳 31.0 mmol/L。

诊断：1. 风湿性心脏病，二尖瓣狭窄，心律失常，房颤，心功能Ⅲ级；2. 高血压病 3 级；3. 慢性肾脏病 2 期；4. 慢性支气管炎急性发作；5. 高胆固醇血症。

患者自述不欲饮食，恶心，食少，后背部伴剑突胃脘部不适，纳差，大便一日两次，汗出较多，劳累后加重，后背部疼痛，舌暗红，苔黄厚，脉沉。

综合脉症，四诊合参，本病当属祖国医学"纳差"范畴，证属脾胃湿阻型，应以健脾祛湿为治疗原则，予白豆蔻汤加减治疗，整方如下：

生麦芽30 g　　厚朴18 g　　白蔻仁30 g　　陈皮18 g
生甘草6 g

　　　　　　3 剂，配方颗粒，日 1 剂，开水冲服，分早晚两次温服

2015 年 9 月 16 日二诊：患者后背部仍按之疼痛。在原方配方颗粒基础上加元胡 30 g，活血化瘀，行气止痛，3 剂，配方颗粒。

2015 年 9 月 19 日三诊：服药 3 剂后，无恶心，饮食好转。上方加白术 12 g，泽泻 30 g，茯苓 30 g，肉桂 12 g，2 剂，配方颗粒，日 1 剂，开水冲服，分早晚两次温服。

按：患者病久，脾胃虚弱，脾气不足以运化水湿，则脾胃湿阻，故见不欲饮食，恶心，食少。方中白蔻仁理气宽中，燥寒湿；厚朴健脾除湿；陈皮理气健脾，脾气健运，则湿邪可去；脾胃湿阻，脾胃运化失常则纳差，加麦芽消食和胃；生甘草补脾益气，清热解毒，调和诸药。前 3 剂，以祛湿为主，兼理气。3 剂后，气机阻滞得以畅通，但总因病久脾胃虚弱，故加茯苓、白术健脾益气，肉桂补火助阳，另外加泽泻利水渗湿泄热，以防补益太过，生火热之邪。

三、小结

本方来源于《圣济总录》，主治肠胃受湿，濡泻无度，腹痛，饮食不化。导师善用祛湿剂，对于老年病患脾湿盛而胃弱者，则用此方：一则本方短小精悍，不加重患者胃肠负担；二则祛湿理气效果佳，见效快。

第三十六章　藿香佩兰饮医案 1 则

一、藿香佩兰饮简介

组成：藿香 5 g，佩兰 5 g，白蔻仁 2 g，生姜 2 片。

治则：健脾化湿。

主治：小儿泄泻之风寒泻型。泄泻清稀，中多泡沫，臭气不甚，肠鸣腹痛，或兼恶寒发热，苔白腻，脉浮紧。

方解：方中藿香、佩兰合为君药，白蔻仁为臣，生姜为佐使之用。藿香味辛，性微温，归脾、胃、肺经，芳香化浊，和中止呕，发表解暑，用于湿浊中阻，脘痞呕吐，暑湿表证，湿温初起，发热倦怠，胸闷不舒，寒湿闭暑，腹痛吐泻，鼻渊头痛。佩兰味辛，性平，归脾、胃、肺经，有芳香化湿，醒脾开胃，发表解暑的作用，用于湿浊中阻，脘痞呕恶，口中甜腻，口臭，多涎，暑湿表证，湿温初起，发热倦怠，胸闷不舒。白蔻仁性味辛温，有理气宽中，燥寒湿，解酒毒之功效，可治胃痛腹胀、噫气反胃等症。生姜发散，止呕，止咳。全方芳香化湿为主，同时理气宽中，使湿邪得去，三焦畅通。

二、相关中药配方颗粒医案

医案一：丁某某，女，84 岁，2013 年 10 月 7 日就诊，门诊患者。

主诉：腹胀半月。

患者腹胀、纳差半月余，厌油腻，多矢气，大便正常，舌淡，苔白厚，脉弱。

综合脉症，四诊合参，本病当属祖国医学"腹胀"范畴，证属水湿中阻型，应以芳香化湿为治疗原则，予藿香佩兰饮加减治疗，整方如下：

　　白蔻仁 30 g　　　藿香 20 g　　　　佩兰 20 g　　　　　生姜 3 片

　　　　　　　3 剂，配方颗粒，日 1 剂，开水冲服，分早晚两次温服

2013 年 10 月 15 日二诊：患者腹胀较前减轻，饮食仍少。原方加焦三仙 30 g，制附子 12 g，连翘 12 g，配方颗粒 2 剂，日 1 剂，水冲服。前方以祛邪为主，邪去则应予扶正，湿重于热，阳被湿困者用附子湿温证治，且水湿得阳气才能温煦得化，附子大热应加以连翘清热，制约附子补阳太过，并加焦三仙健胃消食。全方扶正祛邪，有补有泻，诸症可解。

2013 年 10 月 16 日三诊：患者腹胀缓解，饮食佳。

按：腹胀，即腹部胀大或胀满不适。可以是一种主观上的感觉，感到腹部的一部分或全腹部胀满。该患者属水湿中阻，水湿阻遏肠胃气机，则见腹胀、

纳差等症状。应以醒脾化湿为主，方中白蔻仁化湿消痞，行气温中，开胃消食；藿香配伍佩兰，藿香芳香温煦，散表邪，化里湿，醒脾开胃，和中止呕；佩兰气香味辛性平，醒脾化湿解暑。二者相伍为用，其清热化湿解暑，和胃醒脾之功效更著。

三、小结

藿香、佩兰为芳香化湿常用药，因价格低廉且效果明显而广泛应用于临床。《素问·奇病论》："津液在脾，故令人口干也，此肥美之所发也……其气上溢，转为消渴，治之以兰，除陈气也。"藿香和佩兰经常在一起使用，藿香有解表的作用，佩兰行气的作用更强。两者在一起用，祛除中焦湿气，振奋脾胃阳气的作用是非常好的。导师对脾虚湿盛者常用藿香佩兰饮，以先祛湿邪而后健脾补益。

此外应告知患者芳香类药物的煎煮方法。一般熬久了，芳香类物质会挥发，所以最好是"后下"，在闭火的前5分钟下入，这样就可以更好地保留有效成分。当然，中药配方颗粒的使用则避免了煎煮的麻烦。

第三十七章　五苓散医案1则

一、五苓散简介

组成：猪苓9g，茯苓9g，白术9g，泽泻15g，桂枝6g。

治则：利水渗湿，温阳化气。

主治：膀胱气化不利之蓄水证。小便不利，头痛微热，烦渴欲饮，甚则水入即吐；或脐下动悸，吐涎沫而头目眩晕；或短气而咳；或水肿、泄泻。舌苔白，脉浮或浮数。

方解：本方主治病证虽多，但其病机均为水湿内盛，膀胱气化不利所致。在《伤寒论》中原治蓄水证，乃由太阳表邪不解，循经传腑，导致膀胱气化不利，而成太阳经腑同病。太阳表邪未解，故头痛微热；膀胱气化失司，故小便不利；水蓄不化，郁遏阳气，气不化津，津液不得上承于口，故渴欲饮水；其人本有水蓄下焦，饮水不得输布而上逆，致水入即吐，故此又称"水逆证"；水湿内盛，泛溢肌肤，则为水肿；水湿之邪，下注大肠，则为泄泻；水湿稽留肠胃，升降失常，清浊相干，则为霍乱吐泻；水饮停于下焦，水气内动，则脐下动悸；水饮上犯，阻遏清阳，则吐涎沫而头眩；水饮凌肺，肺气不利，则短气而咳。治宜利水渗湿为主，兼以温阳化气之法。方中重用泽泻为君，以其甘淡，直达肾与膀胱，利水渗湿。臣以茯苓、猪苓之淡渗，增强其利水渗湿之力。佐以白术、茯苓健脾以运化水湿。《素问》说："膀胱者，州都之官，津液藏焉，气化则能出矣。"膀胱的气化有赖于阳气的蒸腾，故方中又佐以桂枝温阳化气以助利水，解表散邪以祛表邪。《伤寒论》示人服后当饮暖水，以助发汗，使表邪从汗而解。

二、相关中药配方颗粒医案

医案一：尹某，女，15岁，2012年7月9日就诊，门诊患者。

主诉：颜面水肿1月余。

患者颜面水肿1月余，月经正常，饮水量少，呃逆，纳差，二便正常，舌红，苔薄黄腻，脉弦数。检查：尿常规蛋白（++）；高倍视野红细胞2个，白细胞2个。

综合脉症，四诊合参，本病当属祖国医学"水肿"范畴，证属水湿内停型，应以化湿利水为治疗原则，予五苓散加减治疗，整方如下：

桂枝18 g	茯苓20 g	白术10 g	炒泽泻20 g
益母草30 g	泽兰20 g	海螵蛸30 g	柴胡12 g
枇杷叶20 g	生甘草9 g		

7剂，配方颗粒，日1剂，开水冲服，分早晚两次温服

按：本病属《伤寒论》中蓄水证。因太阳表证不解，循经传腑，导致膀胱气化不利，膀胱气化失司，则水蓄不化，郁遏阳气，水湿内盛，泛溢肌肤，发为水肿。治宜化湿利水。方选五苓散加减。方中泽泻甘淡，直达肾与膀胱，利水渗湿；白术、茯苓健脾以运化水湿；膀胱的气化有赖于阳气的蒸腾，故方中又佐以桂枝温阳化气以助利水；益母草、泽兰均为行血利水之要药，益母草微寒，泽兰微温，两药配伍，化瘀利水，行而不峻，性质平和；柴胡解郁行气，与海螵蛸合用疏肝理气，和胃降逆；枇杷叶清肺降逆，调畅肺宣发肃降机能，可通调三焦水道；生甘草调和诸药。全方以渗湿利水为主，既温阳化气，又行气利水。

三、小结

五苓散出自《伤寒论》。五苓散是调节人体水液分布异常的方剂。水液的异常分布，《伤寒论》的注家们称之为"蓄水"证。但"蓄水"时水液并非仅仅停留在下焦的膀胱，可以停留在人体的任何部位。蓄于下则小便不利；蓄于中则见"心下痞"和水入则吐的"水逆"；蓄于上则见"吐涎沫而癫眩"；蓄于表则有汗出；蓄于肠则有下利；蓄于肌肤则有水肿。至于现代医学中青光眼的眼压增高，美尼尔氏综合征的内耳迷路的积水，以及脑积水、肝腹水、胸水、心包积液等，都可以认为是"蓄水"的表现形式。只要出现口渴、小便不利、舌体胖大，边见齿痕者，都可以考虑使用本方。

若兼气滞腹胀者，加陈皮、枳壳等以理气消胀；若水肿甚者，加车前子、大腹皮、桑白皮、陈皮等以增强利水消肿之功；若泄泻清稀如水，可加山药、薏苡仁、葛根等以健脾渗湿止泻；若水肿兼有表证者，可与越婢汤合用；水湿壅盛者，可与五皮散合用；泄泻偏于热者，须去桂枝，加车前子、木通以利水清热。

方剂化裁：四苓散即五苓散去桂枝，功专淡渗利水，主治水湿内停，小便不利等。胃苓汤系平胃散与五苓散合方，具有祛湿和胃，行气利水之功，主要用于水湿内盛之泄泻、水肿、小便不利等。茵陈五苓散即五苓散与倍量的茵陈相合而成，具有利湿清热退黄之功，适用于黄疸湿多热少、小便不利之证。

第三十八章 羌活胜湿汤医案 1 则

一、羌活胜湿汤简介

组成：羌活 6 g，独活 6 g，藁本 3 g，防风 3 g，炙甘草 3 g，蔓荆子 2 g，川芎 1.5 g。

治则：祛风，胜湿，止痛。

主治：风湿在表之痹证。肩背痛不可回顾，头痛身重，或腰脊疼痛，难以转侧，苔白，脉浮。

方解：本方主治为风湿在表，其证多由汗出当风，或久居湿地，风湿之邪侵袭肌表所致。风湿之邪客于太阳经脉，经气不畅，致头痛身重、腰脊疼痛、难以转侧。风湿在表，宜从汗解，故以祛风胜湿为法。方中羌活、独活共为君药，二者皆为辛苦温燥之品，其辛散祛风，味苦燥湿，性温散寒，故皆可祛风除湿，通利关节。其中羌活善祛上部风湿，独活善祛下部风湿，两药相合，能散一身上下之风湿，通利关节而止痹痛。臣以防风、藁本，入太阳经，祛风胜湿，且善止头痛。佐以川芎活血行气，祛风止痛；蔓荆子疏散风热，清利头目。使以甘草调和诸药。

二、相关中药配方颗粒医案

医案一：刘某某，男，39 岁，2012 年 10 月 15 日就诊，门诊患者。

主诉：下肢疼痛、麻木多年。

患者下肢疼痛、麻木多年，夜间发作次数较多，受凉后疼痛尤甚，小便数，大便无异常，面色暗滞，舌苔薄白而腻，脉沉细。

综合脉症，四诊合参，本病当属祖国医学"痹证"范畴，证属寒湿痹痛型，应以温经散寒通络为治疗原则，予羌活胜湿汤加减治疗，整方如下：

黄芪 30 g	川芎 30 g	羌活 30 g	独活 30 g
元胡 20 g	防风 30 g	苏木 30 g	鸡血藤 30 g
制附子 21 g	生甘草 12 g		

7 剂，配方颗粒，日 1 剂，加温水泡脚

按：证属寒湿下注，阳气温煦失职，有形之寒湿阻滞经脉。下肢为阳气到达的远端，因受寒湿、风湿等致阳气温煦失职，不能温化有形之邪，留滞经脉，不通则痛。治宜温经散寒通络。患者体质偏阳虚，制附子补火助阳，散寒止痛，且阳气通则寒湿得化；川芎活血化瘀，行气止痛，既活血又行气；羌活和独活都可祛风行湿散寒，羌活散寒为主，独活祛湿为主；防风助羌、独活胜湿之功；元胡、苏木行血通络，祛瘀止痛；苏木补血活血通络；黄芪、甘草益气补脾，脾主四肢，脾健则四肢健。全方活血脉，温阳气，通经络，补、活、通三法合用，痹证可缓解。

三、小结

本方出自元代李东垣的《内外伤辨惑论》。本方是为治疗湿伤于表所致头身重痛之剂。

《素问·痹论》中有"风寒湿三气杂至，合而为痹也"之说。风寒湿等邪气，在人体卫气虚弱时容易侵入人体而致病。汗出当风、坐卧湿地、涉水冒雨等，均可使风寒湿等邪气侵入机体经络，留于关节，导致经脉气血闭阻不通，不通则痛，疏通经络气血，使营卫调和而风寒湿邪无所依附，痹痛遂解。《脾胃论》上卷："如肩背痛，不可回顾，此手太阳气郁而不行，以风药散之。如背痛项强，腰似折，项似拔，上冲头痛者，乃足太阳经之不行也，以羌活胜湿汤主之。"

湿邪较重，肢体酸楚甚者，可加苍术、细辛以助祛湿通络；郁久化热者，宜加黄芩、黄柏、知母等清里热。

第三十九章　独活寄生汤医案 2 则

一、简介

组成：独活 9 g，桑寄生 6 g，杜仲 6 g，牛膝 6 g，细辛 6 g，秦艽 6 g，茯苓 6 g，肉桂 6 g，防风 6 g，川芎 6 g，人参 6 g，甘草 6 g，当归 6 g，芍药 6 g，干地黄 6 g。

治则：祛风湿，止痹痛，益肝肾，补气血。

主治：痹证日久，肝肾两虚，气血不足证。腰膝疼痛、痿软，肢节屈伸不

利，或麻木不仁，畏寒喜温，心悸气短，舌淡，苔白，脉细弱。

方解：本方为治疗久痹而肝肾两虚，气血不足之常用方。其证乃因感受风寒湿邪而患痹证，日久不愈，累及肝肾，耗伤气血所致。其证属正虚邪实，治宜扶正与祛邪兼顾，既应祛散风寒湿邪，又当补益肝肾气血。方中重用独活为君，辛苦微温，善治伏风，除久痹，且性善下行，以祛下焦与筋骨间的风寒湿邪。臣以细辛、防风、秦艽、肉桂诸药，细辛入少阴肾经，长于搜剔阴经之风寒湿邪，又除经络留湿；秦艽祛风湿，舒筋络而利关节；肉桂温经散寒，通利血脉；防风祛一身之风且胜湿，君臣相伍，共祛风寒湿邪。本证因痹证日久而见肝肾两虚，气血不足，遂佐入桑寄生、杜仲、牛膝以补益肝肾而强壮筋骨，且桑寄生兼可祛风湿，牛膝尚能活血以通利肢节筋脉；当归、川芎、地黄、白芍养血和血，人参、茯苓、甘草健脾益气，以上诸药合用，具有补肝肾，益气血之功。且白芍与甘草相合，尚能柔肝缓急，以助舒筋。当归、川芎、牛膝、肉桂活血，寓"治风先治血，血行风自灭"之意。甘草调和诸药，兼使药之用。

二、相关中药配方颗粒医案

医案一：齐某某，女，36 岁，2012 年 12 月 10 日就诊，门诊患者。

主诉：腹痛 1 周。

患者近 1 周来腹痛，伴睡眠差、腰痛多年，舌暗红，苔腻，脉沉。

综合脉症，四诊合参，本病当属祖国医学"腹痛"范畴，证属风湿内蕴，痹阻经络型，应以祛风除湿，通经止痛为治疗原则，予独活寄生汤加减治疗，整方如下：

黄芪 30 g	防风 30 g	羌活 30 g	独活 30 g
木瓜 30 g	杜仲 20 g	牛膝 30 g	生甘草 15 g

7 剂，配方颗粒，日 1 剂，足浴

按：患者风湿之邪内盛，流注经络，不通则痛，故腹痛、腰痛，治宜祛风除湿，通经止痛。羌活能上行巅顶，横行肢臂，善治上部之邪，独活偏下行而入里，善治下部风湿之邪，二者配合，治一身上下风湿之邪；杜仲、牛膝长于祛风湿，补肝肾，强筋骨；木瓜舒筋活络，和胃化湿；黄芪益气健脾，助上药化湿；元胡"行血中之气滞，气中血滞"，能治一身上下诸痛；生甘草益气健脾，调和诸药。诸药合用，共奏祛风除湿，通经止痛之功。

医案二：韩某某，女，26 岁，2011 年 3 月 14 日就诊，门诊患者。

主诉：阵发性心慌 1 月。

患者阵发性心慌 1 月余，无胸痛、胸闷，头颈部常有汗出，无腹泻腹痛，纳可，眠差，二便调，舌暗红，苔薄黄，脉沉。

综合脉症,四诊合参,本病当属祖国医学"心悸"范畴,证属肝肾不足型,应以补益肝肾为治疗原则,予独活寄生汤加减治疗,整方如下:

焦麦芽 20 g	焦神曲 20 g	焦山楂 20 g	鸡血藤 15 g
槟榔 10 g	连翘 20 g	桑寄生 30 g	牛膝 20 g
半夏 18 g	陈皮 18 g	砂仁 6 g	炒泽泻 20 g
独活 20 g	杜仲 20 g		

5 剂,配方颗粒,日 1 剂,开水冲服,分早晚两次温服

2011 年 3 月 18 日二诊:患者心慌减轻,晨起头晕、口干,失眠较前减轻,舌暗红,苔薄黄,脉沉。上方去焦三仙、槟榔、泽泻,加茯苓 30 g,羌活 15 g,肉桂 6 g,5 剂,配方颗粒,日 1 剂,开水冲服,分早晚两次温服。

2011 年 3 月 25 日三诊:患者心慌减轻,晨起头晕、口干减轻,失眠较前减轻,饮食不佳,食后有恶心感,双下肢轻度水肿,偶感小腿胀,舌暗红,苔白厚稍腻,脉沉。上方加海螵蛸 30 g,5 剂,配方颗粒,日 1 剂,开水冲服,分早晚两次温服。

按:患者先天肝肾不足,加之后天脾胃失养,以致气血亏虚,心脉失养,则发心慌。方选独活寄生汤,方中独活、桑寄生、杜仲、牛膝,补肝肾,祛风湿,止痹痛;鸡血藤补血活血通络;槟榔、砂仁理气止痛;连翘清热解毒;半夏、陈皮理气健脾;泽泻利水渗湿;焦三仙消食和胃。

三、小结

独活寄生汤出自《备急千金要方》,为治疗久痹而致肝肾两虚,气血不足证之常用方。临床应用以腰膝冷痛,肢节屈伸不利,心悸气短,脉细弱为辨证要点。《备急千金要方》卷八:"治腰背痛,独活寄生汤。夫腰背痛者,皆犹肾气虚弱,卧冷湿地当风所得也,不时速治,喜流入脚膝,为偏枯冷痹缓弱疼重,或腰痛挛脚重痹,宜急服此方。"风寒湿邪客于肢体关节,气血运行不畅,故见腰膝疼痛,久则肢节屈伸不利,或麻木不仁。肾主骨,肝主筋,邪客筋骨,日久必致损伤肝肾,耗伤气血。又腰为肾之府,膝为筋之府,肝肾不足,则见腰膝痿软;气血耗伤,故心悸气短。

痹证疼痛较剧者,可酌加制川乌、制草乌、白花蛇等以助搜风通络,活血止痛;寒邪偏盛者,酌加附子、干姜以温阳散寒;湿邪偏盛者,去地黄,酌加防己、薏苡仁、苍术以祛湿消肿;正虚不甚者,可减地黄、人参。

应用独活寄生汤的原则就是痛重药重,痛轻药轻,对于绵绵而痛的慢性疼痛不要急于求成,可以常服久服。而且适当加减对提高疗效有很大帮助。

第四十章　清气化痰丸医案 1 则

一、清气化痰丸简介

组成：黄芩 6 g，瓜蒌仁 6 g，制半夏 9 g，胆南星 9 g，陈皮 6 g，苦杏仁 6 g，枳实 6 g，茯苓 6 g。

治则：清肺化痰。

主治：痰热咳嗽。咳嗽气喘，咯痰黄稠，胸膈痞闷，甚则气急呕恶，烦躁不宁，舌质红，苔黄腻，脉滑数。

方解：本方证因痰阻气滞，气郁化火，痰热互结所致。痰热为患，壅肺则肺失清肃，故见咳嗽气喘、咯痰黄稠；阻碍气机，则胸膈痞闷，甚则气逆于上，发为气急呕恶；痰热扰乱心神，可见烦躁不宁。治宜清热化痰，理气止咳。方中胆南星苦凉、瓜蒌仁甘寒，均长于清热化痰，瓜蒌仁尚能导痰热从大便而下，二者共为君药。制半夏虽属辛温之品，但与苦寒之黄芩相配，一化痰散结，一清热降火，既相辅相成，又相制相成，共为臣药。治痰者当须降其火，治火者必须顺其气，故佐以杏仁降利肺气以宣上，陈皮理气化痰以畅中，枳实破气化痰以宽胸，并佐茯苓健脾渗湿以杜生痰之源。使以姜汁为丸，用为开痰之先导。

二、相关中药配方颗粒医案

医案一：王某某，女，81 岁，2012 年 1 月 29 日就诊，门诊患者。

主诉：咳嗽、咳痰 2 周，加重伴胸闷、憋喘 1 周。

2 周前，患者因外感，出现咳嗽、咳痰，痰黄质黏，难以咯出，伴发热。1 周前，因症状加重伴胸闷、憋气，住院治疗好转后出院。刻下症见：咳嗽、咳痰，痰黄质黏，难以咯出，烦躁、失语、眠差，舌质暗红，苔薄黄，脉沉。

综合脉症，四诊合参，本病当属祖国医学"咳嗽"范畴，证属痰蒙心窍型，应以清热化痰，理气宁心为治疗原则，予清气化痰丸加减治疗，整方如下：

胆南星 3 g	枳实 6 g	竹茹 10 g	牛膝 10 g
半夏 9 g	陈皮 12 g	龟板 10 g	紫石英 20 g
生甘草 6 g			

　　　　　　　　　　　1 剂，配方颗粒，开水冲服，分早晚两次温服

2012 年 1 月 30 日二诊：患者精神好转，仍失语，烦躁减轻，未见抽搐。原方加天竺黄 9 g，清热豁痰，凉心定惊，1 剂，配方颗粒。

按：脾失健运，津液失布，火邪煎熬津液而成痰。痰随火升降，火引痰而

横行。痰浊上扰头目,兼痰蒙心窍,则有昏迷、烦躁。本方选用清气化痰丸合二陈汤加减。胆南星取其味苦性凉,清热化痰,治实痰实火之壅闭;枳实苦寒,破气消积,化痰消积,苦泄力大,行气力强,故为破气之药,性沉降而下行;竹茹清热化痰,除烦止呕;半夏、陈皮理气燥湿化痰,气顺则痰消;龟板滋肾潜阳,益肾健骨,养血补心;紫石英镇心安神,养血祛湿;牛膝补肝肾,强筋骨,引血下行;生甘草清热解毒,祛痰止咳,调和诸药。全方清热化痰,且注重行气,使痰随气消。

三、小结

本方出自《医方考》,庞安常曰:"人身无倒上之痰,天下无逆流之水,善治痰者,不治痰而治气,气顺则一身之津液随之而顺矣。"本方亦系二陈汤加减化裁而成,其去乌梅者,因痰热壅肺,恐其酸收敛邪,故不可用。

热痰者,痰因火盛也,痰即有形之火,火即无形之痰,痰随火而升降,火引痰而横行,变生诸证,火借气于五脏,痰借液于五脏,气有余则为火,液有余则为痰,故治痰者必降其火,治火者必顺其气也。

清气化痰丸与清金降火汤皆为清热化痰之剂,其区别,前者以胆南星为君药,其化痰之力略优,故主治咳嗽痰多,稠黏色黄之证。后者无胆南星而有石膏,其清热之力略胜,且又清胃热,故主治肺胃痰火而见痰稠色黄,面赤或喘急之证。

若痰多气急者,可加鱼腥草、桑白皮;痰稠质黏难咯者,可减半夏用量,加青黛、蛤粉;恶心呕吐明显者,加竹茹;烦躁不眠者,可去黄芩,加清热除烦之黄连、山栀,并酌加琥珀粉、远志等宁心安神之品。

第四十一章 过敏煎医案 4 则

一、过敏煎简介

组成:防风 10 g,银柴胡 10 g,乌梅 10 g,五味子 10 g,甘草 10 g。

治则:解表和里,固表祛风。

主治:凡过敏试验阳性者,均可采用本方。本方可用于变态反应性疾病。有报道用本方加味治疗过敏性鼻炎、荨麻疹、紫癜、过敏性咳喘等都有较好疗效。

方解:方中银柴胡能升举阳气,味甘,性微寒,归肝、胃经,功效退虚热、清肝热;防风祛风解表,味辛、甘,性微温,有祛风解表,胜湿止痛,止痉的功效;五味子、乌梅能敛气;甘草补脾益气。

二、相关中药配方颗粒医案

医案一：江某某，女，80 岁，2014 年 10 月 10 日就诊，门诊患者。

主诉：瘙痒 3 个月，加重 4 天。

患者 3 个月前无明显诱因出现全身瘙痒，可见少量丘疹，主要集中于双下肢，瘙痒难忍，发作时瘙痒部位发热、发红，夜间加重，曾用艾洛松等药物治疗效果不佳，反复发作。4 天前瘙痒加重，无法睡眠，前来就诊。既往有糖尿病、高血压病、慢性支气管炎、慢性阻塞性肺炎等病史。刻下症见：瘙痒难忍，下肢皮肤局部因抓挠出现破溃及少量渗出，部分已结痂，舌红，苔少，脉细沉。

综合脉症，四诊合参，本病当属祖国医学"痒证"范畴，证属湿热内蕴型，应以清热祛湿，解毒止痒为治疗原则，予过敏煎加减治疗，整方如下：

防风 30 g	银柴胡 30 g	地骨皮 20 g	五味子 12 g
乌梅 30 g	白鲜皮 30 g	蛇床子 30 g	泽泻 20 g
生甘草 6 g			

5 剂，配方颗粒，日 1 剂，开水冲服，分早晚两次温服

按：此例患者为湿热内蕴，热入血分，血热肉湿，湿热相搏，熏蒸皮肤，故瘙痒、出疹，治宜清热祛湿，解毒止痒。本方以过敏煎加减。过敏煎乃当代中医大家祝谌予所制，药凡五味，由防风、银柴胡、乌梅、五味子、甘草组成，药虽平淡，但组方严谨，临床疗效卓著，被学者称为当代经方。《医宗金鉴》提出"痒属风"，风为百病之长，善行而数变，痒与风关系密切，故方中加入防风祛风止痒；银柴胡升举阳气；五味子、乌梅能敛气生津；甘草补脾益气，清热解毒，调和诸药。全方组合有收有散，有补有泻，有升有降，阴阳并调，立方巧思。此外，现代药理学证实，银柴胡能抑制组织胺和 5-羟色胺所致的血管通透性增高出现水肿反应的作用；防风有解热作用；五味子有抗胆碱和增强肾上腺皮质功能的作用；乌梅对蛋白质过敏有对抗作用；甘草对过敏物质有降解作用。白鲜皮、蛇床子相配伍，清热祛湿，止痒解毒；泽泻利水渗湿降浊，使湿邪从小便而去；地骨皮凉血除蒸。诸药合用，标本兼治，滋渗并施，共奏清热祛湿，解毒止痒之功。

医案二：刘某，女，26 岁，2014 年 4 月 20 日就诊，门诊患者。

主诉：阵发性皮肤瘙痒 2 年。

患者蚊虫叮咬后，瘙痒难忍，夜间加剧，皮肤见多处抓痕，自述症状已有 2 年，夏末尤甚，伴经来腹痛，痛有定处，背痛，口干，口苦，易口舌生疮，经前便干，食欲可，但食多则反酸、胃胀，面色暗，舌暗红，苔黄，脉弦。

综合脉症，四诊合参，本病当属祖国医学"痒证"范畴，证属湿热内蕴型，

应以清热祛湿，解毒止痒为治疗原则，予过敏煎加减治疗，整方如下：

防风 30 g	银柴胡 30 g	地骨皮 20 g	五味子 12 g
黄柏 18 g	蝉蜕 24 g	炒苍术 20 g	土茯苓 20 g
白鲜皮 30 g	蛇床子 30 g	生甘草 12 g	

7 剂，配方颗粒，日 1 剂，开水冲服，分早晚两次温服

按：现代医学认为皮肤瘙痒病因有：第一，精神神经因素；第二，内脏疾病引起，如患糖尿病或原发性胆汁硬变等疾病可引起皮肤中胆盐、胆汁、尿素或其他代谢产物增多；第三，与内分泌障碍有关，如性激素功能紊乱、甲状腺机能不足；第四，气候变化及局部摩擦引起；第五，由蛲虫、滴虫、淋病、真菌、直肠炎等病因引起。现代医学对本病治疗首先除去病因，避免各种外界刺激（如不用粗糙卫生纸、不穿化纤内衣及毛织品等），内服抗组织胺及安定剂，严重者可服皮质类固醇激素，或施以静脉封闭疗法。本病在祖国医学属"痒证"范畴，病因大都由湿热蕴于肌肤，或血虚肝旺、生风生燥、肌肤失养，或病久脾虚、肝肾不足，兼因湿热内蕴所致。患者平素阴虚内热，阴虚日久，肌表腠理失于津液濡养，体表虚弱，正值暑热，湿热蕴于体表，则瘙痒难忍。治法应以清热燥湿止痒为主。方中地骨皮凉血清热除蒸；白鲜皮清热燥湿，祛风解毒；黄柏清热燥湿，泻火除蒸，解毒疗疮；苍术燥湿健脾，祛风散寒；土茯苓解毒除湿；防风、银柴胡、五味子参考当代大家祝谌予所制过敏煎组方配伍，防风祛风止痒，银柴胡清热利湿解毒，五味子敛气生津；甘草补脾益气，清热解毒，调和诸药。全方组合有收有散，有补有泻，有升有降，阴阳并调。另患者瘙痒剧烈，加蝉蜕、蛇床子祛风，透疹，止痒。全方以清热燥湿为主，且借过敏煎组方思路调理肌表阴阳，兼止痒。

医案三：徐某某，女，80 岁，2014 年 10 月 20 日就诊，门诊患者。

主诉：阵发性皮肤瘙痒 10 年余。

患者阵发性皮肤瘙痒 10 年余，发作时皮肤瘙痒难耐。刻下症见：皮肤瘙痒，可见多处抓痕、红肿，无溃破，肢体沉重疼痛，胸脘痞满，小便不利，无汗出，舌红，苔少，脉沉。

综合脉症，四诊合参，本病当属祖国医学"痒证"范畴，证属湿热蕴表型，应以清利湿热为治疗原则，予过敏煎加减治疗，整方如下：

防风 30 g	银柴胡 30 g	地骨皮 20 g	五味子 18 g
乌梅 30 g	白鲜皮 30 g	蛇床子 30 g	炒泽泻 20 g
生甘草 6 g			

5 剂，配方颗粒，日 1 剂，开水冲服，分早晚两次温服

按：过敏煎药味平淡，但组方严谨，方中防风辛温解表，散风胜湿，银柴胡甘寒益阴，清热凉血，乌梅酸涩收敛，化阴生津，五味子酸甘而温，益气敛肺，诸药相配，有收有散，有补有泻，升降并举，阴阳并调，具有御卫固表，抗过敏的功效。白鲜皮既能清热，又善止痒；地骨皮凉血除蒸，清肺降火；蛇床子温肾助阳，祛风，燥湿；泽泻利水渗湿泄热。本方除用过敏煎御卫固表，再加清热利湿之品，祛除病邪，直达病位。

医案四： 李某某，女，32 岁，2014 年 9 月 26 日就诊，门诊患者。

主诉：湿疹多年。

患者手有湿疹，色红，瘙痒难忍，口黏，易汗出，舌红，苔白腻，脉弦。

综合脉症，四诊合参，本病当属祖国医学"痒证"范畴，证属湿热蕴表型，应以清利湿热为治疗原则，予过敏煎加减治疗，整方如下：

银柴胡 18 g	地骨皮 20 g	乌梅 30 g	五味子 18 g
防风 30 g	苦参 18 g	蛇床子 30 g	土茯苓 30 g
白芨 20 g	白鲜皮 30 g	生甘草 12 g	

5 剂，配方颗粒，日 1 剂，开水冲服，分早晚两次温服

按：素体虚弱，脾为湿困，肌肤失养。又外感风湿热邪，内外两邪相搏，充于腠理，浸淫肌肤发为本病。病初脾胃失健，湿邪内生，郁久化热，湿热内蕴，外越肌肤则疹色鲜红。病久反复发作，阴血被耗，气血失和，化燥生风，肌肤失养，缠绵难愈。总之，该病由湿热，血热，湿阻，血燥所引起。治宜清热利湿为主。方中银柴胡、地骨皮善入血分，清热凉血；风为百病之长，善行而数变，故痒与风关系密切，加入防风祛风止痒；乌梅、五味子酸甘化阴，可养阴清热，二药性酸可收敛生肌，促进破溃的皮肤收口；白鲜皮、土茯苓、苦参、蛇床子清热燥湿，祛风解毒；白芨收敛止血，消肿生肌；生甘草清热解毒，调和诸药。全方以清泻为主，畅达肌表，诸症状可解。

三、小结

过敏煎为现代经方，由当代大家祝谌予所制。药凡五味，由防风、银柴胡、乌梅、五味子、甘草组成，药虽平淡，但立方确有巧思，非常严谨。药物组合，有收有散，有补有泄，有升有降，阴阳并调。在临床应用中随证加减，并采用西医的辨病，中医的辨证，加减有制，应用广泛，值得临证参考，被学者称为当代经方。

随证加减，如过敏性荨麻疹属于风寒者加桂枝、麻黄、升麻、荆芥，风热者加菊花、蝉蜕、金银花、薄荷，血热者加丹皮、紫草、白茅根，热毒内盛加连翘、金银花、甘草、蒲公英、紫花地丁、板蓝根。过敏性哮喘，常加莱菔子、白

芥子、苏子、葶苈子、杏仁。过敏性紫癜，常加藕节炭、血余炭、荆芥炭、茜草根、旱莲草、仙鹤草。过敏性鼻炎，常加白芷、菖蒲、辛夷、菊花、细辛、生地、苍耳子、葛根。冷空气过敏症，加桂枝、白芍、生姜等。

现代药理研究证明，方中土茯苓、银柴胡有较好的抗感染作用，五味子能抗过敏，可因非特异性刺激产生更多游离抗体，中和侵入体内的过敏原。由于本方药合于病情，故有良好的临床应用价值。

第三部分 自拟方中药配方颗粒医案

第一章 胸痹1号方医案2则

一、胸痹1号方简介

组成：柴胡12 g，枳壳9 g，香附15 g，川芎15 g，丹参30 g，元胡15 g，木香9 g，生甘草6 g。

治则：疏肝理气，活血化瘀。

主治：气滞血瘀型胸痹，临床表现有心胸满闷刺痛，痛有定时，时欲太息，遇情志不遂时容易诱发或加重，或兼脘腹胀闷，舌质紫暗，有瘀斑，苔薄或薄腻，脉弦细涩等。

方解：本方由四逆散（枳实改枳壳）加川芎、丹参、香附等组成，四逆散能疏肝理气，其中柴胡与枳壳相配可升降气机。方中柴胡、丹参为君药，香附、川芎、元胡为臣药，枳壳、木香为使药，生甘草为佐药。柴胡味苦、辛，性微寒，归肝、胆经，其功效为解表退热，疏肝解郁，升举阳气。本品辛行苦泄，性善条达肝气，疏肝解郁，常用于治疗肝失疏泄，气机郁滞所致的腹部胀痛、情志抑郁、月经失调等。丹参，味苦，性微寒，归心、心包、肝经，可活血调经，祛瘀止痛。本品善于通行血脉，祛瘀止痛，广泛用于各种瘀血病证，尤其适用于血脉瘀阻之胸痹心痛。两者共为君药，可疏肝解郁，调理气机，活血化瘀，通行血脉。香附味辛、微苦、微甘，性平，归肝、脾、三焦经，其功效为疏肝解郁，调经止痛，理气调中。香附主入肝经气分，芳香辛行，善散肝经之郁结，味苦疏泄以平肝气之横逆，为疏肝解郁，行气止痛之要药。川芎，味辛，性温，归肝、胆、心包经，功效活血行气，祛风止痛。本品辛散温通，既能活血化瘀，又能行气止痛，为"血中之气药"，故可治气滞血瘀之胸胁、腹部诸痛。元胡，又叫延胡索，味辛、苦，性温，归心、肝、脾经，功效活血，行气，止痛。其性辛散温通，为活血行气止痛之良药，前人谓其能"行血中之气滞，气中血滞，故能专治一身上下诸痛"。故以上三味药共为臣药，既可行气止痛，又可活血化瘀。枳壳味苦、辛、酸，性温，归脾、胃、大肠经，其功效为破气消积，化痰除痞。枳壳与枳实功效相同，但作用相对缓和，长于行气开胸，宽中除胀，常与川芎配伍治疗气滞胸胁疼痛等。木香味辛、苦，性温，归脾、胃、胆、大肠、三焦经，芳香行散，功效行气止痛，健脾消食。其辛行苦泄，性温通行，可通畅气机，气行则血行，通则不痛，故可止痛。枳壳、木香共为佐药，可助君药行气活血，增强理气畅中，化瘀止痛之功。生甘草为使药，味甘，性平，归脾、胃、心、肺经，气和性缓，可补脾益气，又能缓急止痛，且可调和诸药。

二、相关中药配方颗粒医案

医案一：李某某，男，54 岁，2014 年 7 月 3 日就诊，门诊患者。

主诉：胸闷、憋喘 1 月余。

患者胸闷、憋喘 1 月余，消食易饥，身体肥胖，吸烟、饮酒史多年，便干，大便 3～5 日一行，舌红，苔黄，脉沉。乙状结肠癌术后半年；腹部 B 超示肝囊肿，胆囊壁毛糙。心脏彩超示：主动脉瓣、二尖瓣钙化，主动脉瓣狭窄，主动脉瓣、二尖瓣、三尖瓣反流（轻度），左室充盈异常。

综合脉症，四诊合参，本病当属祖国医学"胸痹"范畴，证属气滞血瘀型，应以疏肝理气，活血祛瘀为治疗原则，予胸痹 1 号方加减治疗，整方如下：

柴胡 12 g	枳壳 12 g	香附 20 g	川芎 18 g
丹参 30 g	元胡 20 g	木香 12 g	黄连 12 g
大枣 10 枚	生甘草 6 g		

3 剂，配方颗粒，日 1 剂，分早晚两次温水冲服

按：患者体质总属血瘀质，大量应用活血药性燥伤津，故后期应以活血理气为主。气行则血畅，还可防活血药燥热之性。故用自拟方胸痹 1 号方加味。胸痹 1 号方主要针对气滞型胸痹。方中柴胡、丹参为君药，香附、川芎、元胡为臣药，枳壳、木香为使药，生甘草为佐药。柴胡解表退热，疏肝解郁，升举阳气，性善条达肝气；丹参活血调经，祛瘀止痛。两者共为君药，可疏肝解郁，调理气机，活血化瘀，通行血脉。香附疏肝解郁，调经止痛，理气调中，善散肝经之郁结；川芎活血行气，祛风止痛，既能活血化瘀，又能行气止痛，为"血中之气药"；元胡活血行气止痛。上三味药共为臣药，既可行气止痛，又可活血化瘀。枳壳破气消积，化痰除痞；木香行气止痛，健脾消食，可通畅气机。枳壳、木香共为佐药，可助君药行气活血，增强理气畅中，化瘀止痛之功。生甘草为使药，气和性缓，可补脾益气，又能缓急止痛，且可调和诸药。患者口干、便秘属胃肠有热，故加黄连清热。

医案二：陈某某，女，20 岁，2013 年 2 月 21 日就诊，门诊患者。

主诉：胸闷、憋气 1 周。

患者 7 天前外感风寒痊愈后，感胸闷、憋气、咳嗽、咽痒，乳房刺痛，平素体虚、多梦，性格急躁易怒，情志不畅，舌质暗红，苔薄黄，脉沉。

综合脉症，四诊合参，本病当属祖国医学"胸痹"范畴，证属气滞血瘀型，应以疏肝解郁，活血化瘀为治疗原则，予胸痹 1 号方加减治疗，整方如下：

柴胡 12 g	枳壳 12 g	香附 15 g	川芎 18 g
丹参 30 g	石斛 30 g	木香 18 g	元胡 20 g
麦冬 20 g	珍珠母 40 g	金银花 20 g	连翘 20 g
桔梗 20 g	升麻 6 g	生甘草 6 g	

7 剂，配方颗粒，日 1 剂，开水冲服，分早晚两次温服

2013 年 3 月 11 日二诊：患者胸闷、憋气减轻，咽痒明显缓解，舌质暗红，苔薄黄，脉沉。原方香附改为 20 g，加玫瑰花 20 g，苏梗 15 g。服后患者症状明显减轻。

按：肝主疏泄，性喜条达，志不遂，木失条达，则致肝气郁结；患者性格急躁易怒，日久则肝失疏泄、肝气郁滞；血随气行，气机郁滞而致血行瘀阻，表现为乳房刺痛；情志损伤，伤及脏腑，耗损精气，令神魂不安，发为多梦。治宜疏肝解郁，活血化瘀。本方为胸痹 1 号方加减。遵《内经》"木郁达之"之旨。方中以柴胡功善疏肝解郁，用以为君；木香、香附理气疏肝而止痛，川芎、元胡活血行气以止痛，四者助柴胡以解肝经之郁滞，并增行气活血止痛之效；枳壳理气行滞；丹参活血，与川芎合用，增强活血理气之功；活血药性燥，易伤耗阴血，适当加滋阴药石斛、麦冬，以防伤正；珍珠母重镇安神，平肝潜阳；金银花、连翘清热解毒；桔梗宣肺理气利咽；升麻辛散发表。全方合用，疏肝解郁，活血化瘀，气顺则血行。二诊时，原方香附增至 20 g，强化疏肝解郁之效，并加玫瑰花、苏梗宣肺止咳，缓解咽痒症状。

三、小结

胸痹 1 号方为自拟方胸痹系列方之一。导师根据丁书文教授用药经验，及自己多年临床工作总结，针对气滞血瘀型胸痹拟定胸痹 1 号方。全方疏肝理气，活血化瘀。

此方应用时应注意辨病明确，首先应根据患者描述的症状，如：胸闷如窒，甚则胸痛彻背，呼吸欠畅等，确定胸痹疾病。辨疼痛部位局限于胸部，多为气滞或血瘀；放射至肩背、咽喉、脘腹，甚至臂属、手指者，为瘀阻较著。再者辨证明确，即患者应属胸痹气滞血瘀型。应具备典型的气滞血瘀表现，如心胸满

闷刺痛，痛有定处，时欲太息，遇情志不遂时容易诱发或加重，或兼脘腹胀闷，舌质紫暗，有瘀斑，苔薄或薄腻，脉弦细涩等。

若兼有脘胀、嗳气、纳少等脾虚气滞的表现，可合用逍遥散疏肝行气，健脾和血；若气郁日久化热，心烦易怒，口干，便秘，舌红，苔黄，脉数者，合用丹栀逍遥散疏肝清热。

气滞心胸之胸痹心痛，可根据病情需要，选用木香、沉香、降香、檀香、延胡索、厚朴、枳实等芳香理气及破气之品，但不宜久用，以免耗散正气。如气滞兼见阴虚者可选用佛手、香橼等理气而不伤阴之品。

同时应告知患者注意调摄精神，可多出去游玩，避免情绪波动。情志异常可导致脏腑失调，气血紊乱，尤其与心病关系较为密切。《灵枢·口问》云"悲哀愁忧则心动"，后世进而认为"七情之由作心痛"，故防治本病必须高度重视精神调摄，避免过于激动或喜怒忧思无度，保持心情平静愉快。

第二章　胸痹 2 号方医案 4 则

一、胸痹 2 号方简介

组成：黄芪 30 g，麦冬 15 g，五味子 3 g，生地 15 g，川芎 15 g，丹参 30 g，元胡 15 g，木香 9 g，生甘草 6 g。

治则：益气养阴，祛瘀止痛。

主治：气虚血瘀型胸痹，临床表现有心胸刺痛，胸闷憋气，动则加重，伴短气乏力，汗出心悸，舌体胖大、黯淡或有瘀点，舌苔薄白，脉弦细无力等。

方解：黄芪、丹参为君药，麦冬、川芎、元胡、生地为臣药，木香、五味子为佐药，生甘草为使药。其中黄芪味甘，性微温，归脾、肺经，入气分，善入脾胃，可补气健脾，益卫固表，为补中益气要药。丹参，味苦，性微寒，归心、心包、肝经，可活血调经，祛瘀止痛。本品善于通行血脉，祛瘀止痛，广泛用于各种瘀血病证。两者共为君药，可益气养阴，活血祛瘀止痛。麦冬，味甘、微苦，性微寒，归肺、胃、心经，功效滋阴润肺，益胃生津，清心除烦。生地，味甘、苦，性寒，归心、肝、肾经，功效可清热凉血，养阴生津。本品苦寒入血分，为清热、凉血、止血之要药。麦冬、生地可益气生津，滋阴养心。川芎，味辛，性温，归肝、胆、心包经，功效活血行气，祛风止痛。本品辛散温通，既能活血化瘀，又能行气止痛，为"血中之气药"，故可治气滞血瘀之胸胁、腹部诸痛。元胡味辛、苦，性温，归心、肝、脾经，功效活血，行气，止痛。其辛散温通，为活血行气止痛之良药，前人谓其能"行血中之气滞，气中血滞，故能专治一身上下诸痛"。故以上四味药共为臣药，既可以助黄芪益气养阴，又可以助丹参行气活血，祛瘀止痛。五味子，味酸、甘，性温，归肺、心、肾经，既可益气生津，又有收敛固涩之功。木香味辛、苦，性温，归脾、胃、胆、大肠、三焦经，芳香行散。功效行气止痛，健脾消食。其辛行苦泄，性温通行，可通畅气机，气行则血行，通则不痛，故可止痛。两者共为佐药，可行气活血止痛，益气敛阴止汗。生甘草为使药，味甘，性平，归脾、胃、心、肺经，气和性缓，可补脾益气，又能缓急止痛，且可调和诸药。

二、相关中药配方颗粒医案

医案一：李某某，女，59岁，2012年11月23日就诊，门诊患者。

主诉：胸闷3年余。

患者时感胸闷3年余，活动后加重。平素睡眠差，语声低微，面色少华，腰痛，耳鸣，左眼易流泪，舌暗红，苔黄，脉弱。

综合脉症，四诊合参，本病当属祖国医学"胸痹"范畴，证属气虚血瘀型，应以益气养阴，祛瘀止痛为治疗原则，予胸痹2号方加减治疗，整方如下：

黄芪30g	麦冬20g	五味子6g	生地20g
川芎18g	丹参30g	元胡20g	木香12g
焦麦芽20g	焦神曲20g	焦山楂20g	珍珠母60g
桂枝20g	连翘30g	海螵蛸30g	生甘草6g

3剂，配方颗粒，日1剂，开水冲服，分早晚两次温服

2012年11月26日二诊：患者症状好转，腰痛减轻，舌暗红，苔黄，脉弱。原方继服3剂。

按：患者年老，正气耗损，病久气虚，渐致瘀血内停。治宜益气养阴，祛瘀止痛。给予自拟方胸痹2号方加味治疗。黄芪、丹参为君药，麦冬、川芎、元胡、生地为臣药，木香、五味子为佐药，生甘草为使药。其中黄芪补气健脾，益卫固表，为补中益气要药；丹参活血调经，祛瘀止痛。两者共为君药，可益气养阴，活血祛瘀止痛。麦冬滋阴润肺，益胃生津，清心除烦；生地清热凉血，养阴生津，本品苦寒入血分，为清热、凉血、止血之要药；麦冬、生地可益气生津，滋阴养心；川芎活血行气，祛风止痛，既能活血化瘀，又能行气止痛，为"血中之气药"；元胡活血行气止痛，为活血行气止痛之良药。故以上四味药共为臣药，既可以助黄芪益气养阴，又可以助丹参行气活血，祛瘀止痛。五味子既可益气生津，又有收敛固涩之功；木香芳香行散，行气止痛，健脾消食，辛行苦泄，性温通行，可通畅气机；两者共为佐药，可行气活血止痛，益气敛阴止汗。生甘草为使药，补脾益气，又能缓急止痛，且可调和诸药。珍珠母重镇

安神，平肝潜阳；桂枝温阳通脉；焦三仙、连翘、海螵蛸合用顾护胃气。

医案二：卢某某，女，58 岁，2015 年 1 月 19 日就诊，住院患者。

主诉：阵发性头晕、头胀 20 余年，加重伴心慌 1 天。

现病史：患者 20 余年前无明显诱因出现阵发性头晕，头胀，自测血压达 160/90 mmHg，明确高血压病的诊断，间断口服罗布麻降压片降压，近两年换用氨氯地平片降压。平素血压波动在 120/70 mmHg 左右。今早起床后感头晕，眼前黑蒙，伴恶心，无呕吐，伴心慌，无胸闷、胸痛，自服培他啶 1 片，速效救心丸 3 粒，头晕稍减轻，来门诊就诊，以"高血压病"收治入院。患者神色正常，气息平稳，舌质暗红，苔薄白，脉弦。

既往史：有冠心病病史 10 余年，偶有胸闷、胸痛发作，发作时口服速效救心丸可缓解；甲状腺功能减退症病史 20 余年，一直口服甲状腺片；高胆固醇血症病史 2 年余，口服舒降之效果不佳；否认糖尿病、慢性支气管炎等病史，否认"肝炎、结核"病史及密切接触史；无手术输血史；否认食物及药物过敏史；否认外伤史；预防接种史随当地进行。

查体：T 36.2 ℃，P 67 次 / 分，R 18 次 / 分，BP 140/76 mmHg，老年女性，神志清，精神可，发育正常，营养良好，步入病房，自主体位，查体合作。胸廓无畸形，双侧呼吸动度均等，触觉语颤正常，双肺叩清音，听诊双肺呼吸音清，未闻及干湿性啰音。心前区无隆起，心尖搏动无弥散，未触及震颤，心界稍扩大，心率 67 次 / 分，律齐，A2 > P2，各瓣膜听诊区未闻及病理性杂音，无心包摩擦音，周围血管征（－）。腹微膨，无腹壁静脉曲张，未见胃肠型及蠕动波，触软，无压痛、反跳痛，肝脾肋下未触及，腹叩鼓，肝肾区无叩击痛，移动性浊音（－），肠鸣音正常，双下肢无水肿。

辅助检查：

心电图（2015.1.10 我科）：窦性心律，大致正常心电图。各项化验检查回示：游离 T3 3.15 pmol/L，游离 T4 8.20 pmol/L，促甲状腺素 20.17 mIU/L，总胆固醇 7.74 mmol/L，低密度脂蛋白胆固醇 4.70 mmol/L，脂蛋白（a）1216.0 mg/L，胱抑素 C 1.74 mg/L，乳酸脱氢酶 289 U/L，α 羟丁酸脱氢酶 228 U/L。腹部 B 超示：1. 胆囊切除术所见；2. 胆总管多发结石并胆系扩张。颈部血管 B 超示：1. 双侧颈总动脉及颈内外动脉起始段、双侧椎动脉粥样硬化并斑块形成；2. 双侧颈内动脉起始段局部硬化狭窄，狭窄率72%。颅脑 MR 示：双侧多发脑梗死、缺血灶。

诊断：1. 高血压病 2 级；2. 冠心病，稳定性心绞痛，心功能 Ⅱ 级；3. 高胆固醇血症。

2015年1月19日就诊，患者胸闷，憋气，偶有头晕、头胀，活动劳累后心慌剧烈，舌暗红，苔薄黄，脉沉。

综合脉症，四诊合参，本病当属祖国医学"胸痹"范畴，证属气虚血瘀型，应以益气活血化瘀为治疗原则，予胸痹2号方加减治疗，整方如下：

黄芪 30 g	麦冬 20 g	五味子 6 g	生地 20 g
川芎 18 g	丹参 30 g	元胡 20 g	木香 12 g
珍珠母 40 g	焦麦芽 20 g	焦神曲 20 g	焦山楂 20 g
生甘草 6 g			

7剂，配方颗粒，日1剂，开水冲服，分早晚两次温服

按：心脉的正常运行与心气充沛、血液充盈、脉道通利三者有关。久病体虚，使脉不充盈，心之阳气不足以推动血液运行，则容易导致瘀血内阻，而使心脉受阻出现气虚血瘀证，治以益气活血化瘀，给予自拟方胸痹2号方加减治疗。方中黄芪、丹参为君药，麦冬、川芎、元胡、生地为臣药，木香、五味子、珍珠母、焦三仙为佐药，生甘草为使药。其中黄芪补气健脾，益卫固表，为补中益气要药；丹参活血调经，祛瘀止痛。两者共为君药，可益气养阴，活血祛瘀止痛。麦冬滋阴润肺，益胃生津，清心除烦，生地清热凉血，养阴生津，本品苦寒入血分，为清热、凉血、止血之要药，麦冬、生地可益气生津，滋阴养心。川芎活血行气，祛风止痛，既能活血化瘀，又能行气止痛，为"血中之气药"。元胡活血行气止痛，为活血行气止痛之良药。故以上四味药共为臣药，既可以助黄芪益气养阴，又可以助丹参行气活血，祛瘀止痛。五味子既可益气生津，又有收敛固涩之功。木香芳香行散，行气止痛，健脾消食，辛行苦泄，性温通行，可通畅气机。珍珠母平肝息风，脾胃为气血化生之源。用焦三仙益胃健脾，固护后天之本。生甘草为使药，补脾益气，又能缓急止痛，且可调和诸药。

医案三：左某某，女，62岁，2015年1月16日就诊，住院患者。

主诉：阵发性胸闷、憋气4年余，加重1周。

现病史：患者4年前开始在劳累后出现胸闷、憋气、气短，伴心悸，无心前区疼痛及放射，持续数分钟，休息后可缓解，住院诊断"冠心病、急性下壁心肌梗死"，行冠脉介入治疗，出院后坚持服用阿司匹林每日1片，立普妥每日1片，倍他乐克每日半片，洛汀新每日1片，偶有胸闷憋气发作，未再住院治疗，近3个月停用药物。1周前开始再次出现活动后发作胸闷、气短、乏力，伴心悸，持续10~20分钟，无头晕、晕厥、抽搐，休息后可逐渐缓解。无濒死感，无恶心，无呕吐，无咳嗽、咳痰，无腹痛、腹泻，无肢体活动障碍。昨日上述症状再次发作，程度加重，持续时间无延长，伴心慌、乏力，门诊心电图显示：频

发房性早搏（成对）、ST-T改变、窦性心动过速。今晨为进一步治疗收入院。刻下症见：胸闷憋气，气短乏力。患者自发病来，无咳嗽、咯痰，饮食可，睡眠差，感腹胀、反酸、纳差，无恶心、呕吐，无腹痛，大小便正常，近来性格、体重无明显改变。面色少华，语声低微，舌质暗红，苔薄白，脉弦涩。

既往史：既往身体状况一般。高血压病史10余年，峰值180/100 mmHg，曾口服ACEI类降压药，咳嗽不能耐受；高胆固醇血症病史3年，应用辛伐他汀效果欠佳；无慢性支气管炎病史；否认肾脏病史，否认糖尿病史；否认"肝炎、结核"等传染病史；无外伤史，无手术史，无输血史，无药物过敏史；预防接种史随当地进行。

查体：T 36.5 ℃，P 88次/分，R 18次/分，BP 154/79 mmHg，老年女性，神志清，精神欠佳，发育正常，腹型肥胖，自主体位，查体合作，步入病房。全身皮肤、黏膜无黄染、皮疹及出血点。浅表淋巴结未触及肿大，头颅无畸形，眼睑无水肿，巩膜无黄染，双侧瞳孔等大等圆，对光反射存在。口唇无紫绀，咽无充血，颈软，颈静脉无充盈，气管居中，甲状腺无肿大。听诊双肺呼吸音清，双肺未闻及干湿性啰音。心前区无隆起，心尖搏动无弥散，未触及震颤，心界无扩大，心率88次/分，律齐，A2＞P2，各瓣膜听诊区未闻及病理性杂音，无心包摩擦音。

辅助检查：

心电图（2015.1.14我科）：窦性心律，ST-T改变。化验回示：白细胞总数 9.99×10^9/L，淋巴细胞比率17.9，中性粒细胞 7.33×10^9/L，单核细胞 0.69×10^9/L，白蛋白37.2 g/L，白球比1.1，高密度脂蛋白胆固醇0.99 mmol/L，低密度脂蛋白胆固醇3.35 mmol/L，脂蛋白（a）1026.3 mg/L，尿酸432 μmol/L，超敏C反应蛋白9.01 mg/L。心梗五项：CTNI（肌钙蛋白）0.051 ng/mL。复查心电图示T波倒置减轻。心脏彩超示：符合冠心病超声心动图表现，左室后壁、左室下壁节段性运动不良，主动脉瓣钙化，左室收缩功能减退（LVEF0.42）。查看患者2014年5月心脏彩超，LVEF0.54，收缩功能减退。动态心电图示：频发房性早搏，有时呈二三联律，有时成对，短阵房性心动过速，偶发室性早搏，ST-T改变，q波形成。

中医诊断：胸痹，气虚血瘀。西医诊断：1.冠心病，不稳定型心绞痛；2.高血压3级；3.高胆固醇血症；4.慢性胃炎；5.脑梗死。

2015年1月16日就诊，患者偶有胸闷、憋气，腹泻，怕冷，不思饮食。舌红，苔白，脉弱。

综合脉症，四诊合参，本病当属祖国医学"胸痹"范畴，证属气虚血瘀型，应以益气活血化瘀为治疗原则，予胸痹 2 号方加减治疗，整方如下：

黄芪 30 g	麦冬 20 g	五味子 6 g	生地 20 g
川芎 18 g	丹参 30 g	元胡 20 g	木香 12 g
生甘草 6 g			

7 剂，配方颗粒，日 1 剂，开水冲服，分早晚两次温服

按：胸痹的主要病机为气虚血瘀，病位以心为主，然发病多与肝、脾、肾三脏功能失调有关，其病理变化主要表现为本虚标实，虚实夹杂。病情进一步发展，瘀血痹阻心脉，可心胸猝然剧痛，而发为真心痛，为重症。治宜益气活血化瘀，给予自拟方胸痹 2 号方加减治疗。黄芪、丹参为君药，麦冬、川芎、元胡、生地为臣药，木香、五味子为佐药，生甘草为使药。其中黄芪补气健脾，益卫固表，为补中益气要药；丹参活血调经，祛瘀止痛。两者共为君药，可益气养阴，活血祛瘀止痛。麦冬滋阴润肺，益胃生津，清心除烦，生地清热凉血，养阴生津，二者合用可益气生津，滋阴养心；川芎活血行气，祛风止痛，既能活血化瘀，又能行气止痛，为"血中之气药"；元胡活血行气止痛，为活血行气止痛之良药。故以上四味药共为臣药，既可以助黄芪益气养阴，又可以助丹参行气活血，祛瘀止痛。五味子既可益气生津，又有收敛固涩之功；木香芳香行散，行气止痛，健脾消食。两者共为佐药，可行气活血止痛，益气敛阴止汗。生甘草为使药，补脾益气，又能缓急止痛，且可调和诸药。

医案四：高某某，女，61 岁，2014 年 12 月 30 日就诊，门诊患者。

主诉：阵发性胸闷、气短 6 年，加重 3 天。

患者 6 年前无明显诱因出现阵发性胸闷、气短，伴胸痛、胃胀，偶有头晕。曾于 2010 年 6 月行冠脉造影，结果显示：冠脉三支病变。建议行冠脉搭桥术，患者拒绝。出院后，服用单硝酸异山梨酯胶囊、阿司匹林肠溶片、替米沙坦等药物治疗。3 天前，活动后出现胸闷、憋气，无胸痛及肩背部放射痛，自行口服药物后症状有所缓解，但仍有胸闷、气短，今来门诊就诊。刻下症见：胸闷、气短，伴胃胀，偶嗳气，乏力，声低懒言，双下肢无水肿，夜间可平卧入眠，舌暗，苔白腻，脉沉。

综合脉症，四诊合参，本病当属祖国医学"胸痹"范畴，证属气虚血瘀型，应以益气养心，活血化瘀为治疗原则，予胸痹 2 号方加减治疗，整方如下：

黄芪 30 g	麦冬 20 g	五味子 6 g	生地 20 g
川芎 18 g	丹参 30 g	元胡 20 g	木香 12 g
升麻 6 g	炒苍术 20 g	白术 20 g	羌活 20 g
独活 20 g	柴胡 12 g	焦麦芽 20 g	焦神曲 20 g

焦山楂 20 g　　　生甘草 6 g

　　　　　　　7 剂，配方颗粒，日 1 剂，开水冲服，分早晚两次温服

　　按：患者年过半百，气血虚弱，则有乏力、声低懒言等症状；气血不足，脉管充盈不利，加之气虚无力推动血液运行，久虚则瘀，以致心脉痹阻，既往胸痛则为血瘀症状。方选胸痹 2 号方加减。胸痹 2 号方益气养心，活血化瘀；再加苍术、白术健脾益气，祛湿化痰；羌活、独活活血化瘀；柴胡疏肝解郁，和解表里，升麻发表透疹，清热解毒，升阳举陷，此处用柴胡、升麻，取其升阳之意，升发阳气，助血运行，起到益气活血之用；焦三仙消食和胃，养脾胃以补益后天，扶正气。

三、小结

　　胸痹 2 号方，为导师针对气阴两虚导致心脉瘀阻致胸痹而拟定。本方活血化瘀的同时注意益气滋阴。

　　我们往往会根据胸痹表现出的胸闷及疼痛，认识其标实的特点，但也应牢记胸痹病的病机为本虚（气虚、阳虚多见）标实（血瘀、痰浊多见），心脉痹阻是病机关键。其急性发作期以标实表现为主，若为寒凝心脉，治以祛寒活血，宣阳通痹，用当归四逆汤加味；或气滞心胸，治以疏调气机，和血舒脉，用柴胡疏肝散加减；或痰浊闭阻，治以通阳泄浊，豁痰开窍，用瓜蒌薤白半夏汤加味；或瘀血痹阻，治以活血化瘀，通脉止痛，用血府逐瘀汤加减。缓解期多表现为本虚，或心气不足，治以补养心气，鼓动心脉，用保元汤加减；或心阴亏损，治以滋阴清热，养心安神，用天王补心丹加减；或心阳不振，治以补益阳气，温振心阳，用参附汤合桂枝甘草汤加减。但胸痹心痛多表现为虚实夹杂，寒凝、气滞、痰浊、瘀血等可相互兼杂或互相转化，心之气、血、阴、阳的亏虚也可相互兼见，并可合并他脏亏虚之证，病程长，病情较重，又可变生瘀血闭阻心脉、水饮凌心射肺、阳虚欲脱等危重证候。因此，临床治疗本病必须严密观察病情，灵活掌握，辨证论治，不可执一方一法而通治本病。

　　本证型因偏补虚，可加减药物进行治疗。若兼见阴不敛阳，虚火内扰心神，心烦不寐，舌尖红少津者，可合用酸枣仁汤清热除烦安神，如不效者，再予黄连阿胶汤，滋阴清火，宁心安神；若阴虚导致阴阳气血失和，心悸怔忡症状明显，脉结代者，合用炙甘草汤，使阴血得充，阴阳调和，心脉通畅；若心肾阴虚，兼见头晕、耳鸣、口干、烦热、心悸不宁、腰膝酸软，合用左归饮补益肾阴，或河车大造丸滋肾养阴清热；若阴虚阳亢，风阳上扰，加珍珠母、磁石、石决明等重镇潜阳之品，或合用羚角钩藤汤加减；若心肾真阴欲竭，当用大剂西洋参、鲜生地、石斛、麦冬、山萸肉等急救真阴，并佐用乌梅、五味子、甘草等

酸甘化阴以敛其阴。

第三章　胸痹 3 号方医案 2 则

一、胸痹 3 号方简介

组成：半夏 9 g，黄连 12 g，瓜蒌 30 g，生地 15 g，川芎 15 g，丹参 30 g，元胡 15 g，焦三仙各 15 g，木香 9 g，生甘草 6 g。

治则：清热化痰，理气活血。

主治：痰热瘀阻型胸痹，其临床表现有胸闷重而心痛微，痰多气喘，咳痰质稠色黄，肢体沉重，汗出，面赤，或身热，舌红，苔黄腻，脉滑数或弦滑等。

方解：瓜蒌、丹参为君药，黄连、生地、川芎、元胡、焦三仙为臣药，半夏、木香为佐药，生甘草为使药。其中瓜蒌味甘、微苦，性寒，归肺、胃、大肠经，功效有清热化痰，宽胸散结，润肠通便。本品甘寒而润，善清肺热，润肺燥而化热痰、燥痰。丹参，味苦，性微寒，归心、心包、肝经，可活血调经，祛瘀止痛。本品善于通行血脉，祛瘀止痛，广泛用于各种瘀血病证，尤其适用于血脉瘀阻之胸痹心痛。两者共为君药，既可清化痰热，又可活血化瘀止痛。黄连味苦，性寒，归心、脾、胃、胆、大肠经，功效有清热燥湿，泻火解毒。本品大苦大寒，长于清中焦湿热，又可泻火解毒，善于清心经实火。生地，味甘、苦，性寒，归心、肝、肾经，功效可清热凉血，养阴生津。本品苦寒入血分，为清热、凉血、止血之要药。川芎，味辛，性温，归肝、胆、心包经，功效活血行气，祛风止痛。本品辛散温通，既能活血化瘀，又能行气止痛，为"血中之气药"。元胡味辛、苦，性温，归心、肝、脾经，功效活血，行气，止痛。其辛散温通，为活血行气止痛之良药，前人谓其能"行血中之气滞，气中血滞，故能专治一身上下诸痛"。焦三仙即焦山楂、焦神曲、焦麦芽。焦麦芽有很好的消化淀粉类食物的作用；焦山楂善于治疗食用肉类或过多油腻食物所致的食滞；焦神曲则利于消化米面食物。三药合用，可健脾消食，并能顾护脾胃。半夏味辛，性温，有毒，归脾、胃、肺经，可燥湿化痰，消痞散结。本品味辛性温而燥，为燥湿化痰，温化寒痰要药，尤善治脏腑湿痰，亦可辛开散结，化痰消痞。木香味辛、苦，性温，归脾、胃、胆、大肠、三焦经，芳香行散。功效行气止痛，健脾消食。其辛行苦泄，性温通行，可通畅气机，气行则血行，通则不痛，故可止痛。两者共为佐药，可健脾燥湿消痞，行气化痰散结。同样，生甘草为使药，气和性缓，可补脾益气，缓急止痛，调和诸药。

二、相关中药配方颗粒医案

医案一：孙某某，男，56岁，2014年9月9日就诊，门诊患者。

主诉：阵发性房颤12年。

患者12年前发生阵发性房颤，行射频消融术治疗，术后效果良好。现心慌，打嗝，食后偶有腹胀，小便数、不净，睡眠差。舌红，苔白，脉弦数。吸烟、饮酒史30余年，吸烟最多时每天10支。

综合脉症，四诊合参，本病当属祖国医学"胸痹"范畴，证属痰热瘀阻型，应以清热化痰，理气活血为治疗原则，予胸痹3号方加减治疗，整方如下：

半夏9g	黄连12g	瓜蒌30g	生地30g
川芎18g	丹参30g	元胡20g	焦麦芽20g
焦神曲20g	焦山楂20g	木香12g	荷叶20g
珍珠母60g	苦参18g	生甘草6g	

5剂，配方颗粒，日1剂，开水冲服，分早晚两次温服

按：患者行射频消融术后，长期饮酒、吸烟，痰热瘀阻心脉。给予胸痹3号方加减，清热化痰，理气活血。方中瓜蒌、丹参为君药，黄连、生地、川芎、元胡、焦三仙为臣药，半夏、木香为佐药，生甘草为使药。其中瓜蒌清热化痰，宽胸散结，润肠通便；丹参，活血调经，祛瘀止痛，善于通行血脉，祛瘀止痛。两者共为君药，既可清化痰热，又可活血化瘀止痛。黄连清热燥湿，泻火解毒，长于清中焦湿热，又可泻火解毒，善于清心经实火；生地，清热凉血，养阴生津；川芎，活血行气，祛风止痛，既能活血化瘀，又能行气止痛，为"血中之气药"；元胡活血，行气，止痛，为活血行气止痛之良药，前人谓其能"行血中之气滞，气中血滞，故能专治一身上下诸痛"；焦三仙即焦山楂、焦神曲、焦麦芽，三药合用，可健脾消食，并能顾护脾胃。半夏燥湿化痰，消痞散结，尤善治脏腑湿痰，亦可辛开散结，化痰消痞；木香芳香行散，行气止痛，健脾消食。两者共为佐药，可健脾燥湿消痞，行气化痰散结。同样，生甘草为使药，气和性缓，可补脾益气，缓急止痛，调和诸药。

医案二：庞某某，女，55岁，2012年6月4日就诊，门诊患者。

主诉：心前区疼痛1周。

患者心前区疼痛1周，伴有咳嗽，气喘，痰多质稠色黄，肢体沉重，汗出，正值绝经期，脾气急躁，舌红，苔黄腻，脉滑。

综合脉症，四诊合参，本病当属祖国医学"卒心痛"范畴，证属痰热瘀阻型，应以清热化痰，理气活血为治疗原则，予胸痹3号方加减治疗，整方如下：

半夏 9 g	黄连 12 g	瓜蒌 30 g	生地 30 g
川芎 18 g	丹参 30 g	元胡 20 g	焦麦芽 15 g
焦神曲 15 g	焦山楂 15 g	木香 12 g	珍珠母 40 g
金银花 20 g	连翘 20 g	炒泽泻 20 g	白芷 18 g
肉桂 6 g	牛膝 20 g	生甘草 6 g	

3 剂，配方颗粒，日 1 剂，开水冲服，分早晚两次温服

按：痰踞心胸，胸阳痹阻，病延日久，耗气伤阳，并向心气不足或阴阳并损证转化。肺气不足，卫气不固，易受风外感。给予自拟方胸痹 3 号方加减治疗。方中瓜蒌、丹参为君药，黄连、生地、川芎、元胡、焦三仙为臣药，半夏、木香为佐药，生甘草为使药。其中瓜蒌清热化痰，宽胸散结，润肠通便，甘寒而润，善清肺热，润肺燥而化热痰、燥痰；丹参活血调经，祛瘀止痛，本品善于通行血脉，祛瘀止痛。两者共为君药，既可清化痰热，又可活血化瘀止痛。黄连清热燥湿，泻火解毒，长于清中焦湿热，又可泻火解毒，善于清心经实火。生地清热凉血，养阴生津；川芎活血行气，祛风止痛。元胡活血行气止痛，为活血行气止痛之良药，前人谓其能"行血中之气滞，气中血滞，故能专治一身上下诸痛"。焦三仙、连翘合用，可健脾消食，并能顾护脾胃。半夏燥湿化痰，消痞散结，善治脏腑湿痰，亦可辛开散结，化痰消痞。木香行气止痛，健脾消食，味芳香行散，性温通行，可通畅气机，气行则血行，通则不痛，故可止痛。两者共为佐药，可健脾燥湿消痞，行气化痰散结。生甘草为使药，气和性缓，可补脾益气，缓急止痛，调和诸药。患者复感外邪，咳嗽、咳痰，加金银花清热解毒；患者肢体沉重，水湿犯溢肌表，肢体沉重，加泽泻利水渗湿，白芷祛风解表，散寒止痛，除湿通窍，消肿排脓；患者正值绝经期，多汗，加珍珠母平肝潜阳，改善肝阳上亢所致汗出等证；绝经期血海空虚，肾精不足，加牛膝、肉桂补益肝肾。

三、小结

胸痹 3 号方针对痰热瘀阻型胸痹拟定。根据临床经验，相对于其他证型而言，痰热瘀阻型胸痹患者发作症状较为严重，且病情相对较重。所以，开具中药处方后，针对病情较重的患者，应注意保持与病人的联系，及时随访，询问患者胸闷心痛发作的时间、性质、程度、部位，并告知患者备好急救药（如：硝酸甘油片、速效救心丸等），让其随身携带，心痛发作时服用。

应与悬饮、胃痛、真心痛等疾病区分开来。悬饮、胸痹均有胸痛，但胸痹当为胸闷痛，并可向左肩或左臂内侧等部位放射，常因受寒、饱餐、情绪激动、劳累而突然发作，历时短暂，休息或用药后可缓解。悬饮为胸胁胀痛，持续不

解，多伴有咳唾、转侧、呼吸时疼痛加重，肋间饱满，并有咳嗽、咯痰等肺系证候。胸痹与胃痛的鉴别：心在脘上，脘在心下。因其部位相近，故有胃脘当心而痛之称。胸痹之不典型者，其疼痛可在胃脘部，极易混淆。但胸痹以闷痛为主，为时极短，虽与饮食有关，但休息、服药常可缓解。胃痛与饮食相关，以胀痛为主，局部有压痛，持续时间较长，常伴有泛酸、嘈杂、嗳气、呃逆等胃部证候。真心痛乃胸痹的进一步发展，症见心痛剧烈，甚则持续不解，伴有汗出、肢冷、面白、唇紫、手足青至节、脉微或结代等危重证候。

痰热瘀阻型胸痹伴头痛者，可加蔓荆子、白蒺藜、细辛等解表祛风止痛药；伴有头晕者，可加石菖蒲、远志、天麻、钩藤等平肝息风、安神益智之品；伴有咳嗽咳痰者，可加杏仁、川贝、桂枝、桔梗等散寒祛痰止咳之品；若伴失眠多梦者，可加酸枣仁、珍珠母等镇惊养心安神之品；伴有颈椎病者，可加羌活、白芷、防风等祛风胜湿止痛药；伴腰痛者，可加独活、桂枝、牛膝、杜仲等药；伴食欲不振者，可加白蔻仁、藿香、砂仁等祛湿健脾之品；若大便不畅，可加酒大黄、瓜蒌等润肠通便之品，等等。

应对病人进行必要的健康教育。嘱咐患者饮食宜清淡，低盐，应多食易消化，有营养之品，并以素食为主，如各种水果蔬菜，富含纤维素食物。忌肥甘厚味之品，戒烟酒，以免助湿生痰；肥胖者控制体重；调整日常生活与工作量，适当参加体力劳动和身体锻炼；指导患者预防心绞痛发作及发作时应采取的方法；指导患者按医嘱服药，自我监测药物副作用，定期进行心电图、血糖、血脂检查，积极治疗高血压、糖尿病、高脂血症等疾病。

第四章 心悸 1 号方医案 3 则

一、心悸 1 号方简介

组成：黄芪 30 g，麦冬 15 g，五味子 30 g，川芎 15 g，丹参 20 g，琥珀粉 2 g，炒枣仁 30 g，紫石英 30 g，木香 9 g，生甘草 6 g。

治则：益气养阴，镇心安神。

主治：气虚胆怯之心悸，其临床表现为心悸，善惊易恐，坐卧不安，少寐多梦而易惊醒，食少纳呆，恶闻声响，舌苔薄白，脉象动数或虚弦等。

方解：黄芪、紫石英为君药，麦冬、五味子、川芎、丹参、炒枣仁为臣药，琥珀粉、木香为佐药，生甘草为使药。其中黄芪味甘，性微温，归脾、肺经，入气分，善入脾胃，可补气健脾，益卫固表，为补中益气要药。紫石英味甘，性温，归心、肺、肾经，可镇心安神，温肾助阳。本品甘温能补，质重能镇，为温润镇怯之品，常与酸枣仁、柏子仁等同用治疗心悸怔忡，虚烦失眠。两者共为君药，可补益心气，镇心安神。麦冬，味甘、微苦，性微寒，归肺、胃、心经，功效滋阴润肺，益胃生津，清心除烦。五味子，味酸、甘，性温，归肺、心、肾经，既可益气生津，又有收敛固涩之功，并可补肾宁心。川芎味辛，性温，归肝、胆、心包经，功效活血行气，祛风止痛。本品辛散温通，既能活血化瘀，又能行气止痛，为"血中之气药"，故可治气滞血瘀之胸胁、腹部诸痛。丹参味苦，性微寒，归心、心包、肝经，可活血调经，祛瘀止痛。本品善于通行血脉，祛瘀止痛，广泛用于各种瘀血病证，尤其适用于血脉瘀阻之胸痹心痛。炒枣仁味甘、酸，性平，归心、肝、胆经，功效为养心益肝，安神，敛汗，生津，本品可养心阴，益肝血而有安神之功，为养心安神要药。以上五药共为臣药，既可以助黄芪益气养阴，又可养心安神，敛汗生津，从而使心有所养，心神内守。琥珀粉味甘，性平，归心、肝经，善重镇安神，活血散瘀。木香味辛、苦，性温，归脾、胃、胆、大肠、三焦经，芳香行散，功效行气止痛，健脾消食，其辛行苦泄，性温通行，可通畅气机，气行则血行，通则不痛，故可止痛。两者共为佐药，可镇心安神，行气活血。生甘草为使药，味甘，性平，归脾、胃、心、肺经，气和性缓，可补脾益气，又能缓急止痛，且可调和诸药。

综观全方，既有补气养心、养阴敛汗生津之品，又有重镇安神、养心安神之品，还有行气活血化瘀之品，使心有所养，神有所依。

二、相关中药配方颗粒医案

医案一：李某某，女，36 岁，2014 年 11 月 22 日就诊，门诊患者。

主诉：心悸、心慌 10 余年。

患者心悸、心慌 10 余年，自幼胆小易惊，夜间睡眠轻，易醒，平静时亦感轻微心慌，饮食少，乏力，二便无明显异常，舌苔薄白，脉弦。今日门诊心电图示：大致正常心电图。

综合脉症，四诊合参，本病当属祖国医学"心悸"范畴，证属心虚胆怯型，应以益气养阴，镇心安神为治疗原则，予心悸 1 号方加减治疗，整方如下：

黄芪 30 g	麦冬 20 g	五味子 6 g	川芎 18 g
丹参 20 g	炒枣仁 30 g	琥珀粉 2 g	远志 12 g
紫石英 30 g	木香 12 g	石菖蒲 18 g	桑枝 60 g
生甘草 6 g			

14 剂，配方颗粒，日 1 剂，开水冲服，分早晚两次温服

按：患者平素心虚胆怯，加之受惊后，心气不足，心神失养。治宜益气养阴，镇心安神。给予自拟方心悸 1 号方加减治疗。方中黄芪、麦冬、五味子益

气滋阴；川芎、丹参活血止痛；紫石英、琥珀粉镇心安神，温肺暖宫；木香行气止痛，健脾消食；炒枣仁、石菖蒲、远志养心安神定志；桑枝祛风湿，利关节；甘草调和诸药。全方益气滋阴，镇心安神，症状可解。

医案二：刘某某，男，73 岁，2014 年 12 月 26 日就诊，门诊患者。

主诉：阵发性心慌、胸痛 10 余年，加重 1 周。

患者 10 余年前无明显诱因出现心慌、胸痛，持续时间约为 10 分钟，疼痛部位在心尖搏动处，疼痛性质已不清，于当地医院就诊，心电图示：偶发室性早搏、轻度 ST-T 改变，经营养心肌、活血化瘀等对症治疗后好转出院。近 1 周，感心慌、胸痛加重，于劳累及活动后加重。刻下症见：心慌、胸痛，胸痛以胸骨左下方明显，疼痛如搓棉感，每次持续时间约 3～5 分钟，乏力，饮食可，二便无异常，舌淡红，苔薄黄，脉弦涩。

综合脉症，四诊合参，本病当属祖国医学"心悸"范畴，证属气虚胆怯型，应以益气滋阴，镇心安神为治疗原则，予心悸 1 号方加减治疗，整方如下：

黄芪 30 g	麦冬 20 g	五味子 6 g	川芎 18 g
丹参 20 g	炒枣仁 30 g	琥珀粉 2 g	珍珠母 60 g
紫石英 30 g	木香 9 g	石菖蒲 15 g	远志 15 g
生甘草 6 g			

7 剂，配方颗粒，日 1 剂，开水冲服，分早晚两次温服

按：心气不足，无力运行血液来营养心脉，则有心慌；气血不足，不荣则痛，故有胸痛。方选心悸 1 号方，益气养阴，镇心安神。方中黄芪、麦冬、五味子益气滋阴；川芎、丹参活血止痛；紫石英、琥珀粉镇心安神，温肺暖宫；木香行气止痛，健脾消食；炒枣仁、石菖蒲、远志养心安神定志；再加珍珠母平肝潜阳，养心安神。

医案三：陈某某，男，65 岁，2014 年 12 月 6 日就诊，门诊患者。

主诉：阵发性心慌、气短 5 年余。

患者阵发性心慌、气短 5 年余，无明显诱因出现全身抽搐，腹部时有痉挛，背痛，腰痛（腰椎管狭窄），刻下症见：心慌，气短，双膝关节疼痛，食欲差，睡眠可，二便可，舌淡红，苔薄白，脉细。

综合脉症，四诊合参，本病当属祖国医学"心悸"范畴，证属气虚血瘀型，应以益气活血，重镇安神为治疗原则，予心悸 1 号方加减治疗，整方如下：

黄芪 30 g	麦冬 20 g	五味子 6 g	川芎 18 g
丹参 20 g	琥珀粉 2 g	紫石英 30 g	木香 12 g

炒枣仁 30 g	石菖蒲 15 g	远志 15 g	白芍 30 g
羌活 20 g	桂枝 18 g	独活 20 g	水蛭 6 g
生甘草 6 g			

7 剂，配方颗粒，日 1 剂，开水冲服，分早晚两次温服

按：气血不足，心脉失养，则心慌；气血不足，全身肌肉筋络失于濡润，久则成瘀，则关节疼痛、背痛、腰痛。方选心悸 1 号方，益气养阴，重镇安神；方中黄芪、麦冬、五味子益气滋阴；川芎、丹参活血止痛；紫石英、琥珀粉镇心安神，温肺暖宫；木香行气止痛，健脾消食；炒枣仁、石菖蒲、远志养心安神定志；患者疼痛明显，加白芍养阴柔肝，缓急止痛；羌活、独活合用，活血止全身疼痛；水蛭活血化瘀；桂枝温阳通络。全方合用镇心安神，活血化瘀。

三、小结

惊恐恼怒，动摇心神，致心主不安而发病为心悸。针对气虚胆怯之心悸拟定心悸 1 号方。应分清患者体质类型及心悸疾病的虚实。心悸的病位在心，与肝、脾、肾、肺四脏密切相关。病理变化主要有虚实两方面，虚者为气、血、阴、阳亏损，使心失滋养，而致心悸。治疗以补气、滋阴等为主。由于心悸以心神不宁为其病理特点，故酌情配以镇心安神之法。

还应明确本病与怔忡、奔豚的鉴别。惊悸发病，多与情绪因素有关，可由骤遇惊恐，忧思恼怒，悲哀过极或过度紧张而诱发，多为阵发性，病来虽速，病情较轻，实证居多，病势轻浅，可自行缓解，不发时如常人。怔忡多由久病体虚，心脏受损所致，无精神等因素亦可发生，常持续心悸，心中惕惕，不能自控，活动后加重，多属虚证，或虚中夹实，病来虽渐，病情较重，不发时亦可兼见脏腑虚损症状。心悸日久不愈，亦可形成怔忡。奔豚发作之时，亦觉心胸躁动不安。本病与奔豚的鉴别要点：心悸为心中剧烈跳动，发自于心，奔豚乃上下冲逆，发自少腹。

对于本病若心气虚损明显，重用人参，加黄芪以加强益气之功；兼见心阳不振，用肉桂易桂枝，加附子以温通心阳；兼心血不足，加阿胶、首乌、龙眼肉以滋养心血；兼心气郁结，加柴胡、郁金、合欢皮、绿萼梅以疏肝解郁；气虚夹湿，加泽泻，重用白术、茯苓；气虚夹瘀，加红花、郁金。

告知患者保持心情愉快，精神乐观，情绪稳定，避免惊恐及忧思恼怒等不良刺激；饮食忌过食生冷、辛辣；保持生活规律，注意寒暑变化，避免外邪侵袭而诱发或加重心悸，并且要劳逸结合。

第五章　心悸2号方医案1则

一、心悸2号方简介

组成：黄芪30 g，麦冬15 g，五味子3 g，川芎15 g，丹参20 g，青蒿20 g，黄连12 g，瓜蒌20 g，木香9 g，生甘草12 g。

治则：清热化痰，养心安神。

主治：心气不足兼痰热内扰型心悸。症见心悸时发时止，气短，胸闷烦躁，失眠多梦，受惊易发，倦怠乏力，时自汗，口苦口黏腻，大便秘结，小便短赤，舌红，苔黄腻，脉沉弦滑等。

方解：黄芪、瓜蒌为君药，麦冬、川芎、丹参、青蒿、黄连为臣药，五味子、木香为佐药，生甘草为使药。黄芪味甘，性微温，归脾、肺经，入气分，善入脾胃，可补气健脾，益卫固表，为补中益气要药。瓜蒌味甘、微苦，性寒，归肺、胃、大肠经，功效有清热化痰，宽胸散结，润肠通便。本品甘寒而润，善清肺热，润肺燥而化热痰、燥痰。两者共为君药，可补益心气，清化痰热。丹参，味苦，性微寒，归心、心包、肝经，可活血调经，祛瘀止痛。本品善于通行血脉，祛瘀止痛，广泛用于各种瘀血病证。麦冬，味甘、微苦，性微寒，归肺、胃、心经，功效可清心除烦，养阴生津。川芎，味辛，性温，归肝、胆、心包经，功效既能活血化瘀，又能行气止痛。黄连味苦，性寒，归心、脾、胃、胆、大肠经，功效有清热燥湿，泻火解毒。本品大苦大寒，长于清中焦湿热，又可泻火解毒，善于清心经实火。青蒿味苦、辛，性寒，归肝、胆经，可清透虚热，凉血除蒸，解暑，截疟。以上五味药共为臣药，既可清体内痰热，又可活血行气化体内痰瘀。五味子，味酸、甘，性温，归肺、心、肾经，既可益气生津，又有收敛固涩之功。木香味辛、苦，性温，归脾、胃、胆、大肠、三焦经，芳香行散，功效行气止痛，健脾消食。其辛行苦泄，性温通行，可通畅气机。两者共为佐药，可行气活血，益气敛阴止汗。生甘草为使药，味甘，性平，归脾、胃、心、肺经，气和性缓，可调和诸药。

二、相关中药配方颗粒医案

医案一：陈某某，男，54岁，2013年3月12日就诊，门诊患者。

主诉：心慌、咳喘1月。

患者心慌、咳喘1月，活动后心慌加剧，发作时偶有大汗，曾于当地医院治疗，诊断为"阵发性房颤，支气管炎"，经对症治疗后，症状缓解，仍偶有心慌、咳喘。刻下症见：心慌、咳喘，干咳，痰少，口干，偶有耳鸣，双下肢轻度水肿，睡眠少，舌红，苔白，脉结。

综合脉症，四诊合参，本病当属祖国医学"心悸"范畴，证属心气不足兼痰热内扰型，应以清热化痰，养心安神为治疗原则，予心悸2号方加减治疗，整方如下：

黄芪 30 g	麦冬 20 g	五味子 6 g	川芎 18 g
丹参 20 g	生地黄 30 g	青蒿 20 g	黄连 12 g
瓜蒌 20 g	珍珠母 60 g	炒泽泻 30 g	茯苓 30 g
炒杏仁 10 g	木香 12 g	石斛 30 g	天花粉 30 g
生甘草 12 g			

7剂，配方颗粒，日1剂，开水冲服，分早晚两次温服

按：心为十二官之主，主血脉，藏神明，正虚邪扰，血脉不畅，则心悸不宁。故用黄芪益卫固表，补正气；气以通为要，木香行气宽胸，川芎行气活血，补气药只有与行气药配伍，才能有帅血通脉之功；血以活为贵，丹参补血又兼活血止痛作用。补气、行气、活血三法并用，相得益彰，气得补而能通，血得补而能活。痰热积聚，扰乱心神，故用瓜蒌清热化痰，青蒿清透虚热，黄连清热燥湿泻火；麦冬补心阴，与黄芪配伍合气阴双补之意，且制约黄芪温燥之性。生地黄、五味子同用，可养阴益气生津。生甘草调和诸药。痰热久蕴，易郁而化火，加石斛、天花粉清热滋阴；珍珠母滋阴潜阳，重镇安神；泽泻、茯苓健脾利水渗湿；杏仁止咳平喘，润肠通便。

三、小结

在临床实践中，笔者发现心悸以心气不足兼痰热内扰型居多，根据患者的主要临床症状，应用自拟心悸2号方进行治疗，收到良好的临床疗效。

在临证时，笔者发现病人在患有基础疾病的同时多兼有其他病证，可加减药物进行治疗。如伴头痛者，可加蔓荆子、白蒺藜、细辛等解表祛风止痛药；伴有头晕者，可加石菖蒲、远志、天麻、钩藤等平肝息风、安神益智之品；伴有颈椎病者，可加羌活、白芷、防风等祛风胜湿止痛药；伴腰痛者，可加独活、桂枝、牛膝、杜仲等药；伴食欲不振者，可加白豆蔻、藿香、砂仁等祛湿健脾之品；若大便不畅，可加酒大黄、瓜蒌等润肠通便之品。

第六章　喘证1号方医案1则

一、喘证1号方简介

组成：黄芪 30 g，麦冬 15 g，五味子 3 g，肉桂 9 g，川芎 15 g，丹参 20 g，

水蛭 6 g，地龙 9 g，泽泻 15 g，黄连 6 g，木香 9 g，生甘草 6 g。

治则：益气活血，化瘀通络。

主治：气虚血瘀型喘证，症见喘促短气，气怯声低，咳声低弱，痰稀薄，舌暗红或淡紫有瘀点，苔薄白，脉沉细或弦细。

方解：黄芪、麦冬、丹参为君药，五味子、川芎、水蛭、地龙、肉桂为臣药，泽泻、黄连、木香为佐药，生甘草为使药。方中黄芪味甘，性微温，归脾、肺经，入气分，善入脾胃，可补气健脾，益卫固表，为补中益气要药，常与人参、升麻等品同用。麦冬，味甘、微苦，性微寒，归肺、胃、心经，功效滋阴润肺，益胃生津，清心除烦。丹参，味苦，性微寒，归心、心包、肝经，可活血调经，祛瘀止痛。本品善于通行血脉，祛瘀止痛，广泛用于各种瘀血病证。三者共为君药，可滋肺阴，润肺燥，补肺气，行气血，祛瘀血，从而使肺有所养，血脉畅通。川芎，味辛，性温，归肝、胆、心包经，功效活血行气，祛风止痛。本品辛散温通，既能活血化瘀，又能行气止痛，为"血中之气药"，故可治气滞血瘀之胸胁、腹部诸痛。五味子，味酸、甘，性温，归肺、心、肾经，既可益气生津，又有收敛固涩之功。水蛭味咸、苦，性平，归肝经，有小毒，功可破血通经，逐瘀消症。肉桂味辛、甘，性大热，归肾、脾、心、肝经，作用有补火助阳，散寒止痛，温经通脉，引火归原。本品辛甘大热，益阳消阴，作用温和持久，为治命门火衰之要药，又辛散温通，可行气血，运经脉，散寒止痛。地龙性寒，味咸，入肝、肺、膀胱经，功能为清热息风，平肝降压，活络通痹，清肺平喘，利尿通淋。以上五味共为臣药，可助君药益气生津，又可温经通脉，活血化瘀。黄连味苦，性寒，归心、脾、胃、胆、大肠经，功效有清热燥湿，泻火解毒。本品大苦大寒，长于清中焦湿热，又可泻火解毒，善于清心经实火。木香味辛、苦，性温，归脾、胃、胆、大肠、三焦经，芳香行散，功效行气止痛，健脾消食。其辛行苦泄，性温通行，可通畅气机，气行则血行。泽泻味甘、淡，性寒，归肾、膀胱经，功能为利水渗湿，泄热通淋。此三味药为佐药，可行气通络，清体内虚热。生甘草为使药，味甘，性平，归脾、胃、心、肺经，气和性缓，可补脾益气，又能缓急止痛，且可调和诸药。

二、相关中药配方颗粒医案

医案一：徐某某，男，66 岁，2014 年 4 月 22 日就诊，门诊患者。

主诉：阵发性胸闷、憋喘 2 年，加重伴咳嗽咳痰 10 天。

患者 2 年前无明显诱因出现胸闷、憋喘，不能平卧，服用速效救心丸 10 粒可缓解。10 天前因外感风寒，上述症状加重，伴咳嗽，咳痰，痰白稀薄，易于咳出，咽痒，双下肢轻度水肿，乏力，倦怠，饮食、睡眠尚可，便不干，舌暗红，苔白，脉沉滑或涩。曾服用喘证 1 号方汤剂两月余，症状明显好转。心脏彩超示：肥厚性梗阻性心脏病；主动脉瓣钙化；二尖瓣、三尖瓣、主动脉瓣返流；肺动脉高压（重度）；心包积液（少量）。LVEF（左室射血分数）：0.41。血管彩超示：颈部血管、双下肢血管粥样硬化并斑块形成。

综合脉症，四诊合参，本病当属祖国医学“喘证”范畴，证属气虚血瘀型，当以益气养阴，活血化瘀为治疗原则，以喘证 1 号方加减治疗，整方如下：

黄芪 30 g	麦冬 20 g	五味子 30 g	肉桂 9 g
川芎 18 g	丹参 20 g	水蛭 6 g	地龙 10 g
炒泽泻 20 g	黄连 6 g	木香 12 g	车前子 30 g
茯苓 30 g	柴胡 12 g	葶苈子 30 g	生甘草 6 g

7 剂，配方颗粒，日 1 剂，开水冲服，分早晚两次温服

按：患者胸闷、憋喘、乏力、倦怠，为心肺气虚所致；因肺气不足，肺失肃降，故咳痰，痰白稀薄，易于咳出，咽痒；气虚易致阳虚，双下肢轻度水肿，为阳虚水泛之象；舌暗红，苔白，脉沉滑或涩，亦为气虚血瘀之象。故用喘证 1 号方加减治疗，配伍茯苓、柴胡、车前子、葶苈子可升阳行气利水，渗湿消肿，茯苓还可健脾祛湿。

三、小结

在临床实践过程中，导师将该病大致分为气虚血瘀型、阳虚水泛型和痰热蕴肺型等 3 个主要证型，并分别拟定了喘证 1 号方、喘证 2 号方和喘证 3 号方三个经验方，取得较好的临床效果。

第七章　喘证 2 号方医案 3 则

一、喘证 2 号方简介

组成：黄芪 45 g，肉桂 12 g，川芎 15 g，丹参 20 g，茯苓 30 g，泽泻 30 g，冬瓜皮 15 g，车前子 30 g，葶苈子 30 g，黄连 6 g，木香 9 g，炙甘草 6 g。

治则：健脾益气，活血利水。

主治：脾虚湿盛型喘证，症见气喘，动则喘甚，呼多吸少，汗出肢冷，畏寒，面目肢体浮肿，舌淡白，苔白腻，脉沉滑等。

方解：方中重用黄芪、肉桂、川芎、丹参为君药，茯苓、泽泻、冬瓜皮、车前子、葶苈子为臣药，黄连、木香为佐药，炙甘草为使药。方中黄芪味甘，性微温，归脾、肺经，可补气健脾，升阳举陷，利水消肿，为治气虚水肿之要药，又可补肺气，治疗肺虚喘咳。肉桂味辛、甘，性大热，归肾、脾、心、肝经，作用

有补火助阳，散寒止痛，温经通脉，引火归原。川芎，味辛，性温，归肝、胆、心包经，功效活血行气，祛风止痛。本品辛散温通，既能活血化瘀，又能行气止痛，为"血中之气药"。丹参，味苦，性微寒，归心、心包、肝经，可活血调经，祛瘀止痛。本品善于通行血脉，祛瘀止痛，广泛用于各种瘀血病证。以上四味共为君药，黄芪、肉桂益气温阳，利水消肿，川芎、丹参活血行气，气行则推动水行。茯苓味甘、淡，性平，归心、肺、脾、肾经，功效为渗湿利水，健脾和胃，宁心安神。泽泻甘、淡，性寒，归肾、膀胱经，功能为利水渗湿，泄热通淋。车前子味甘、淡，性微寒，归肺、肝、肾、膀胱经，功效为清热利尿，渗湿止泻，祛痰。冬瓜皮味甘，性微寒，归肺、脾、小肠经，功效为清热利水，消肿。以上共为臣药，可助君药增强利水消肿之功。黄连味苦，性寒，归心、脾、胃、胆、大肠经，功效为清热燥湿，泻火解毒。木香味辛、苦，性温，归脾、胃、胆、大肠、三焦经，芳香行散，功效为行气止痛，健脾消食。其辛行苦泄，性温通行，可通畅气机，气行推动水行。黄连与木香为佐药，理气畅中，气机畅通可助体内水液代谢，祛湿利水消肿。炙甘草味甘，性平，归心、肺、脾、胃经，功效为补脾和胃，益气复脉，也可调和诸药。综观全方既有健脾益气之品治其本，又有利水祛湿之品治其标，体现了标本兼治的原则。

二、相关中药配方颗粒医案

医案一：陈某某，女，65岁，2012年11月9日就诊，门诊患者。

主诉：憋喘伴乏力2周。

患者憋喘伴乏力2周，咳嗽，头痛，睡眠少，多梦，双下肢轻度水肿，小便少、数，大便可，舌红，苔白，脉弱。

综合脉症，四诊合参，本病当属祖国医学"喘证"范畴，证属水湿内盛型，当以温阳利湿为治疗原则，以喘证2号方加减治疗，整方如下：

黄芪50g	肉桂12g	川芎18g	丹参20g
茯苓30g	炒泽泻30g	冬瓜皮15g	车前子30g
葶苈子30g	黄连6g	木香12g	桑枝45g
炒麦芽30g	焦神曲30g	焦山楂30g	连翘30g
蔓荆子20g	石菖蒲18g	远志18g	羌活20g
海螵蛸30g	白蒺藜20g	炙甘草6g	

7剂，配方颗粒，日1剂，开水冲服，分早晚两次温服

按：患者老年女性，阳气较弱，气化无力，致使膀胱气化失司，则小便不利；水蓄不化，又郁遏阳气，气不化津，津液不得上承于口，故渴欲饮水；水湿内盛，泛溢肌肤，则为水肿；水饮凌肺，肺气不利，则短气。治宜利水渗湿

为主，兼以温阳化气之法。本方为喘证 2 号方加减。《素问·灵兰秘典论》谓："膀胱者，州都之官，津液藏焉，气化则能出矣。"膀胱的气化有赖于阳气的蒸腾，故方中加黄芪、肉桂等温阳益气之药；茯苓、泽泻、冬瓜皮、车前子、葶苈子利水渗湿；焦三仙、海螵蛸合用顾护胃气；水湿属阴，易瘀滞，不通则痛，则见头痛，故方中加川芎、丹参、羌活活血化瘀，白蒺藜、蔓荆子清利头目；水湿易阻遏气机，气机不畅，郁而化火，故方中加黄连、连翘清热之品；远志安神益智祛痰，石菖蒲开窍豁痰化湿。诸药合用，共奏利水渗湿，温阳化气之功。

医案二：姚某某，男，66 岁，2013 年 6 月 14 日就诊，门诊患者。

主诉：阵发性胸闷、憋喘 3 年，加重伴双下肢中度水肿。

患者阵发性胸闷、憋喘 3 年，伴双下肢中度水肿，纳呆，腹胀，不欲饮食，小便少，舌暗红，苔黄，脉沉缓。

综合脉症，四诊合参，本病当属祖国医学"喘证"范畴，证属脾虚湿盛型，当以健脾祛湿为治疗原则，以喘证 2 号方加减治疗，整方如下：

黄芪 50 g	肉桂 12 g	川芎 18 g	丹参 20 g
茯苓 30 g	炒泽泻 30 g	冬瓜皮 15 g	车前子 30 g
葶苈子 30 g	黄连 6 g	木香 12 g	佩兰 20 g
白蔻仁 30 g	炒苍术 20 g	白术 20 g	厚朴 18 g
陈皮 18 g	藿香 20 g	炙甘草 6 g	

3 剂，配方颗粒，日 1 剂，开水冲服，分早晚两次温服

按：中医所说的水肿是指肺、脾、肾功能失调，三焦决渎失司，膀胱气化不利所导致的体内水液潴留，泛滥肌肤，引起的以头面、四肢、腹背乃至全身浮肿，小便不利等为临床特征的一种病证。该患者为水湿之邪，浸渍肌肤，壅滞不行，以致肢体浮肿不退；水湿内聚，三焦决渎失司，膀胱气化失常，故小便短少；水湿日增而无出路，且为黏腻之邪，不易骤化，故病程较长。治宜健脾祛湿。给予自拟喘证 2 号方加减治疗。方中加黄芪、肉桂等温阳益气之药；茯苓、泽泻、冬瓜皮、车前子、葶苈子利水渗湿；水湿属阴，易瘀滞，故方中加川芎、丹参活血化瘀；黄连清热燥湿，泻火解毒；木香行气止痛，理气疏肝，健脾消食；白术、苍术合用健脾理气，白术兼能补中益气，养脾津，苍术偏重燥湿止痛，振奋脾阳；厚朴行气化湿，温中止痛，降逆平喘；陈皮理气健脾，燥湿化痰；藿香、佩兰配伍使用，醒脾化湿，和胃健脾之功效更甚；白蔻仁化湿行气，温中止呕；甘草温中益气，清热解毒，调和诸药。全方既健脾，使脾气足，化水湿，又淡渗利水，使黏腻之邪从水道去，又理气，使水湿随气而行。

医案三：张某某，男，78 岁，2012 年 9 月 21 日就诊，门诊患者。

主诉：胸闷、憋气 3 年。

患者 3 年前自觉胸闷、憋气，伴咳嗽，咳少量黄痰，吐白色泡沫，下肢水肿，不欲饮食，食少，面容倦怠，舌暗，苔白，脉弱。

综合脉症，四诊合参，本病当属祖国医学"喘证"范畴，证属水湿内盛型，当以利水渗湿，健脾宁心为治疗原则，以喘证 2 号方加减治疗，整方如下：

黄芪 50 g	肉桂 12 g	川芎 18 g	丹参 20 g
茯苓 30 g	炒泽泻 30 g	冬瓜皮 15 g	车前子 30 g
葶苈子 30 g	黄连 6 g	海螵蛸 30 g	金银花 20 g
连翘 20 g	炒杏仁 10 g	桔梗 20 g	焦麦芽 20 g
焦神曲 20 g	焦山楂 20 g	炙甘草 6 g	

4 剂，配方颗粒，日 1 剂，开水冲服，分早晚两次温服

按：患者脾胃虚弱，脾虚则运化功能失常，水液内停，泛溢四肢，则表现为下肢水肿；湿阻中焦，脾失健运，则不欲饮食；水湿内停，使肺宣发肃降功能失常，则胸闷、憋气。治宜利水渗湿，健脾宁心。给予自拟喘证 2 号方加减治疗。方中黄芪、肉桂温阳益气，使水湿得阳气蒸腾而气化；茯苓、泽泻、冬瓜皮、车前子、葶苈子利水渗湿；水湿属阴，易淤滞，不通则痛，则见头痛，故方中加川芎、丹参活血化瘀；焦三仙、海螵蛸合用顾护胃气；水湿易阻遏气机，气机不畅，郁而化火，方中加黄连、连翘、金银花清热之品；杏仁、桔梗合用一升一降，调畅气机，使水液疏布正常，津液散布全身；甘草调和诸药。全方既能利水渗湿，又可健脾宁心，抓住水湿特点，健中焦，散上焦，气机畅，水湿调。

三、小结

本方系喘证系列方之一，针对脾虚湿盛型喘证拟定，全方健脾益气，活血化湿。应用特点在于，患者见脾虚证之象，并有水湿之舌大有齿痕，或水湿内停腹胀及水湿泛溢肌表等表现。从西医角度来说，根据多年临床经验，本方多适用于心力衰竭同时伴有下肢水肿的患者。从喘证总体治疗原则及本方配伍来看，本方更适用于喘证稳定期的治疗，可减少患者西药的使用剂量。

在临床上不可见水肿即用此方。因多种原因皆可引起水肿，应先进行水肿原因的排查。如水肿与鼓胀的鉴别诊断。鼓胀是以腹部膨胀如鼓而命名，临床腹部胀大，皮色苍黄，腹壁脉络暴露，四肢多不肿，反见瘦削，后期可伴有肢体浮肿为特征。而水肿则以头面或下肢先肿，继及全身，腹壁无脉络暴露，但部分水肿晚期患者，亦可兼见腹部胀大。鼓胀多由于酒食不节、情志内伤、血吸

虫感染等，以肝、脾、肾功能失调为主，导致气滞、血瘀、水停腹中。水肿则多因风邪外袭、感受水湿、饮食伤脾、劳倦伤肾等，以肺、脾、肾三脏相干为病，导致水液泛滥肌肤而成。

应注意水肿产生的部位，来辨证用药。病在于肺者见恶风发热、肢体酸楚、头面水肿迅及全身，或见喘咳的肺卫表现。病在于脾者见全身水肿身体困重，脘腹满闷食少等脾虚湿困表现。病在于肾者见面浮身肿，腰以下为甚，腰膝酸软等肾虚表现。病在于心者见面浮肢肿，心悸怔忡等水气凌心表现。病在于肝者见肢体浮肿，胸胁胀满，嗳气不舒。本方主要适用于病位在脾者，若病位在他脏，而水肿甚者，也可用本方加减治疗。

根据患者水肿程度，结合西医心力衰竭的治疗方案，适当控制饮水量，并注意饮食清淡。

第八章　喘证 3 号方医案 2 则

一、喘证 3 号方简介

组成：金银花 20 g，连翘 20 g，黄芩 15 g，桑白皮 15 g，杏仁 9 g，桔梗 15 g，枳壳 12 g，瓜蒌 20 g，川贝 9 g，木香 9 g，生甘草 12 g。

治则：疏风清热，化痰止咳。

主治：痰热蕴肺型喘证，症见喘咳气涌，咳痰黄稠，或夹有血块，伴胸中烦闷，身热，汗出，口渴喜冷饮，面赤，小便色赤，大便秘结，舌红，苔黄腻，脉滑数。

方解：方中重用金银花、连翘、瓜蒌为君药，黄芩、桑白皮、桔梗、枳壳为臣药，杏仁、川贝、木香为佐药，生甘草为使药。金银花味甘，性寒，归肺、心、胃经，功效为清热解毒，疏散风热。连翘味苦，性微寒，归心、肺、小肠经，功效可清热解毒，消肿散结，疏散风热。瓜蒌味甘、微苦，性寒，归肺、胃、大肠经，可清热化痰，宽胸散结，润肠通便。本品甘寒而润，善清肺热，润肺燥而化热痰、燥痰。三者共为君药，清热散风化痰。黄芩苦寒，归肺、胆、脾、大肠、小肠经，功效为清热燥湿，泻火解毒。本品主入肺经，善清肺火及上焦实热，用治肺热壅遏所致咳嗽气喘。枳壳味苦、辛、酸，性温，归脾、胃、大肠经，其功效为破气消积，化痰除痞。桑白皮甘寒，归肺经，功可泻肺平喘，利水消肿。桔梗苦辛平，归肺经，功可宣肺，祛痰，本品辛散苦泄，开宣肺气，祛痰利气，无论寒热皆可应用。以上四味为臣药，可助君药清肺热，化痰平喘，又可宣肺理气，增强平喘之功。佐药杏仁主入肺经，味苦降泄，可宣发肺气而止咳平喘，为治咳喘之要药。川贝为清热化痰药，性寒，味微苦，可清泄肺热化痰，又味甘质润能润肺止咳，尤宜于内伤久咳，燥痰、热痰之证。木香辛苦，性温，其芳香行散，功可行气止痛。使药为生甘草，其味甘性平，可补脾益气，又能缓急止痛，且可调和诸药。综观全方，既有金银花等疏散风热之品，又有瓜蒌、杏仁等清热化痰润肺，兼之宣肺理气，可使痰化热清，宣肺平喘。

二、相关中药配方颗粒医案

医案一：杨某某，女，80 岁，2015 年 1 月 26 日就诊，住院患者。

主诉：阵发性胸闷、心悸 1 周，加重伴咳嗽、憋喘 3 天。

现病史：患者近 1 周来，活动后出现阵发性胸闷、心悸，伴有心前区疼痛、憋喘。去省立医院就诊，诊断为"冠心病，房颤"，予来适可、万爽力、银杏叶片治疗，效果不佳，症状未见减轻。近 3 天来因受凉出现咳嗽、咳痰，活动后憋喘加重，夜间尚能平卧。今日自觉发热，胸闷、心悸加重，急来我院就诊，由门诊收入院治疗。患者自发病以来神志清，精神可，饮食夜眠可，大小便无异常，近期体重无明显变化。患者形体匀称，面色潮红，语声有力，咳嗽频频，舌暗红，中间少苔，苔黄，脉弦数。

既往史：既往身体状况一般，高胆固醇血症病史 10 年，服用辛伐他汀效果差；慢性支气管炎病史 10 年，冬季反复咳嗽咳痰；否认脑梗塞、肾病等病史；否认肝炎、结核等传染病史；否认手术、输血及重大外伤史；否认食物及药物过敏史；预防接种史随当地进行。

查体：T 39.0 ℃，P 100 次 / 分，R 19 次 / 分，BP 130/80 mmHg，老年女性，神志清，精神可，口唇无紫绀，咽部充血，颈软，颈静脉无充盈，肝颈返流征阴性，双肺叩清音，听诊双肺呼吸音粗，双肺底可闻及少量湿性啰音。心界无扩大，心率 130 次 / 分，律不齐，第一心音强弱不一，脉搏短绌，各瓣膜听诊区未闻及病理性杂音，无心包摩擦音，周围血管征（－）。腹软，无压痛及反跳痛，墨菲氏征（－），肝脾肋下未触及，双下肢无明显水肿，双侧足背动脉搏动正常。四肢肌力、肌张力正常，双侧巴氏征（－）。

辅助检查：

心电图（2015.01.14 我科）：快速型房颤，ST-T 改变。心脏彩超（2015.01.06 省立医院）：双房大，节段性室壁运动不良，三尖瓣中度反流。入院后急查心梗五项：NT-proBNP（B 型钠尿肽）7297 pg/mL，D-Dimer（D-D 二聚体）5.0 μg/mL。血细胞分析五分类：白细胞总数 3.05×10^9/L，中性粒细胞百分比 75.1%，淋巴细胞比率 14.8，嗜酸细胞 %0.3%，淋巴细胞 0.45×10^9/L，嗜酸细胞 0.01×10^9/L，红细胞计数 3.55×10^{12}/L，血红蛋白 102 g/L，红细胞压积31.9。胸部CT：符合慢性支气管炎、心包积液（少量）CT表现。肺动脉CT扫描未见明显异常，排除肺栓塞。血管彩超示：1. 双侧颈总动脉及颈内外动脉起始段、双侧椎动脉粥样硬化并斑块形成；2. 双侧下肢动脉粥样硬化并斑块形成；3. 左侧股总动脉局部硬化性狭窄。

中医诊断：喘证，痰热蕴肺型。西医诊断：1. 冠心病，不稳定型心绞痛，心律失常，心房颤动，心功能IV级；2. 慢性支气管炎急性发作；3. 高胆固醇血症。

2015年1月26日，患者胸闷，憋气，食后腹胀，口干，舌暗红，中间少苔，苔黄，脉弦数。

综合脉症，四诊合参，本病当属祖国医学"喘证"范畴，证属痰热蕴肺型，当以疏风清热，化痰止咳为治疗原则，以喘证3号方加减治疗，整方如下：

连翘20 g	黄芩20 g	桑白皮20 g	炒杏仁10 g
桔梗20 g	枳壳12 g	瓜蒌20 g	川贝9 g
木香6 g	玄参20 g	生甘草12 g	

7剂，配方颗粒，日1剂，开水冲服，分早晚两次温服

按：患者胸闷、憋喘、咳痰等症，为邪热蕴肺，蒸液成痰，痰热壅滞，肺失清肃所致；痰湿困脾，脾失健运，脾气不升，胃气不降，故见胃胀；痰热灼烧津液，故见口干。治宜疏风清热，化痰止咳。给予自拟喘证3号方加减。方中重用连翘、瓜蒌为君药，黄芩、桑白皮、桔梗、枳壳为臣药，杏仁、川贝、木香为佐药，生甘草为使药。连翘清热解毒，消肿散结，疏散风热；瓜蒌清热化痰，宽胸散结，润肠通便，善清肺热，润肺燥而化热痰、燥痰。黄芩清热燥湿，泻火解毒，主入肺经，善清泻肺火及上焦实热；枳壳破气消积，化痰除痞；桑白皮泻肺平喘，利水消肿，善泻肺火兼泻肺气而平喘；桔梗可宣肺祛痰，本品辛散苦泄，开宣肺气，祛痰利气，无论寒热皆可应用。以上四味为臣药，可助君药清肺热，化痰平喘，又可宣肺理气，增强平喘之功。佐药杏仁主入肺经，味苦降泄，可宣发肺气而止咳平喘，为治咳喘之要药；川贝为清热化痰药，清肺化痰，又味甘质润能润肺止咳；木香芳香行散，可行气止痛。使药生甘草既能补脾益气，又能缓急止痛，且可调和诸药。痰热形成耗伤津液，故加玄参凉血滋阴，泻火解毒。综观全方，清热化痰，宣肺理气，使痰化热清，宣肺平喘。

医案二：张某某，女，64岁，2014年7月31日就诊，门诊患者。

主诉：胸闷、咳嗽7天。

患者7天前，因外感风热，出现胸闷、咳嗽，咳黄痰，咽干，便干，舌红，苔黄，脉弱。

综合脉症，四诊合参，本病当属祖国医学"喘证"范畴，证属痰热蕴肺型，当以疏风清热，化痰止咳为治疗原则，以喘证3号方加减治疗，整方如下：

连翘 20 g	黄芩 20 g	桑白皮 20 g	炒杏仁 10 g
桔梗 20 g	枳壳 12 g	瓜蒌 20 g	川贝 9 g
木香 6 g	酒大黄 18 g	焦麦芽 30 g	焦神曲 30 g
焦山楂 30 g	海螵蛸 30 g	白蔻仁 30 g	藿香 20 g
佩兰 20 g	生甘草 12 g		

7剂，配方颗粒，日1剂，开水冲服，分早晚两次温服

按：邪热蕴肺，蒸液成痰，痰热壅滞，肺失清肃，而致胸闷、憋气、咳痰等症；痰热灼烧津液，故见口干；痰湿困脾，脾失健运，且脾为痰生之源，故痰湿不易清化。治宜疏风清热，化痰止咳。给予自拟方喘证3号方加减治疗。方中重用连翘、瓜蒌为君药，黄芩、桑皮、桔梗、枳壳为臣药，杏仁、川贝、木香为佐药，生甘草为使药。连翘清热解毒，消肿散结，疏散风热；瓜蒌清热化痰，宽胸散结，润肠通便，善清肺热，润肺燥而化热痰、燥痰。黄芩清热燥湿，泻火解毒，主入肺经，善清泻肺火及上焦实热；枳壳破气消积，化痰除痞；桑白皮泻肺平喘，利水消肿，善泻肺火兼泻肺气而平喘；桔梗可宣肺祛痰，本品辛散苦泄，开宣肺气，祛痰利气，无论寒热皆可应用。以上四味为臣药，可助君药清肺热，化痰平喘，又可宣肺理气，增强平喘之功。佐药杏仁主入肺经，味苦降泄，可宣发肺气而止咳平喘，为治咳喘之要药；川贝为清热化痰药，清泄肺热化痰，又味甘质润能润肺止咳，尤宜于内伤久咳、燥痰、热痰之证；木香芳香行散，可行气止痛；使药生甘草既能补脾益气，又能缓急止痛，且可调和诸药；观全方，既有清热化痰润肺之药，兼有宣肺理气之药，可使痰化热清，宣肺平喘。脾胃为痰化生之源，故加白蔻仁、藿香、佩兰芳香化湿醒脾；痰热阻滞脾胃气机，加海螵蛸、焦三仙顾护胃气；热邪伤津，使胃肠失润，加酒大黄清热燥湿通便。

三、小结

喘证3号方中有一味木香，导师组方颇有深意。因痰湿之患，既可由气滞而致，又可导致气滞，故治疗时要注意顺气，气顺则一身之津液亦随之而顺。此外痰热哮喘要诊察有无便燥。临床见痰热阻肺之哮喘气急，并存便结不通时，采用清肺兼通腑攻下法，则疗效显著。痰热阻肺易见食少、大便燥结不通，糟粕久留，腑气不通更影响肺气的肃降，二者互相关联，互为因果。

本方为喘证系列方，临床应用时主要针对喘证使用，但是并不局限于喘证，患者符合痰热壅肺，兼有胸闷、气短等症状亦可使用。喘证与气短都有呼

吸异常, 但是喘证呼吸困难, 张口抬肩, 甚则不能平卧, 短气, 亦即少气, 呼吸微弱而喘促, 或短气不足以息, 似喘而无声, 尚可平卧。

此外, 本方所适用的病人, 多肺脏久病, 肺气虚弱, 易外感风寒。应嘱咐病人, 注意保暖, 避免受风寒。

第九章　眩晕 1 号方医案 5 则

一、眩晕 1 号方简介

组成: 钩藤 45 g, 黄连 12 g, 黄芩 15 g, 泽泻 20 g, 川芎 30 g, 丹参 20 g, 羌活 15 g, 野葛根 30 g, 木香 9 g, 生甘草 6 g。

治则: 清热降火, 平肝潜阳。

主治: 肝火亢盛型眩晕, 症见眩晕, 头目胀痛, 口苦黏腻, 面赤, 急躁易怒, 舌红, 苔黄, 脉弦滑数。

方解: 钩藤、黄连为君药, 黄芩、泽泻、川芎、丹参、羌活、野葛根为臣药, 木香为使药, 生甘草为佐药。方中钩藤味甘, 性凉, 功能为清热平肝, 息风止痉, 入肝经, 可清肝热, 平肝阳, 用治肝火上炎或肝阳上亢之头痛、眩晕等证。黄连味苦, 性寒, 功效清热燥湿, 泻火解毒。本品大苦大寒, 长于清中焦湿热, 又可泻火解毒。两者共为君药, 可清热平肝潜阳, 泻火解毒祛痰湿。黄芩味苦, 性寒, 归肺、胆、脾、大肠、小肠经, 功效为清热燥湿, 泻火解毒, 长于清中上焦湿热。泽泻甘寒, 归肾、膀胱经, 功可利水渗湿, 泄热。本品淡渗, 利水作用较强, 性寒又可清膀胱之热, 泻下焦虚火。川芎, 味辛, 性温, 归肝、胆、心包经, 功效活血行气, 祛风止痛。本品辛散温通, 既能活血化瘀, 又能行气止痛, 为"血中之气药"。丹参, 味苦, 性微寒, 归心、心包、肝经, 可活血调经, 祛瘀止痛。本品善于通行血脉, 祛瘀止痛, 广泛用于各种瘀血病证。"治风先治血, 血行风自灭", 故用行气活血药推动血行, 以增强平肝之效。羌活味辛、苦, 性温, 归膀胱、肾经, 功效为散表寒, 祛风湿, 利关节, 止痛。野葛根味甘、平, 无毒, 具有清热排毒, 解痉镇痛, 升阳解肌的功效。以上六味药为臣药, 可助君药清肝泻火, 解毒除湿, 又可行气活血, 气行则血行。木香为佐药, 味辛、苦, 性温, 归脾、胃、胆、大肠、三焦经, 芳香行散, 功效行气止痛, 健脾消食。其辛行苦泄, 性温通行, 可辅佐臣药畅通气机。生甘草为使药, 味甘, 性平, 归脾、胃、心、肺经, 气和性缓, 可补脾益气, 又能缓急止痛, 且可调和诸药。综观全方, 集清肝泻火, 平肝潜阳, 祛湿解毒, 行气活血诸药于一体, 标本兼治。

二、相关中药配方颗粒医案

医案一：李某某，女，72岁，2015年1月19日就诊，门诊患者。

主诉：阵发性头痛、头胀1月。

患者1月前出现阵发性轻微头痛、头胀，咽喉不适，睡眠差，大便干，舌红，苔白腻，脉弱。血压134/79 mmHg；主动脉瓣钙化，二尖瓣、主动脉瓣返流（轻度），左室充盈异常，颈部及下肢血管硬化、斑块。

综合脉症，四诊合参，本病当属祖国医学"眩晕"范畴，证属肝火亢盛型，应以清热降火，平肝潜阳为治疗原则，予眩晕1号方加减治疗，整方如下：

钩藤50 g	黄连12 g	黄芩20 g	炒泽泻20 g
川芎30 g	丹参20 g	羌活20 g	野葛根30 g
木香6 g	何首乌30 g	草决明30 g	生甘草6 g

7剂，配方颗粒，日1剂，开水冲服，分早晚两次温服

按：患者年老肾精亏虚，肝肾阴虚，阴不涵阳，以致肝阳升动太过。上扰清窍，以致瘀血阻窍发生眩晕。眩晕的病性以虚者居多，故张景岳谓"虚者居其八九"。给予眩晕1号方加减治疗。方中钩藤、黄连为君药，黄芩、泽泻、川芎、丹参、羌活、野葛根为臣药，木香为使药，生甘草为佐药。方中钩藤清热平肝，息风止痉，可清肝热，平肝阳；黄连清热燥湿，泻火解毒，大苦大寒，长于清中焦湿热，又可泻火解毒。两者共为君药，可清热平肝潜阳，泻火解毒祛痰湿。黄芩清热燥湿，泻火解毒，长于清中上焦湿热；泽泻利水渗湿，泄热利水作用较强，性寒又可清膀胱之热，泻下焦虚火；川芎活血行气，祛风止痛，为"血中之气药"；丹参活血调经，祛瘀止痛，善于通行血脉，祛瘀止痛；"治风先治血，血行风自灭"，故用行气活血药推动血行，增强平肝之效；羌活散表寒，祛风湿，利关节，止痛；野葛根清热排毒，解痉镇痛，升阳解肌。以上六味药为臣药，可助君药清肝泻火，解毒除湿，又可行气活血，气行则血行。木香行气止痛，健脾消食，辛行苦泄，性温通行，可辅佐臣药畅通气机；生甘草补脾益气，又能缓急止痛，且可调和诸药。草决明清肝明目，润肠通便；何首乌养血滋阴，祛风解毒，润肠通便。综观全方，集清肝泻火，平肝潜阳，祛湿解毒，行气活血诸药于一体，标本兼治。

医案二：姜某某，男，77岁，2014年11月26日就诊，住院患者。

主诉：阵发性头晕、头胀8年，加重1天。

现病史：患者8年前无明显诱因出现阵发性头晕、头胀，偶伴头痛，门诊测血压峰值为180/100 mmHg，诊断为"高血压病"，给予复方罗布麻降压片治疗，疗后血压控制在正常范围，后患者改为洛汀新口服，出现咳嗽不能耐受，

改间断服用络活喜治疗，近 2 月停用络活喜。昨日患者无明显诱因又出现头晕、头胀，伴走路不稳、乏力，自测血压 180/90 mmHg，加服络活喜后症状无好转。无晕厥抽搐，无意识及肢体活动障碍，无胸痛胸闷，无发热咳嗽，今日门诊就诊，为求进一步治疗收入我科。患者发病以来，饮食可，睡眠可，大小便正常，近期无体重变化。患者精神一般，语音无力，气息均匀，面色暗红，舌暗红，苔薄白，脉沉。

既往史：平素健康状况一般，颈椎病病史 10 年；高胆固醇血症病史 2 年，曾服用舒降之效果不好，现服用立普妥调脂；冠心病史 1 年，1 年前冠脉造影提示前降支近段 100% 闭塞，可见来自回旋支及右冠的侧支循环 2 级，显示闭塞段约 2～3cm，回旋支近段扭曲、狭窄约 60%～70%。远段细小，狭窄 40%～50%，右冠主干弥漫狭窄 30%～40%，于前降支由远至近串联置入 XIENCE PRIME（药物洗脱冠脉支架）2.25×28 mm、2.5×38 mm，XIENCE-V（依维莫司洗脱支架）3.0×23 mm 支架共 3 枚，术后恢复良好，术后无胸闷、胸痛发作，一年后停用波立维，现服用阿司匹林、立普妥、曲美他嗪治疗；白内障 2 年；左侧腔隙性脑梗死病史 2 年；否认糖尿病、哮喘病史；否认肝炎、结核等传染病史；无外伤及手术史；否认药物过敏史；预防接种史不详。

查体：BP 140/75 mmHg，老年男性，神志清，精神可，发育正常，查体合作。全身皮肤、黏膜无黄染、皮疹及出血点。浅表淋巴结未触及肿大。双侧瞳孔等大等圆，对光反射正常存在。咽部无充血，口唇无紫绀，颈软，颈静脉无怒张，气管居中，甲状腺不肿大。胸廓对称无畸形，双侧呼吸动度正常，触觉语颤正常，双肺叩清音，双肺呼吸音清，未闻及干湿性啰音，心前区无隆起，心尖搏动无弥散，未触及震颤，心界无扩大，心率 62 次 / 分，律齐，A2 > P2，各瓣膜听诊区未闻及病理性杂音，无心包摩擦音，周围血管征（－）。腹膨隆，未见胃肠型及蠕动波，无腹壁静脉曲张，腹软，无压痛，无反跳痛，墨菲氏征（－），肝脾肋下未触及，腹叩鼓，肝区及双肾区无叩痛，移动性浊音（－），肠鸣音正常。双下肢无水肿。

辅助检查：

心电图（2014.11.25 我科）：窦性心律，大致正常心电图。入院化验提示：血钾 3.3 mmol/L，加用氯化钾缓释片对症治疗。经颅多普勒提示：椎底动脉供血不足。颅脑 CT 提示：左侧脑软化灶。颈动脉 B 超提示：双侧颈总动脉及颈内外动脉起始段、双侧椎动脉粥样硬化。

中医诊断：眩晕，肝阳上亢。西医诊断：1. 高血压病 3 级；2. 冠心病 PCI 术后；3. 脑梗塞；4. 高胆固醇血症。

2014年11月26日就诊，患者头晕，晨起时加重，平日血压控制效果欠佳，颈椎不适，腰痛，舌红，苔黄厚，脉弦。

综合脉症，四诊合参，本病当属祖国医学"眩晕"范畴，证属肝火亢盛型，应以清肝定眩为治疗原则，予眩晕1号方加减治疗，整方如下：

钩藤 50 g	黄连 12 g	黄芩 20 g	炒泽泻 20 g
川芎 30 g	丹参 20 g	羌活 20 g	野葛根 30 g
木香 6 g	猪苓 20 g	焦麦芽 20 g	焦山楂 20 g
焦神曲 20 g	独活 20 g	生甘草 6 g	

7剂，配方颗粒，日1剂，开水冲服，分早晚两次温服

2014年12月3日二诊：头晕症状缓解，颈椎不适，腰痛，舌红，苔黄厚，脉弦。原方中猪苓配方颗粒增至30 g，加茯苓配方颗粒30 g，7剂，日1剂，分早晚两次开水冲服。

按：肝气主升主动，肝阳上亢，乃阴不制阳，血不敛阳，水不涵木，使得肝阳亢逆。相对于肝火上炎不同，肝阳亢逆有上实下虚之争。上实见：急躁易怒，失眠多梦，头晕胀痛，眩晕耳鸣，面红目赤，口苦咽干。下虚见：步履不正，腰膝酸软。治宜清肝定弦。给予自拟方眩晕1号方加减治疗。方中钩藤清热平肝，息风止痉；黄连清热燥湿，泻火解毒，长于清中焦湿热，又可泻火解毒；黄芩清热燥湿，泻火解毒；川芎活血行气，祛风止痛，既能活血化瘀，又能行气止痛，为"血中之气药"；丹参，活血调经，祛瘀止痛；羌活散表寒，祛风湿，利关节，止痛；野葛根清热排毒，解痉镇痛，升阳解肌；木香行气止痛，健脾消食，可辅佐臣药畅通气机；独活祛风胜湿、散寒止痛，增强羌活祛风胜湿止痛之功；焦三仙消食和胃；猪苓利水渗湿，使热去有道。全方集清肝泻火，平肝潜阳，祛湿解毒，行气活血诸药于一体，标本兼治。

医案三：王某某，女，62岁，2014年11月13日就诊，住院患者。

主诉：阵发性头晕、头胀10余年，加重伴胸痛1天。

现病史：患者10余年前无明显诱因开始出现阵发性头晕、头痛，无言语及肢体活动障碍，无胸闷憋气，无黑蒙、晕厥，无视物旋转，无恶心、呕吐及耳鸣，多次测量血压偏高，血压峰值180/100 mmHg，因口服洛汀新干咳不能耐受，间断口服倍博特降压，血压控制在140～150/70～80 mmHg左右。昨日患者无明显诱因感头晕、头胀加重，伴心前区疼痛，持续10余分钟，测血压180/95 mmHg，自服速效救心丸5粒缓解。无咳嗽咳痰，无恶心、呕吐，无言语及肢体活动障碍，今日为进一步诊治收入院。

既往史：既往高胆固醇血症病史1年，长期服用舒降之效果差；否认"冠

心病、糖尿病、慢性肾病、慢性支气管炎"等病史；否认肝炎、结核等传染病史；否认手术外伤史，否认输血史，无药物过敏史，预防接种史随当地进行。

查体：T 36.5 ℃，P 59 次 / 分，R 17 次 / 分，BP 135/75 mmHg，老年女性，神志清，精神可，口唇无紫绀，咽无充血，听诊双肺呼吸音清，未闻及干湿性啰音。心前区无隆起，心尖搏动无弥散，未触及震颤，心界无扩大，心率 59 次 / 分，律齐，A2 > P2，各瓣膜听诊区未闻及病理性杂音，无心包摩擦音，周围血管征（－）。双下肢无水肿。

辅助检查：

心电图（2014.11.03 我科）：窦性心律，T 波低平。心脏彩超示：左室充盈异常。血管 B 超示：双侧颈总动脉及颈内外动脉起始段、双侧椎动脉粥样硬化并斑块形成。腹部 B 超示：左肾盂旁囊肿。化验结果回示：甘油三酯 2.17 mmol/L，低密度脂蛋白胆固醇 1.48 mmol/L，尿微量白蛋白 38.6 mg/L。远程心电监护示：1. 窦性心律；2. 偶发房性早搏；3.ST-T 改变。动态血压监测示：24 小时血压平均值 158/86 mmHg，白昼血压平均值 160/87 mmHg，夜间血压平均值 146/80 mmHg。行颅脑 CT 示：符合双侧多发腔隙性脑梗塞、软化灶 CT 表现，建议必要时 MRI 检查。

中医诊断：眩晕，肝阳上亢。西医诊断：1.高血压病 3 级；2.冠心病，不稳定型心绞痛，心功能Ⅱ级；3.高胆固醇血症。

2014 年 11 月 13 日就诊，偶有头晕、耳鸣，眠差，舌暗红，苔薄黄，脉弦。

综合脉症，四诊合参，本病当属祖国医学"眩晕"范畴，证属肝火亢盛型，应以清肝定眩，滋阴潜阳为治疗原则，予眩晕 1 号方加减治疗，整方如下：

钩藤 50 g	黄连 12 g	黄芩 20 g	炒泽泻 20 g
川芎 30 g	丹参 20 g	羌活 20 g	野葛根 30 g
木香 6 g	独活 10 g	石菖蒲 12 g	远志 12 g
焦神曲 20 g	连翘 20 g	海螵蛸 30 g	焦山楂 20 g
焦麦芽 20 g	生甘草 6 g		

7 剂，配方颗粒，日 1 剂，开水冲服，分早晚两次温服

按：肝肾阴虚，水不涵木，阴不涵阳，肝阳亢逆无所制，气火上扰，故见头晕。肝经火热，循行至耳，故见耳鸣，肝火上扰头目，则夜眠差。治宜清肝定眩，滋阴潜阳。给予自拟方眩晕 1 号方加减治疗。眩晕 1 号方能清肝泻火，平肝潜阳，祛湿解毒，行气活血。再加以独活、羌活，辛散苦燥温通，均善祛风散寒，胜湿止痛，发表，羌活、独活合用主治全身上下诸痛；连翘清热解毒；远志芳香清利，性温行散，宁心安神，散瘀化痰，菖蒲辛散温通，利气通窍，

辟浊化湿，理气化痰，活血止痛，远志通于肾交于心，菖蒲开窍启闭宁神，二药伍用，益肾健脑聪智，开窍启闭宁神之力增强；焦三仙、海螵蛸合用顾护胃气。

医案四：苏某某，女，80 岁，2014 年 11 月 28 日就诊，门诊患者。

主诉：反复发作性头晕 10 余年，加重 2 周。

患者 10 年来头晕经常发作，睡眠不佳或情绪激动易诱发。近 2 周发作较频。头晕时伴乏力、头重脚轻感、视物旋转，无呕吐恶心，无耳鸣。平素情志不畅，较少与人沟通，饮食尚可，二便无异常。舌淡红，苔黄，脉沉。

综合脉症，四诊合参，本病当属祖国医学"眩晕"范畴，证属肝火上炎型，应以清肝泻火为治疗原则，予眩晕 1 号方加减治疗，整方如下：

钩藤 50 g	黄连 12 g	黄芩 20 g	炒泽泻 20 g
川芎 30 g	丹参 20 g	羌活 20 g	野葛根 30 g
木香 12 g	焦麦芽 20 g	焦神曲 20 g	焦山楂 20 g
郁金 30 g	香附 20 g	玫瑰花 18 g	生甘草 6 g

15 剂，配方颗粒，日 1 剂，开水冲服，分早晚两次温服

按：该患者眩晕属肾阴不足，肝阳上亢所致。《证治汇补·眩晕章》："肝火眩晕，黑瘦人肾水亏少，肝枯木动，复挟相火，上踞高巅而眩晕。"治宜清肝泻火。方选眩晕 1 号方加减。眩晕 1 号方有清肝泻火，平肝潜阳之效。再加焦三仙顾护脾胃；郁金、香附、玫瑰花疏肝解郁，清热行气。

医案五：刘某某，女，65 岁，2012 年 1 月 9 日就诊，门诊患者。

主诉：反复发作性巅顶部胀痛 5 年余，加重 3 天。

患者巅顶部胀痛反复发作 5 年余，劳累及情绪激动后加重，伴耳鸣、脚下踩棉感，症状发作时，曾于当地门诊测血压 164/76 mmHg，平素口服代文、强力定眩片治疗，血压控制在 135～145/70～80 mmHg。3 天前，因外感风寒，巅顶部胀痛加重，伴口苦，反酸，走路不稳，服药后仍有症状，今日来门诊就诊，BP143/75 mmHg，心电图示：大致正常心电图。发病以来，难以入睡，饮食少，食欲差，睡眠可，二便无异常，舌暗红，苔黄厚腻，脉沉滑。

综合脉症，四诊合参，本病当属祖国医学"眩晕"范畴，证属肝阳上亢型，应以平肝潜阳为治疗原则，予眩晕 1 号方加减治疗，整方如下：

钩藤 50 g	黄连 12 g	黄芩 20 g	炒泽泻 20 g
川芎 30 g	丹参 20 g	羌活 20 g	野葛根 30 g
木香 6 g	连翘 10 g	海螵蛸 30 g	焦麦芽 20 g
焦神曲 20 g	焦山楂 20 g	石菖蒲 18 g	远志 12 g

牛膝 20 g　　　　杜仲 20 g　　　　生甘草 6 g

7 剂，配方颗粒，日 1 剂，开水冲服，分早晚两次温服

按：肝肾阴亏，阴不制阳，阳亢于上，阴亏于下，亢阳无制，风阳上升，闭阻灵窍，引动肝风，而致巅顶部胀痛。肝血亏虚，血亏则无以化精，遂致肾精虚少，若肾精不足，肝血不得肾中精气之气化，则肝血亦随之而少，精血不能营养官窍，则耳鸣，口苦。给予眩晕 1 号方加减治疗。眩晕 1 号方能平肝潜阳，清热息风。再加连翘、海螵蛸、焦三仙顾护脾胃；石菖蒲、远志养心安神；牛膝、杜仲补肝肾，益精血，同时引火下行。

三、小结

眩晕 1 号方立足于"火性上炎"理论而拟定，既平肝潜阳又清热降火。导致肝火的因素多为肝经郁热化火。由于火性上炎，症状以头痛为主，或有昏胀，口苦，目赤，耳鸣等。冲逆无制，可旁及他经，而出现更多兼证。肝火来势极速，临床表现多为实证。火能伤阴，营血津液受其消灼，又可出现便结、尿赤等证。治法即为苦寒直折。

《素问·至真要大论》认为"诸风掉眩，皆属于肝"，指出眩晕与肝关系密切，且肝经循行头目。《丹溪心法·头眩》说："头眩，痰挟气虚并火，治痰为主，挟补气药及降火药。无痰不作眩，痰因火动。又有湿痰者，有火痰者。"此"痰"并非指有形湿邪之痰，而是泛指痰邪。临床使用时患者有肝肾阴虚之本，火旺之标，兼有痰湿之邪，亦可使用。

眩晕为中风病先兆，但眩晕患者无半身不遂、口舌歪斜及舌强语謇等表现。肝火亢盛型眩晕患者尤其要注意中风病的预防。若患者兼见头胀而痛，心烦易怒，肢麻震颤者，应警惕发生中风。正如清代李用粹《证治汇补》所说："平人手指麻木，不时眩晕，乃中风先兆，须预防之。"

另外眩晕严重患者要注意观察眩晕发作的形式、时间、次数及过程，眩晕严重的时间段不宜外出。同时口服降压药的患者应注意监测血压，避免血压过低、血压波动范围过大。告知患者低盐饮食戒烟酒，保持心情舒畅，避免劳累过度。

第十章　眩晕 2 号方医案 1 则

一、眩晕 2 号方简介

组成：钩藤 45 g（后入），川芎 30 g，丹参 20 g，羌活 15 g，野葛根 30 g，鸡血藤 30 g，苏木 20 g，地龙 15 g，桑枝 20 g，木香 9 g，生甘草 6 g。

治则：平肝潜阳，活血化瘀。

主治：阳亢血瘀型眩晕，症见眩晕，头痛，口苦，失眠，耳鸣耳聋，急躁易怒，面唇紫暗，舌红有瘀斑，脉弦细涩。

方解：钩藤、川芎、丹参为君药，羌活、野葛根、鸡血藤、苏木、地龙、桑枝为臣药，木香为佐药，生甘草为使药。方中钩藤味甘苦，性微寒，归肝、心经，功能为清热平肝，息风止痉，入肝经，可清肝热，平肝阳，用治肝火上炎或肝阳上亢之头痛、眩晕等证。川芎，味辛，性温，归肝、胆、心包经，功效活血行气，祛风止痛。本品辛散温通，既能活血化瘀，又能行气止痛，为"血中之气药"。丹参，味苦，性微寒，归心、心包、肝经，可活血调经，祛瘀止痛。本品善于通行血脉，祛瘀止痛，广泛用于各种瘀血病证。三者共为君药，既可清热泻火平肝，又可行气活血化瘀。羌活味辛、苦，性温，归膀胱、肾经，可祛风通络。野葛根味甘、平，无毒，具有清热排毒，解痉镇痛，升阳解肌的功效。鸡血藤味苦、微甘，性温，归肝、肾经，可行血补血，调经，舒筋活络，为治疗血脉不畅，经络不和病证的常用药。苏木为活血疗伤药，味甘、咸、辛，性平，功可活血疗伤，祛瘀通经，为诸多瘀滞病证的常用药，多与川芎、元胡、丹参配伍使用。地龙咸寒，归肝、脾、膀胱经，本品性走窜，善于通行经络，常与黄芪、当归同用治疗气血瘀滞证。桑枝味微苦，性平，归肝经，可祛风湿而善达四肢经络。以上共为臣药，既可助君药活血化瘀，逐瘀通经，又可温通经脉，使气血达于四肢。木香为佐药，味辛、苦，性温，归脾、胃、胆、大肠、三焦经，芳香行散，功效行气止痛，健脾消食。其辛行苦泄，性温通行，可辅佐臣药畅通气机。生甘草为使药，既可补脾益气，又能缓急止痛，且可调和诸药。

二、相关中药配方颗粒医案

医案一： 肖某某，男，72岁，2015年1月7日就诊，住院患者。

主诉：阵发性头晕、头胀1年余，加重1天。

现病史：患者1年前无明显诱因出现阵发性头晕、头胀，无头痛，测量血压偏高，峰值200/100 mmHg，曾在我科住院确诊为高血压病、颈椎病、高胆固醇血症，患者发作呈间歇式，症状发作能在数小时内消失，不发作时血压在正常范围，诱发因素不明显，服用洛汀新咳嗽不能耐受，平素发作时服用代文、倍博特等治疗。1天前患者无明显诱因再次出现头晕、头胀，伴有双下肢不自主抖动，无晕厥，无头痛、视物模糊，无恶心呕吐，无言语不清，无发热、咳嗽、咳痰，无腹痛腹泻，无肢体活动障碍，无大小便失禁，持续半小时左右可自行好转，发作时测血压200/110 mmHg，缓解后血压可降至正常，门诊就诊，为进一步治疗收入院。患者自发病以来精神可，进食正常，大便正常，尿频，尿量可，近期无明显体重减轻。患者神志清，面色少华，语声无力，呼吸均匀，舌質淡红,苔薄黄,脉弦细。

既往史：既往身体状况一般。高胆固醇血症病史1年,服用舒降之效果差。颈椎病史多年,曾在我科经颈椎CT确诊,平素未用药。否认糖尿病史。否认肾病等慢性病史。否认肝炎、结核病等传染病史,无外伤及手术史,无输血史;否认药物过敏史,预防接种史不详。

查体:P 80次/分,BP 140/80 mmHg。听诊呼吸音略粗,未闻及干湿性啰音。心界无扩大,心率80次/分,律齐,A2＞P2,各瓣膜听诊区未闻及病理性杂音。双下肢无水肿。

辅助检查:

心电图(2014.1.3):窦性心律,大致正常心电图。化验回示:白蛋白38.7 g/L,甘油三酯1.99 mmol/L,低密度脂蛋白胆固醇3.62 mmol/L,尿酸206 μmol/L。B超示:轻度脂肪肝,肾囊肿,肾上腺未见明显异常,肾动脉血流指数正常。

中医诊断:眩晕,肝阳上亢兼瘀血阻滞。西医诊断:1.高血压病;2.颈椎病;3.高胆固醇血症。

2015年1月7日,患者自述头晕,全身乏力,饮食差,嗝气,BP 117/76 mmHg,舌暗红,苔白,脉滑。

综合脉症,四诊合参,本病当属祖国医学"眩晕"范畴,证属肝阳上亢兼瘀血阻滞型,应以平肝潜阳,养血活血为治疗原则,予眩晕2号方加减治疗,整方如下:

钩藤50 g	川芎30 g	丹参20 g	羌活20 g
葛根15 g	鸡血藤30 g	苏木20 g	地龙20 g
桑枝15 g	木香6 g	代赭石15 g	旋覆花30 g
生甘草6 g			

7剂,配方颗粒,日1剂,开水冲服,分早晚两次温服

2015年1月16日二诊:患者头晕减轻,饮食、睡眠改善,BP 131/69 mmHg,复查肝肾功,总蛋白59.2 g/L,白蛋白34.6 g/L,总胆红素2.7 μmol/L,间接胆红素1.5 μmol/L,尿酸199 μmol/L,胸片未见明显异常,原方继服。

按:阴虚则肝阳上亢,肝风内动,上扰清窍,发为眩晕。治宜平肝潜阳,养血活血,给予自拟方眩晕2号方加减治疗。方中钩藤、川芎、丹参为君药,羌活、野葛根、鸡血藤、苏木、地龙、桑枝为臣药,木香为佐药,生甘草为使药。方中钩藤清热平肝,息风止痉;川芎活血行气,祛风止痛;丹参活血调经,祛瘀止痛,善于通行血脉,既可清热泻火平肝,又可行气活血化瘀;羌活祛风

通络；野葛根清热排毒，解痉镇痛，升阳解肌；鸡血藤行血补血，调经，舒筋活络，为治疗血脉不畅、经络不和病证的常用药；苏木为活血疗伤药，可活血疗伤，祛瘀通经；地龙善于通行经络；桑枝祛风湿而善达四肢经络；木香芳香行散，行气止痛，健脾消食，可辅佐臣药畅通气机；生甘草为使药，可补脾益气，又能缓急止痛，且可调和诸药。患者嗝气，胃气上逆，加旋覆花理气消痰，代赭石重镇降逆。

三、小结

导师主张对于久治不愈的眩晕须活血化瘀。眩晕2号方重用了一味活血通络药——葛根。《伤寒论》之葛根汤治疗"项背强几几"，是发表散寒，舒筋解痉，亦寓有活血通络之意。现代中药学将葛根归入辛凉解表药类，是浅之忽视葛根也。《神农本草经》谓葛根主治"诸痹"，痹者，闭塞不通也。可见葛根不但能够活血通络以开闭塞，且饶有升清之力，能引领诸活血通络药物上达于头顶及面部诸窍，实为方中不可挪移之主药。

古今医家早已注意到瘀血可以引起眩晕，例如明代虞抟说："外有因呕血而致眩晕者，胸中有死血迷闭心窍而然，是宜行血清心自安。"现代中医书则说跌仆坠损、颅脑外伤而致瘀血留者，头部缺血缺氧等，可以引起眩晕。

气血虚弱与瘀血阻络相互转化。眩晕，与肝、脾、肾三脏关系密切。眩晕的病性以虚者居多，故张景岳谓"虚者居其八九"。《灵枢·卫气》认为"上虚则眩"。明代张景岳在"上虚则眩"的理论基础上，对下虚致眩做了详尽论述，他在《景岳全书·眩晕》中说："头眩虽属上虚，然不能无涉于下。盖上虚者，阳中之阳虚也；下虚者，阴中之阳虚也。"

由于眩晕在病理表现为虚证与实证的相互转化，或虚实夹杂，故一般多急者偏实，可选用息风潜阳，清火化痰，活血化瘀等法以治其标为主；缓者多偏虚，当用补养气血，益肾，养肝，健脾等法以治其本为主。

第十一章　头痛1号方医案3则

一、头痛1号方简介

组成：钩藤45 g（后入），黄连12 g，黄芩15 g，泽泻20 g，川芎30 g，丹参20 g，白蒺藜15 g，蔓荆子15 g，木香9 g，生甘草6 g。

治则：平肝潜阳，通络止痛。

主治：肝阳上亢型头痛，症见头胀痛，心烦易怒，夜寐不宁，口苦面红，或兼胁痛，舌红，苔黄，脉弦数。

方解：方中钩藤、黄连为君药，黄芩、泽泻、川芎、丹参、白蒺藜为臣药，蔓荆子、木香为佐药，生甘草为使药。钩藤味甘，性凉，功能为清热平肝，息风止痉，入肝经，可清肝热，平肝阳，用治肝火上炎或肝阳上亢之头痛、眩晕等证。黄连味苦，性寒，归心、脾、胃、胆、大肠经，功效有清热燥湿，泻火解毒。本品大苦大寒，长于清中焦湿热，可清泻肝胆实火。两者共为君药，可清肝经实火，平肝潜阳。黄芩味苦，性寒，归肺、胆、脾、大肠、小肠经，功可清热燥湿，泻火解毒。泽泻味甘、淡，性寒，可清膀胱湿热，泻肾经虚火，因肝肾同源，故亦可泻肝火。川芎，味辛，性温，归肝、胆、心包经，功效活血行气，祛风止痛。本品辛散温通，既能活血化瘀，又能行气止痛。丹参，味苦，性微寒，归心、心包、肝经，可活血调经，祛瘀止痛。本品善于通行血脉，祛瘀止痛，广泛用于各种瘀血病证。白蒺藜辛、苦，性温，有小毒，归肝经，功可平肝疏肝，祛风明目。本品苦泄辛散，既可疏肝平肝，又可入血分而活血，常与钩藤、珍珠母、菊花等平肝潜阳药同用。以上共为臣药，可助君药平肝潜阳，又可行气活血，化瘀止痛。蔓荆子为发散风热药，味辛、苦，可疏散风热，清利头目。本品入肝经，可用治风邪上扰之偏头痛，常与蝉蜕、白蒺藜同用。木香味辛、苦，性温，归脾、胃、胆、大肠、三焦经，其辛行苦泄，性温通行，芳香行散，功可行气止痛。两者共为佐药，既可清利头目，祛风止痛，又可行气活血，化瘀止痛，正体现了"通则不痛"的治疗原则。生甘草为使药，可补脾益气，又能缓急止痛，且可调和诸药。

二、相关中药配方颗粒医案

医案一：王某某，男，51 岁，2013 年 11 月 8 日就诊，门诊患者。

主诉：发作性头部胀痛 10 天。

患者自述 10 天前感头部胀痛，心烦，伴咽部有异物感，口苦，食少，偶有反酸，膝关节疼痛，受凉后加重，舌暗红，苔黄，脉沉弱。

综合脉症，四诊合参，本病当属祖国医学"头痛"范畴，证属肝阳上亢兼瘀血阻滞型，应以平肝潜阳，清热活血为治疗原则，予头痛 1 号方加减治疗，整方如下：

钩藤 50 g	黄连 12 g	黄芩 20 g	炒泽泻 20 g
川芎 30 g	丹参 20 g	白蒺藜 20 g	蔓荆子 20 g
木香 6 g	焦麦芽 30 g	焦神曲 30 g	焦山楂 30 g
连翘 30 g	海螵蛸 30 g	桂枝 12 g	羌活 20 g
桑枝 45 g	独活 20 g	草决明 30 g	生甘草 6 g

7 剂，配方颗粒，日 1 剂，开水冲服，分早晚两次温服

按：头为诸阳之首，其位最高；脑为元神之府，其用最灵。五脏精华之血，六腑清阳之气，皆上注于头。情志内伤，肝失条达，郁而化火，上扰清窍，或化火动风，风阳上扰，则为头痛。给予自拟方头痛 1 号方加减治疗。方中钩藤清热平肝，息风止痉；黄连清热燥湿，泻火解毒，长于清中焦湿热，可清泻肝胆实火。两者共为君药，可清肝经实火，平肝潜阳。黄芩清热燥湿，泻火解毒；泽泻可清膀胱湿热，泻肾经虚火，因肝肾同源，故亦可泻肝火；川芎活血行气，祛风止痛，既能活血化瘀，又能行气止痛；丹参活血调经，祛瘀止痛，善于通行血脉，祛瘀止痛；白蒺藜平肝疏肝，祛风明目，苦泄辛散，既可疏肝，又可入血分而活血。以上共为臣药，可助君药平肝潜阳，行气活血，化瘀止痛。蔓荆子为发散风热药，可疏散风热，清利头目；木香辛行苦泄，性温通行，芳香行散，功可行气止痛。两者共为佐药，既可清利头目，祛风止痛，又可行气活血，化瘀止痛，正体现了"通则不痛"的治疗原则。生甘草为使药，既可补脾益气，又能缓急止痛，且可调和诸药。患者脾胃不舒加焦三仙、连翘、海螵蛸顾护脾胃；桂枝温阳通络，桑枝祛风湿，利关节，羌活、独活散寒祛湿，活血化瘀，四药合用既可活血通络又可祛风散寒，可缓解关节疼痛；再加决明子清肝定眩明目。

医案二：张某某，女，56 岁，2014 年 4 月 16 日就诊，门诊患者。

主诉：发作性头痛 1 年。

患者头痛 1 年，偏于头部两侧，怒则加重，未予重视，未治疗。既往高血压病病史 10 年余，血压峰值 156/78 mmHg，服用尼莫地平片治疗。糖尿病病史 10 年余，服用消渴丸、二甲双胍治疗，血糖控制尚可。曾于 2012 年 10 月行头颅多普勒，示：双侧大脑中动脉、椎基底动脉痉挛。刻下症见：头痛，恶风怕热，失眠多梦，卧脑鸣，口干，双下肢轻度水肿，舌红，苔厚，脉弱。

综合脉症，四诊合参，本病当属祖国医学"头痛"范畴，证属风阳上扰型，应以祛风通络，平肝潜阳为治疗原则，予头痛 1 号方加减治疗，整方如下：

钩藤 50 g	黄连 12 g	黄芩 20 g	炒泽泻 20 g
川芎 30 g	丹参 20 g	白蒺藜 20 g	蔓荆子 20 g
木香 6 g	车前子 30 g	葶苈子 30 g	石斛 30 g
天花粉 30 g	枇杷叶 30 g	焦麦芽 20 g	焦神曲 20 g
焦山楂 20 g	连翘 30 g	海螵蛸 30 g	生甘草 6 g

7 剂，配方颗粒，日 1 剂，开水冲服，分早晚两次温服

按：患者肝阳上亢，风阳上扰，又复感风邪，中于脑络而致头痛。肝阳上亢则烦躁易怒，怒则加重。风阳上扰则恶风怕热，失眠多梦。给予头痛 1 号方加减治疗。头痛 1 号方平肝潜阳，通络止痛；患者下肢水肿，加车前子、葶苈

子利水渗湿；枇杷叶通利三焦，行气利水；石斛、天花粉滋阴清热；焦三仙、连翘、海螵蛸合用，顾护脾胃。

医案三：魏某某，女，71岁，2013年3月14日就诊，门诊患者。

主诉：阵发性头痛3年余，加重5天。

患者阵发性头痛3年，情绪激动及劳累后加重。既往高血压病病史3年余，服用硝苯地平缓释片治疗。刻下症见：头痛，畏寒，怕风，难以入睡，多梦，双下肢轻度水肿，饮食可，二便无异常，舌红，苔薄，脉弦。

综合脉症，四诊合参，本病当属祖国医学"头痛"范畴，证属风阳上扰型，应以祛风通络，平肝潜阳为治疗原则，予头痛1号方加减治疗，整方如下：

钩藤 50 g	黄连 12 g	黄芩 20 g	炒泽泻 20 g
川芎 30 g	丹参 20 g	白蒺藜 20 g	葶苈子 20 g
木香 6 g	葛根 45 g	车前子 30 g	海螵蛸 30 g
枇杷叶 30 g	焦麦芽 20 g	焦神曲 20 g	焦山楂 20 g
连翘 30 g	生甘草 6 g		

7剂，配方颗粒，日1剂，开水冲服，分早晚两次温服

按：患者肝阳上亢，风阳上扰，又复感风邪，中于脑络而致头痛。肝阳上亢则烦躁易怒，怒则加重。风阳上扰则恶风怕热，失眠多梦。头痛1号方有清热疏风，平肝潜阳之效。患者肝阳上亢，风水上扰，水湿犯溢肌表，以致下肢水肿，用车前子、葶苈子利水渗湿；枇杷叶通利三焦，利水道；焦三仙、连翘、海螵蛸顾护脾胃；葛根清热解肌。

三、小结

本方与眩晕1号方都针对虚阳上扰引起疾病，其中本方主要针对虚阳上扰引起的头痛，眩晕1号方针对虚阳上扰引起的眩晕。本型头痛病人多有高血压病史。情志郁怒，气郁化火，肝阳偏亢；或肾阴素亏，水不涵木，肝阳上僭，风阳旋扰而头痛。头角抽痛，多偏于一侧搏动样跳痛，伴有头晕耳鸣、目眩而涩、颈项拘紧感、性急易怒、面红、口苦咽干等，舌质红，脉弦。但两方侧重点不同，眩晕1号方主要清肝泻火，头痛1号方清肝的同时可清利头目。

头部多风，故用疏风散热之品。头为诸阳之会，太阳行头之后，少阳行头之侧，阳明行头之前，特别是太阳和少阳为气血虚少之二经。因风为阳邪，其性轻扬，高巅之上，唯风可到，"此必因两虚相得，乃客其形"，故"伤于风者，上先受之"，而发为头痛。所以头部多风是诸型头痛一个重要的共同的病因病机。

《丹溪心法·头痛》所言："头痛多主于痰，痛恶者火多。有可吐者，可下

者。"头痛须用川芎,如不愈各加引经药。太阳川芎,阳明白芷,少阳柴胡,太阴苍术,少阴细辛,厥阴吴茱萸。

患者头痛部位如在脑后,下至颈部时,此乃"足太阳膀胱经"的循行路线,引经药为羌活、蔓荆子、川芎。疼痛的部位如在前额,又牵引至眉棱时,这是"足阳明胃经"的循行路线,引经药为葛根、白芷、知母。如果疼痛部位在两侧太阳穴,并连及耳部时,属于"足少阳胆经"的循行路线,引经药是柴胡、黄芩、川芎。巅顶头痛患者,头痛若集中在巅顶,或连接到眼睛时,这是"足厥阴肝经"的循行路线,其引经药为吴茱萸、藁本。青春期女性经常患发的侧偏头痛,严重时会牵引至眼、齿,此是肝经遭受风邪、火邪等侵袭的症状,导致肝气反逆上行而生疼痛。引经药为天麻、川芎、全蝎等。有些患者的头痛不止单一部位,可能同时出现在数个地方,因此临床用药不必拘谨上述一方一药,可按实际情况酌于加减应用。

第十二章　头痛2号方医案2则

一、头痛2号方简介

组成:钩藤20 g(后入),川芎30 g,白芷12 g,生石膏30 g,菊花12 g,白蒺藜15 g,蔓荆子15 g,金银花20 g,木香9 g,生甘草6 g。

治则:解表清热,祛风止痛。

主治:风热头痛,症见头胀痛,发热或恶风,面红目赤,口渴喜饮,大便不畅,舌红,苔薄黄,脉浮数。

方解:方中钩藤、生石膏为君药,白芷、川芎、蔓荆子、菊花、双花为臣药,白蒺藜、木香为佐药,生甘草为使药。钩藤味甘,性凉,功能为清热平肝,息风止痉。本品具有轻清疏泄之性,能清热透邪,可用于外感风热,头痛目赤之证。生石膏味甘、辛,性大寒,归肺、胃经,功可清热泻火,除烦止渴。本品辛寒入肺经,善清肺经实热,常与止咳平喘之麻黄、杏仁同用。两者共为君药,既可疏散肺经风热,又可清泻肺经实火。白芷味辛,性温,归肺、胃、大肠经,功可解表散寒,祛风止痛。本品辛散温通,长于止痛,且善入足阳明胃经,故阳明经头额痛多用,常与薄荷、蔓荆子等同用治疗外感风热。川芎,味辛,性温,归肝、胆、心包经,功效活血行气,祛风止痛。李东垣言"头痛需用川芎",本品辛温升散,能"上行头目",祛风止痛,为治头痛要药,无论风寒、风热、风湿、血虚、血瘀头痛均可随证配伍用之。蔓荆子味辛、苦,可疏散风热,清利头目。本品辛能散风,微寒清热,轻浮上行,解表之力较弱,偏于清利头目，疏散头面之邪，故风热感冒头晕头痛者较为多用。菊花味辛、甘、苦，性微寒，功可疏散风热，平抑肝阳，清肝明目等。本品体轻达表，气清上浮，微寒清热，可疏散肺经风热，常与连翘、薄荷等同用。金银花甘寒，归肺、心、胃经，功可清热解毒，疏散风热。本品芳香疏散，善散肺经热邪，透热达表，常与薄荷、连翘、牛蒡子同用治疗外感风热及温病初起。以上五味共为臣药，共奏疏散风热，清利头目之效，尚可清肺热，止头痛。白蒺藜味辛、苦，性温，有小毒，归肝经。功可平肝疏肝，祛风明目，可疏散肝经风热，为祛风明目要药。木香味辛、苦，性温，归脾、胃、胆、大肠、三焦经，其辛行苦泄，性温通行，芳香行散，功可行气止痛。两者共为佐药，既可清利头目，祛风止痛，又可行气活血，化瘀止痛。生甘草为使药，可补脾益气，又能缓急止痛，且可调和诸药。

二、相关中药配方颗粒医案

医案一：马某，女，40 岁，2012 年 12 月 4 日就诊，门诊患者。

主诉：阵发性头痛 20 余年。

患者阵发性头痛 20 年，遇风寒加重，有时反酸、胃胀，舌质暗红，苔薄黄，脉沉数。

综合脉症，四诊合参，本病当属祖国医学"头痛"范畴，证属风热头痛型，应以清理头目，健脾益气为治疗原则，予头痛 2 号方加减治疗，整方如下：

钩藤 20 g	川芎 30 g	白芷 12 g	生石膏 30 g
菊花 20 g	白蒺藜 20 g	蔓荆子 20 g	葛根 30 g
木香 6 g	焦麦芽 30 g	焦神曲 30 g	焦山楂 30 g
海螵蛸 30 g	珍珠母 60 g	厚朴 18 g	羌活 30 g
连翘 30 g	石菖蒲 18 g	远志 18 g	生甘草 6 g

7 剂，配方颗粒，日 1 剂，开水冲服，分早晚两次温服

按：头痛病是指由于外感与内伤，致使脉络拘急或失养，清窍不利所引起的以头部疼痛为主要临床特征的疾病。该患者因脾胃虚弱，致络行不畅，血瘀气滞，脉络失养而易致头痛。治宜清利头目，健脾益气。给予自拟方头痛 2 号方加减。方中钩藤清热平肝，息风定惊，珍珠母平肝潜阳，定惊明目；白芷止患者阳明头痛；川芎上行头目，止痛，羌活散表邪，祛风湿，利关节；生石膏清热益气解表；蔓荆子疏散风热，清利头目；白蒺藜与菊花同用，增强平肝解郁，祛风明目之效；海螵蛸柔酸止痛，可防止肝乘脾太过，以致脾脏受损，未病先防；葛根疏风解肌；木香行气止痛，调中导滞，厚朴燥湿消痰，下气除满；焦三仙、连翘、海螵蛸合用和胃健脾，柔酸止痛；石菖蒲化湿开胃，开窍豁痰，醒

神益智，远志安神益智，祛痰消肿，二药合用增强养心安神之功。全方合用，清利头目，活血止痛，疏肝理气，健脾和胃，气血行，脾胃和，则头痛可解。

医案二：李某某，女，71 岁，2014 年 7 月 13 日就诊，门诊患者。

主诉：头痛加重 5 天。

患者 5 天前，因天气炎热，在家洗凉水澡，受凉后感发热，头痛，乏力，于社区门诊就诊后，已无发热，仍有头痛。刻下症见：头痛，头痛部位在太阳穴处，乏力，项背部发紧，睡眠时间短，易惊，饮食可，二便无异常，舌淡红，苔薄白，脉浮紧。

综合脉症，四诊合参，本病当属祖国医学"头痛"范畴，证属风热上亢型，应以解表清热，祛风止痛为治疗原则，予头痛 2 号方加减治疗，整方如下：

钩藤 20 g	川芎 30 g	白芷 12 g	生石膏 30 g
菊花 20 g	白蒺藜 20 g	蔓荆子 20 g	葛根 30 g
石菖蒲 18 g	元胡 20 g	黄连 15 g	木香 6 g
远志 12 g	生甘草 6 g		

7 剂，配方颗粒，日 1 剂，开水冲服，分早晚两次温服

按：患者外感风寒，风寒易束表化热，风热上扰头部脉络、清窍，不通则痛，则有头痛；风热之邪，侵袭肌肉络脉则有乏力等症状。给予头痛 2 号方加减治疗，解表清热，祛风止痛；再加元胡活血理气止痛；葛根清热解肌；石菖蒲、远志养心安神；黄连清热燥湿。全方清热疏风且解肌，标本兼治。

三、小结

头痛 2 号方针对风热头痛的临床特点拟定。风热头痛患者头痛如裂，多呈阵发性，每遇热或日晒则发作或加剧，炎热季节发作频繁，吹凉风则舒。或有大便干结，两目红丝，舌质红，舌苔薄黄，脉弦而有力。此证因有外感引起，所以起病急、头痛重，伴有头沉和灼热感，常有发烧、头中觉热、喜凉风，热重时口渴、咽干痛、小便赤黄、大便秘结、鼻流浊涕或有牙痛等。

在临证时，笔者发现患者在患基础疾病的同时多兼有其他病证，可加减药物进行治疗。如伴有胸痹心痛者，可加丹参、元胡等活血化瘀，行气止痛之品；伴心悸者，可加酸枣仁、紫石英等镇心安神之品；伴有颈椎病者，可加羌活、白芷、防风等祛风胜湿止痛药；伴腰痛者，可加独活、桂枝、牛膝、杜仲等药；伴食欲不振者，可加白蔻仁、藿香、砂仁等祛湿健脾之品；若大便不畅，可加酒大黄、瓜蒌等润肠通便之品；伴有咳嗽咳痰者，可加杏仁、川贝、桂枝、桔梗等散寒祛痰止咳之品；若伴失眠多梦者，可加酸枣仁、珍珠母等镇惊养心安神之品，等等。

头痛患者宜注意休息，保持环境安静，光线不宜过强。外感头痛由外邪侵袭所致，故平时当顺应四时变化，寒温适宜，起居定时，参加体育锻炼，以增强体质，抵御外邪侵袭。各类头痛患者均应禁烟戒酒。此外，还可选择合适的头部保健按摩法，以疏通经脉，调畅气血，防止头痛发生。

第十三章 咳嗽1号方医案1则

一、咳嗽1号方简介

组成：炙麻黄9g，桂枝6g，白芍12g，细辛3g（后入），半夏9g，五味子6g，杏仁9g，桔梗15g，前胡12g，生甘草6g。

治则：解表散寒，宣肺止咳。

主治：风寒咳嗽，症见咳嗽声重，咳痰稀薄色白，常伴鼻塞，流清涕，头痛，肢体酸痛等表证，舌苔薄白，脉浮紧。

方解：其中炙麻黄、桂枝为君药，杏仁、前胡、桔梗为臣药，白芍、细辛、半夏、五味子为佐药，甘草为使药。方中炙麻黄，味辛、微苦，性温。归肺、膀胱经，功用发汗解表，宣肺平喘，利水消肿。本品辛散苦泄，主入肺经，可外开皮毛之郁闭，以使肺气宣畅，内降上逆之气，以复肺司肃降之常，故善平喘，为治疗肺气壅遏所致喘咳之要药。桂枝味辛、甘，性温，归心、肺、膀胱经，功用发汗解肌，温通经脉，助阳化气。本品辛甘温煦，甘温通阳扶卫，其开腠发汗之力较为温和，而善于宣阳气于卫分，畅营血于肌表，故有助卫实表，发汗解肌，外散风寒之功。二者合用治疗外感风寒，不论表实无汗、表虚有汗及阳虚受寒者，均可使用，故为君药。桔梗，味苦，性辛、平，归肺经，功效有宣肺，祛痰，利咽，排脓。本品辛散苦泄，开宣肺气，祛痰利气，无论寒热皆可应用，风寒者，配紫苏、杏仁更佳。杏仁味苦，性微温，归肺、大肠经，功用止咳平喘，润肠通便。前胡味苦、辛，性微寒，归肺经，功用降气化痰，疏散风寒。白芍，味苦、酸，性寒，归肝、脾经，功用养血敛阴，柔肝止痛，平抑肝阳。本品敛阴，有止汗之功，若外感风寒，营卫不和之汗出恶风，可敛阴合营，与温通经脉的桂枝合用，以调和营卫。半夏味辛，性温，归脾、胃、肺经，功用燥湿化痰，降逆止呕，消痞散结，外用消肿止痛。本品为燥湿化痰，温化寒痰之要药。细辛味辛，性温，归肺、肾、心经，功用解表散寒，祛风止痛，通窍，温肺化饮。本品辛温走窜，达表入里，发汗之力不如麻黄、桂枝，但散寒之力胜，适当配伍可增强效果，但细辛有小毒，入汤剂不可大剂量服用，古人有云"细辛不过钱"，意思是指细辛每次用量不得超过3克。五味子味酸甘，性温，归肺、心、肾经，功用收敛固涩，益气生津，补肾宁心。本品味酸收敛，甘温而润，能上敛肺气，下滋肾阴，为治疗久咳虚喘之要药。此四味共为佐药。甘草调和诸药，为使药。

二、相关中药配方颗粒医案

医案一：王某某，男，83岁，2014年7月4日就诊，门诊患者。

主诉：咳嗽半月余，加重4天。

刻下症见：咳嗽，咳痰，痰白量多，憋喘，乏力，双下肢疼痛不适，舌暗，苔白滑腻，脉沉弦细。查体胸片示：肺气肿。

综合脉症，四诊合参，本病当属祖国医学"咳嗽"范畴，证属风寒犯肺型，当以解表散寒，宣肺止咳为治疗原则，以咳嗽1号方加减治疗，整方如下：

炙麻黄10g	桂枝6g	白芍20g	细辛3g
半夏9g	五味子6g	炒杏仁10g	桔梗20g
前胡12g	元胡20g	枳壳12g	附子12g
肉桂6g	杜仲20g	牛膝20g	桑枝30g
生甘草6g			

7剂，配方颗粒，日1剂，开水冲服，分早晚两次温服

二诊时：患者自觉咳嗽、咳痰、憋喘均减轻，舌暗，苔白，脉沉弦细。上方加枇杷叶30g，继服7剂。

按：风寒袭肺，肺失宣发，引发咳嗽、咳痰、憋喘，故用咳嗽1号方治疗。因气血不足，故见乏力，加肉桂、附子补火助阳，温阳益气；杜仲、牛膝补益肝肾，养阴益气；加枳壳可破气行痰，畅通气机；兼体内湿邪，瘀血阻络，经脉不通，出现双下肢疼痛不适，加桑枝祛风除湿，元胡活血通络止痛。二诊时加枇杷叶可清肺降火，化痰平喘。

三、小结

在临床实践过程中，笔者导师将咳嗽大致分为风寒咳嗽、风热咳嗽和阴虚咳嗽三个主要证型，并分别拟定了咳嗽1号方、咳嗽2号方和咳嗽3号方三个经验方，取得较好的临床效果。

第十四章 咳嗽2号方医案5则

一、咳嗽2号方简介

组成：金银花20g，连翘20g，桑叶12g，菊花12g，瓜蒌30g，桔梗15g，杏仁9g，芦根12g，薄荷9g，生甘草12g。

治则：解表散热，疏风止咳。

主治：风热咳嗽，症见咳嗽，气粗，咳痰不爽，痰黄稠，汗出，伴流浊涕，口渴，头痛，身热等表证，舌苔薄黄，脉浮数。

方解：方中重用金银花、连翘为君药，桑叶、菊花、薄荷、桔梗、杏仁为臣药，瓜蒌、芦根为佐药，甘草为使药。方中金银花味甘，性寒，归肺、心、胃经，功用清热解毒，疏散风热。本品甘寒，芳香疏散，善散肺经热邪，透热达表，治疗外感风热或温病初起，身热头痛，口苦咽干等。连翘味苦，性微寒，归肺、心、小肠经，功用清热解毒，消痈散结，疏散风热。连翘苦能清泄，寒能清热，入心、肺二经，长于清心火，散上焦风热，治疗风热外感或温病初起，头痛发热等。金银花、连翘同用，既能疏散风热，清热解毒，又可避秽化浊，在透散卫分表邪的同时，兼顾了温热病邪易蕴结成毒及多夹秽浊之气的特点，故重用为君药。桑叶味甘、苦，性寒，归肺、肝经，功用疏散风热，清肺润燥，平抑肝阳，清肝明目。本品苦寒清泄肺热，甘寒凉润肺燥，故可用于肺热或燥热伤肺，咳嗽痰少，色黄而黏稠，或干咳少痰，咽痒等证。菊花味辛、甘、苦，性微寒，归肺、肝经，功用疏散风热，平抑肝阳，清肝明目，清热解毒。本品味辛疏散，体轻达表，气清上浮，微寒清热，功能疏散肺经风热，但发散表邪之力不强。二药轻清灵动，直走上焦，协同为用，以疏散肺中风热见长。薄荷味辛，性凉，归肺、肝经，功用疏散风热，清利头目，利咽透疹，疏肝行气。本品辛以发散，凉以清热，清轻凉散，其辛散之性较强，是辛凉解表药中最能宣散表邪，且有一定发汗作用的药物，为疏散风热常用之品。在方中可助桑叶、菊花解表之力。桔梗味苦、辛，性平，归肺经，功效有宣肺，祛痰，利咽，排脓。本品辛散苦泄，开宣肺气，祛痰利气，无论寒热皆可应用，风热者，配桑叶、菊花、杏仁更佳。杏仁味苦，性微温，归肺、大肠经，功用止咳平喘，润肠通便。杏仁苦降，肃降肺气，桔梗辛散开宣肺气，与杏仁相合，一宣一降，以复肺脏宣降而能止咳，是宣降肺气的常用组合。五者共为臣药。瓜蒌味甘、微苦，性寒，归肺、胃、大肠经，功效有清热化痰，宽胸散结，润肠通便。本品甘寒而润，善清肺热，润肺燥而化热痰、燥痰。芦根味甘，性寒，归肺、胃经，功用清热泻火，生津止渴，除烦，止呕，利尿。本品入肺经善清透肺热，用治肺热咳嗽，常配瓜蒌使用，用以清热生津，二者共为佐药。甘草调和诸药为使。诸药相伍，使上焦风热得以疏散，肺气得以宣降，则表证解，咳嗽止。

二、相关中药配方颗粒医案

医案一：马某某，男，55岁，2012年8月8日就诊，门诊患者。

主诉：咳嗽伴发热3天。

患者发热 3 天，热峰 39 ℃，咳嗽，咳少量黄痰，痰中带血，咽痛，胸骨后疼痛，舌质暗红，苔薄黄，脉弦数。

综合脉症，四诊合参，本病当属祖国医学"咳嗽"范畴，证属燥热伤肺型，应以清热润肺为治疗原则，予咳嗽 2 号方加减治疗，整方如下：

金银花 20 g	连翘 20 g	桑叶 20 g	菊花 20 g
瓜蒌 30 g	桔梗 20 g	芦根 12 g	薄荷 6 g
麦冬 20 g	炙麻黄 5 g	白芨 10 g	牛蒡子 12 g
生石膏 30 g	海螵蛸 30 g	生甘草 12 g	

3 剂，配方颗粒，日 1 剂，开水冲服，分早晚两次温服

按：外感风热之邪，在表不解，入里化热犯肺，肺失清肃则咳嗽；苔薄黄，脉弦数，为邪气入里化热之象。治法宜解表散热，疏风止咳。给予自拟方咳嗽 2 号方加减治疗。方中重用金银花、连翘为君药，桑叶、菊花、薄荷、桔梗、杏仁为臣药，瓜蒌、芦根为佐药，甘草为使药。诸药相伍，使上焦风热得以疏散，肺气得以宣降，则表证解，咳嗽止。患者仍发热，表证未解，应加以解表清热之品。麻黄发汗解表，宣肺平喘，利水消肿；白芨收敛止血，消肿生肌，治肺热吐血不止；牛蒡子疏散风热，宣肺透疹，解毒利咽；生石膏清热泻火，除烦止渴；海螵蛸制酸止血，除湿敛疮；麦冬养阴生津，润肺清心。全方调畅肺脏之宣发肃降，解表清热。

医案二：韩某，男，70 岁，2012 年 8 月 24 日就诊，门诊患者。

主诉：咽痛、咳嗽 10 余日。

患者咽痛、咳嗽 10 余日，痰黄稠，盗汗，舌粗糙，苔焦黄，脉沉。

综合脉症，四诊合参，本病当属祖国医学"咳嗽"范畴，证属风热袭肺型，应以解表散热，疏风止咳为治疗原则，予咳嗽 2 号方加减治疗，整方如下：

金银花 20 g	连翘 20 g	桑叶 20 g	菊花 20 g
瓜蒌 30 g	桔梗 20 g	香薷 10 g	芦根 12 g
薄荷 6 g	玄参 20 g	生地 30 g	麦冬 20 g
生甘草 12 g			

4 剂，配方颗粒，日 1 剂，开水冲服，分早晚两次温服

2012 年 8 月 27 日二诊：咽痛减轻，无明显咳嗽，舌粗糙，苔黄，脉沉。原方续服 7 剂。

按：机体感受风热之邪，肌表失于开阖，风热入里，则有咽痛、咳痰等症；且风邪首先犯肺，风热袭肺，肺失清肃，迫气上逆，则见咳嗽。应解表散热，疏风止咳。给予自拟方咳嗽 2 号方加减治疗。诸药相伍，使上焦风热得以疏散，

肺气得以宣降，则表证解，咳嗽止。患者咳嗽日久，恐伤津液，加生地、麦冬、玄参滋阴润燥，以防伤正。

医案三： 李某，男，89岁，2013年11月11日就诊，门诊患者。

主诉：咳嗽4日。

患者咳嗽、咳痰4天，痰黏不易咳出，痰黄，汗出，夜间尤甚，伴流浊涕、口渴，胃胀，食欲不振，头痛，二便无异常，舌苔薄黄，脉浮数。

综合脉症，四诊合参，本病当属祖国医学"咳嗽"范畴，证属风热袭肺型，应以解表散热，疏风止咳为治疗原则，予咳嗽2号方加减治疗，整方如下：

连翘20g	桑叶20g	菊花20g	瓜蒌30g
桔梗20g	香薷10g	芦根12g	薄荷6g
诃子20g	金银花20g	白芍20g	白术10g
陈皮12g	防风30g	生甘草12g	

7剂，配方颗粒，日1剂，开水冲服，分早晚两次温服

按：外感风热之邪，在表不解，入里犯肺，肺失清肃则咳嗽、痰黏难咯；苔薄黄，脉浮数，为邪气入里化热之象。治法宜解表散热，疏风止咳。给予自拟方咳嗽2号方加减。方中重用金银花、连翘为君药，桑叶、菊花、薄荷、桔梗、杏仁为臣药，瓜蒌、芦根为佐药，甘草为使药。诸药相伍，使上焦风热得以疏散，肺气得以宣降，则表证解，咳嗽止。另白术、陈皮健脾理气，既可缓解患者食欲不振，又可补益脾胃后天之本，扶正气以祛邪；防风益气固表祛风，诃子敛肺下气，固肺气，调气机。全方以清透为主，药性上达上焦，直达病位。

医案四： 刘某某，女，65岁，2014年12月30日就诊，门诊患者。

主诉：反复咳嗽4月余。

患者4个月前感冒后咳嗽未愈，反复咳嗽、咳痰，痰黏难以咳出，痰色黄，量少。在家自服止咳糖浆等，症状有所缓解，未规范治疗。两肺有痰音及干性啰音，曾拍胸片示：双肺纹理增粗紊乱。气短，纳差，乏力，口干，无鼻塞喷嚏，二便调。舌质偏红，苔薄黄腻，脉沉细偏滑。

综合脉症，四诊合参，本病当属祖国医学"咳嗽"范畴，证属风热郁肺型，应以清热疏风，化痰止咳为治疗原则，予咳嗽2号方加减治疗，整方如下：

连翘20g	桑叶20g	菊花20g	瓜蒌30g
桔梗20g	炒杏仁10g	芦根12g	薄荷6g
金银花10g	石斛60g	焦麦芽20g	焦神曲20g
焦山楂20g	浙贝20g	生甘草12g	

5剂，配方颗粒，日1剂，开水冲服，分早晚两次温服

按：中医认为，痰之产生，与脾胃不能运化水湿关系密切，有"肺为贮痰之器，脾为生痰之源"的说法，且患者有纳差、乏力、气短等脾气不足之征象，故脾胃应为重点。方选咳嗽 2 号方加减。咳嗽 2 号方为桑菊饮加减，辛凉解表，宣肺止咳；加浙贝增强清热化痰止咳之力；再加金银花清热解毒，以增强连翘清热解毒之功；患者久咳，伤耗津液，加石斛滋补肺胃之阴；焦三仙消食和胃。

医案五：戚某某，女，43 岁，2015 年 1 月 25 日就诊，门诊患者。

主诉：咳嗽 1 周。

患者外感风寒后，咳嗽 1 周余，痰少，易咯出，咳时两胁牵痛，口苦且干，咽部疼痛，食欲差，小便短少，大便如常，舌偏红，苔薄，脉细弦。

综合脉症，四诊合参，本病当属祖国医学"咳嗽"范畴，证属风热郁肺型，应以清热疏风，化痰止咳为治疗原则，予咳嗽 2 号方加减治疗，整方如下：

连翘 20 g	桑叶 20 g	菊花 20 g	瓜蒌 30 g
桔梗 20 g	炒杏仁 10 g	芦根 12 g	薄荷 6 g
麦冬 30 g	金银花 20 g	枇杷叶 40 g	射干 15 g
焦麦芽 10 g	焦神曲 10 g	焦山楂 10 g	生甘草 12 g

5 剂，配方颗粒，日 1 剂，开水冲服，分早晚两次温服

按：外感风邪，风热袭肺，肺失清肃，以致咳嗽，出现咳痰、口干等症状。治宜清热疏风，化痰止咳。方选咳嗽 2 号方加减。咳嗽 2 号方为桑菊饮变化而来，辛凉解表，宣肺止咳；患者风热化火，以致咽痛，加金银花、射干清热解毒，化痰利咽；枇杷叶清肺祛痰，苦寒，能清肺热，降肺气以止咳；风热易伤耗津液，加麦冬养阴生津，润肺清心；焦三仙消食和胃以补益正气。

三、小结

咳嗽 2 号方为经典方桑菊饮加减，适用于外感风热所致咳嗽，治宜辛凉发散为主，这区别于内伤咳嗽之甘平养阴之法。且总体组方符合外感咳嗽用药宜轻扬的特点，不宜过早使用苦寒、滋腻、收涩、镇咳之药，以免留邪。外感咳嗽属实者，其病在肺，易于表散清肃，治疗较易，预后较好。但若发热不退，形衰神疲者多预后不好。

本方加减，咳嗽甚者，加前胡、贝母、枇杷叶；咽痛，加射干、山豆根、锦灯笼、川牛膝、赤芍；表热较甚，加金银花、荆芥、防风；痰黄稠，加黄芩、知母、栝楼、山栀；风热伤络，鼻衄、痰中带血，加白茅根、生地；热伤肺津，口燥咽干，加沙参、麦冬；夹暑，合六一散、荷叶。

易感外邪者，应提高肌体卫外功能，增强皮毛腠理适应气候变化的能力，

积极预防上呼吸道感染，防止病原体进一步蔓延。体虚易感冒者可常服玉屏风散。改善环境卫生，消除烟尘和有害气体的危害，加强劳动保护。吸烟者戒烟。锻炼身体，增强体质，提高抗病能力。注意起居有节，劳逸结合，保持室内空气清新。忌食辛辣、香燥、肥甘厚味及寒凉之品。保持心情舒畅，避免性情急躁，郁怒化火伤肝。发病后注意休息，清淡饮食。多饮水，以利排痰。内伤咳嗽，缓解期进行长疗程的持续治疗，重点补益脾肾，取"缓则治其本"之义，补虚固本，以图根治。

对于小儿咳嗽，因不能配合中药汤剂治疗，可选用贴敷疗法。取附片、肉桂、干姜各 20 g，山柰 10 g，共研末，装瓶，先用拇指在双侧肺俞穴用力按摩半分钟左右，使局部潮红，再将药粉一小撮放在穴位上，再用 3 cm×3 cm 医用胶布固定，隔日换药 1 次。

第十五章　宁心止汗方医案 6 则

一、宁心止汗方简介

组成：生黄芪 45 g，麦冬 15 g，五味子 3 g，川芎 15 g，丹参 20 g，黄连 12 g，黄芩 15 g，黄柏 15 g，知母 12 g，浮小麦 30 g，生牡蛎 30 g，木香 9 g，生甘草 6 g。

治则：滋阴泻火，宁心止汗。

主治：阴虚火旺型盗汗。五心烦热，或兼午后潮热，胸闷，气短，心悸少寐，两颧色红，口渴，烦躁，口苦，小便色黄，舌红，苔薄黄，脉细。

方解：方中生黄芪为君，黄连、黄芩、黄柏、麦冬、知母、浮小麦、生牡蛎为臣，五味子、川芎、丹参、木香为佐，甘草为使。宁心止汗方是在名方当归六黄汤的基础上加减而成。其方义简析如下：生黄芪补气，气足则心能正常行血，气足则表固，表固则汗止；气以通为要，木香行气宽胸，川芎行气活血，补气药只有与行气药配伍，才能有率血通脉之功，否则，所补之气是"死气"，反而会壅滞作胀；血以活为贵，丹参补心血又兼活血止痛作用。补气、行气、活血三法并用，相得益彰，气得补而能通，血得补而能活。麦冬补心阴，知母滋阴泻火，补人身之阴液，清中有补，润泽心肺，能除烦热，具有养阴清热强心之功。与黄芪配伍合气阴双补之意，且制约黄芪温燥之性。黄连、黄芩、黄柏等，三黄泻火除烦，合用苦以坚阴之意，热清则火不内扰，阴坚则汗不外泄。浮小麦、生牡蛎、五味子敛汗，甘草调和诸药，处方组成君臣佐使俱全，配伍严谨，相辅相成，具有益气活血宁心，滋阴泻火止汗之功效，标本兼治，适用于高血压病兼汗证（阴虚火旺型）患者。

二、相关中药配方颗粒医案

医案一：潘某某，女，45岁，2012年8月31日就诊，门诊患者。

主诉：易汗出多年。

患者夜间出汗，全身出汗较多，睡眠差，口苦，小便黄，舌红，苔薄黄，脉弦。

综合脉症，四诊合参，本病当属祖国医学"汗证"范畴，证属阴虚火旺型，应以益气养阴，泻火固表为治疗原则，予宁心止汗方加减治疗，整方如下：

生黄芪 40 g	麦冬 20 g	五味子 6 g	川芎 18 g
丹参 20 g	黄连 12 g	黄芩 10 g	黄柏 12 g
知母 10 g	浮小麦 30 g	生牡蛎 30 g	木香 6 g
麻黄根 45 g	珍珠母 60 g	连翘 30 g	海螵蛸 30 g
生龙骨 30 g	生甘草 6 g		

7剂，配方颗粒，日1剂，开水冲服，分早晚两次温服

按：阴虚火旺所致，肾阴亏虚不能上济于心，虚火伏于阴分，助长阴分伏火，迫使津液失守而盗汗。给予自拟方宁心止汗方加减治疗。宁心止汗方是在名方当归六黄汤的基础上加减而成。生黄芪补气，气足则表固，表固则汗止；木香行气宽胸，川芎行气活血，补气药只有与行气药配伍，才能有率血通脉之功；血以活为贵，丹参补心血又兼活血止痛作用；麦冬补心阴，知母滋阴泻火，二者补人身之津液；黄连、黄柏、黄芩等，三黄泻火除烦，苦热清则火不内扰，阴坚则汗不外泄；浮小麦、生牡蛎、五味子敛汗；甘草调和诸药。处方组成君臣佐使俱全，配伍严谨，相辅相成，具有益气活血宁心，滋阴泻火止汗之功效。再加麻黄根固表止汗；珍珠母、生龙骨、生牡蛎平肝潜阳，重镇安神，收敛固涩，缓解患者因肝经血热所致汗出、头痛等症；连翘、海螵蛸顾护胃气。全方以固表止汗为主，同时泻热，并根据女性特点加上平肝潜阳之品。

医案二：于某某，女，56岁，2014年11月25日就诊，住院患者。

主诉：阵发性胸闷、心慌伴头晕9个月，加重1周。

现病史：患者9个月前无明显诱因出现胸闷、心慌，伴头晕、头胀，偶尔胸痛，时间短暂，休息后可缓解，无发热，无恶心、呕吐，无晕厥及肢体活动障碍，于我院门诊就诊，测血压200/100 mmHg，以"高血压病"收入我科，经治疗后好转出院，出院后按时服用拜新同，血压控制尚可。1周前无明显诱因再次出现胸闷、心慌，伴轻微头晕，无其他不适，自测血压180/95 mmHg，口服拜新同后血压未能降至正常，遂来我院就诊，经门诊收入我科。患者自发病以来，精神可，饮食、夜眠一般，大小便无异常，体重无明显变化。

既往史：高血压病史 20 余年，血压最高达 200/110 mmHg，规律服用拜新同，近一周血压控制不佳；高胆固醇血症病史 2 年余，未规律服用药物；否认慢性支气管炎、肾病等病史；否认肝炎、结核等传染病史；10 余年前右腿曾有股骨头坏死；无手术、外伤史；否认输血史，否认药物过敏史；预防接种史叙述不清。

查体：BP165/93 mmHg，听诊双肺呼吸音清，未闻及干湿性啰音。心前区无隆起，心尖搏动无弥散，未触及震颤，心界无扩大，心率 52 次 / 分，律齐，A2 ＞ P2，各瓣膜听诊区未闻及病理性杂音，双下肢无水肿。

辅助检查：

心电图（2014.11.13）：窦性心律，大致正常心电图。化验回示：谷丙转氨酶 71 U/L，低密度脂蛋白胆固醇 3.19 mmol/L，脂蛋白（a）901.4 mg/L，乳酸脱氢酶 323 U/L，α 羟丁酸脱氢酶 227 U/L，超敏 C 反应蛋白 2.77 mg/L，尿微量白蛋白 32.4 mg/L。胸片示：双肺实质未见明显异常。甲状腺 B 超示：符合结节性甲状腺肿声像图。心脏彩超示：心功能 LVEF0.70；左房大，左房内径 41 mm；二尖瓣返流（轻度），主动脉瓣返流（轻度），左室充盈异常。腹部 B 超示：1. 中度脂肪肝；2. 左肾囊肿；3. 子宫肌瘤。颅脑 CT 示：双侧多发脑梗塞，表现为双侧基底节区见斑片状低密度灶，边界不清晰，脑室、脑池未见明显扩大及受压，诸脑沟未见明显异常，中线结构居中。颈部血管 B 超示：1. 双侧颈总动脉及颈内外动脉起始段、双侧椎动脉粥样硬化并斑块形成；2. 右侧大隐静脉瓣膜功能不全；3. 右侧小腿浅静脉曲张。

诊断：1. 冠心病，心功能代偿期；2. 高血压病 3 级；3. 高胆固醇血症；4. 椎间盘突出症。

2014 年 11 月 25 日就诊，今日仍偶有头晕，未有胸闷发作，眼痒，盗汗，汗出较多，咽部不适，舌淡、苔白腻，脉弦。

综合脉症，四诊合参，本病当属祖国医学"汗证"范畴，证属阴虚火旺型，应以滋阴敛汗为治疗原则，予宁心止汗方加减治疗，整方如下：

生黄芪 40 g	麦冬 20 g	五味子 6 g	川芎 18 g
丹参 20 g	黄连 12 g	黄芩 10 g	黄柏 12 g
知母 20 g	浮小麦 15 g	生牡蛎 20 g	木香 6 g
胖大海 3 g	射干 10 g	炒元胡 10 g	生甘草 6 g

5 剂，配方颗粒，日 1 剂，开水冲服，分早晚两次温服

按：盗汗，是以入睡后汗出异常，醒后汗泄即止为特征的一种病证。"盗"有偷盗的意思，古代医家用盗贼每天在夜里鬼祟活动，来形容该病，即每当人

们入睡，或刚一闭眼而将入睡之时，汗液像盗贼一样偷偷地泄出来。中医认为盗汗多为肾阴虚所致。治宜滋阴敛汗。给予自拟方宁心止汗方加减。生黄芪补气，气足则表固，表固则汗止；木香行气宽胸，川芎行气活血，补气药只有与行气药配伍，才能有率血通脉之功；丹参补心血又兼活血止痛作用；炒元胡活血利气止痛；麦冬补心阴，知母滋阴泻火，养阴清热强心，二者与黄芪配伍合气阴双补之意，且制约黄芪温燥之性；黄连、黄柏、黄芩，三黄泻火除烦，阴坚则汗不外泄；浮小麦、生牡蛎、五味子敛汗；甘草调和诸药。处方组成君臣佐使俱全，配伍严谨，相辅相成，具有益气活血宁心，滋阴泻火止汗之功效，标本兼治。配以胖大海、射干清热利咽。全方以清热为主，使汗出无源，同时配以敛汗药标本兼治，全方合用，诸症可解。

医案三：王某某，男，27 岁，2013 年 6 月 17 日就诊，门诊患者。

主诉：汗出 2 年余。

患者汗出 2 年余，手足心汗出尤甚，伴颈部不适，口干口苦，多梦、睡眠时间短，舌质暗红，苔薄黄，脉沉。

综合脉症，四诊合参，本病当属祖国医学"汗证"范畴，证属心肾阴虚型，应以滋阴固表止汗为治疗原则，予宁心止汗方加减治疗，整方如下：

生黄芪 40 g	麦冬 20 g	五味子 6 g	川芎 18 g
丹参 20 g	黄连 12 g	黄芩 10 g	黄柏 12 g
知母 10 g	浮小麦 30 g	生牡蛎 40 g	木香 6 g
石斛 30 g	天花粉 30 g	珍珠母 20 g	生甘草 6 g

7 剂，配方颗粒，日 1 剂，开水冲服，分早晚两次温服

按：心肾阴虚，迫津液外泄，心主血，肾藏精，劳神过度，亡血失精，致使血虚精亏，津液不足，虚火内生，心液不能自藏，外泄作汗。《医宗必读》记载："心之所藏，在内者为血，在外者为汗，汗者心之液也，而肾主五液，故汗证未有不由心肾虚而得者。"可见，心肾阴虚，而阳偏亢，迫使津液外泄，达于肌表，可致手足心多汗。治宜滋阴固表止汗。给予自拟方宁心止汗方加减治疗。方中生黄芪补中益气，敛阴固表；麦冬滋补肺阴；五味子敛阴止汗；川芎、丹参活血化瘀；黄连、黄芩、黄柏、知母合用清热燥湿，去虚实之热，且配合知母降火泄热；浮小麦、天花粉除虚热，止汗；生牡蛎收敛固涩，柔酸止痛，重镇安神；石斛滋补肺胃之阴；珍珠母滋阴潜阳，又能配合生牡蛎重镇安神；生甘草清热解毒，调和诸药。方中多清热之品，配伍滋阴敛阴之品，以补耗伤之阴津，且重镇以安神，使夜眠好转，津液可生。

医案四：车某，男，34 岁，2012 年 6 月 4 日就诊，门诊患者。

主诉：阵发性汗出 1 年余。

患者阵发性汗出 1 年余，饮水量少，口干唇燥，夜尿频，舌红，苔黄，脉数。

综合脉症，四诊合参，本病当属祖国医学"汗证"范畴，证属心肾阴虚型，应以滋阴固表止汗为治疗原则，予宁心止汗方加减治疗，整方如下：

生黄芪 40 g	麦冬 30 g	五味子 6 g	黄连 15 g
黄芩 20 g	黄柏 18 g	知母 20 g	浮小麦 30 g
麻黄根 60 g	生牡蛎 40 g	当归 30 g	丹参 30 g
生甘草 9 g			

7 剂，配方颗粒，日 1 剂，开水冲服，分早晚两次温服

按：本证多由阴虚火旺所致，肾阴亏虚不能上济于心，虚火伏于阴分，助长阴分伏火，迫使津液失守而盗汗；火耗阴津，乃见口干唇燥；舌红、苔黄、脉数皆内热之象。治疗以滋阴泻火，固表止汗为主。给予自拟方宁心止汗方加减治疗。生黄芪补气，气足则表固，表固则汗止；木香行气宽胸，川芎行气活血，补气药只有与行气药配伍，才能有运血通脉之功；丹参补心血又兼活血止痛作用；麦冬补心阴，知母滋阴泻火，养阴清热强心，二者与黄芪配伍合气阴双补之意，且制约黄芪温燥之性；黄连、黄柏、黄芩，三黄泻火除烦，阴坚则汗不外泄；浮小麦、生牡蛎、五味子敛汗，甘草调和诸药。处方组成君臣佐使俱全，配伍严谨，相辅相成，具有益气活血宁心，滋阴泻火止汗之功效，标本兼治。

医案五：刘某，女，45 岁，2011 年 12 月 9 日就诊，门诊患者。

主诉：头晕、汗出多年。

患者头晕、出虚汗多年，夜间多汗，心慌，饭后憋胀，眼睑、下肢轻度浮肿，视物模糊，颈部不适，睡觉时上肢麻木。乳腺增生史 3 年余，月经期或生气时双侧乳房胀痛，骨关节疼痛不适，睡眠差。舌暗红，苔薄黄，脉弱。

综合脉症，四诊合参，本病当属祖国医学"汗证"范畴，证属阴虚火旺型，应以滋阴清热为治疗原则，予宁心止汗方加减治疗，整方如下：

生黄芪 40 g	麦冬 20 g	五味子 6 g	川芎 18 g
丹参 20 g	黄连 12 g	黄芩 20 g	黄柏 18 g
知母 20 g	浮小麦 30 g	生牡蛎 40 g	木香 6 g
茯苓 30 g	郁金 30 g	香附 20 g	玫瑰花 18 g
炒泽泻 30 g	甘草 6 g		

7 剂，配方颗粒，日 1 剂，开水冲服，分早晚两次温服

按：素体阴虚，阴不制阳，阳气蒸灼津液至肌表，则为汗。汗为心液，故汗证每因汗出过多而损耗心液，故致心慌。阳气上扰头目，则头晕。宁心止汗方是在名方当归六黄汤的基础上加减而成。生黄芪补气，气足则表固，表固则汗止；木香行气宽胸，川芎行气活血，补气药只有与行气药配伍，才能有率血通脉之功；丹参补心血又兼活血止痛作用；麦冬补心阴，知母滋阴泻火，养阴清热强心，二者与黄芪配伍合气阴双补之意，且制约黄芪温燥之性。黄连、黄柏、黄芩，三黄泻火除烦，阴坚则汗不外泄；浮小麦、生牡蛎、五味子敛汗；甘草调和诸药。处方组成君臣佐使俱全，配伍严谨，相辅相成，具有益气活血宁心，滋阴泻火止汗之功效，标本兼治。郁金、香附、玫瑰花疏肝解郁；茯苓、泽泻健脾利湿。全方合用，诸症可解。

医案六：路某某，女，56岁，2012年6月8日就诊，门诊患者。

主诉：汗出数年。

患者怕热，汗出较多，略微憋喘，舌红，苔黄，脉弦。

综合脉症，四诊合参，本病当属祖国医学"汗证"范畴，证属阴虚火旺型，应以滋阴降火，固表止汗为治疗原则，予宁心止汗方加减治疗，整方如下：

生黄芪40g	麦冬20g	五味子6g	川芎18g
丹参20g	黄连12g	黄芩20g	黄柏18g
知母20g	浮小麦30g	生牡蛎40g	生地30g
当归20g			

7剂，配方颗粒，日1剂，开水冲服，分早晚两次温服

按：汗为心之液，由精气所化，不可过泄。结合自身实践，发现由当归六黄汤加减基本上可用于治疗各种证型的汗证，无论自汗盗汗均有一定疗效。当归六黄汤出自《兰室秘藏》，称其为"盗汗之圣药"。《医宗金鉴》认为方中"当归以养液，二地以滋阴，令阴液得其养也。用黄芩泻上焦火，黄连泻中焦火，黄柏泻下焦火，令三火得其平也。又于诸寒药中加黄芪，庸者不知，以为赘品，且谓阳盛者不宜，抑知其妙义正在于斯耶！盖阳争于阴，汗出营虚，则卫亦随之而虚。故倍加黄芪者，一以完已虚之表，一以固未定之阴"。再加以浮小麦、生牡蛎固表止汗；麦冬滋阴以增强生地之功；川芎、丹参活血以防滋阴药重腻之性；当归以活血补血通便。全方滋阴降火，益气固表，诸症可解。

三、小结

导师临床工作多年，发现心血管疾病患者中很多伴有汗出兼证，针对这一体质人群及患者症状，导师特根据常用方剂生脉散及经典方当归六黄汤，及多年临床经验，拟定宁心止汗方，滋阴降火，宁心止汗。患者反应疗效较好，汗

出缓解的同时，胸闷、心悸等一些心血管症状也随之缓解。宁心止汗方是导师临床常用的经验方之一。

汗出多者，加牡蛎、浮小麦、糯稻根固涩敛汗；潮热甚者，加秦艽、银柴胡、白薇清退虚热；兼气虚者，加黄芪益气固表；以阴虚为主，而火热不甚，潮热、脉数等不显著者，可改用六味地黄丸补益肺肾，滋阴清热。

临床使用时注意与自汗的鉴别。自汗表现为白昼时时汗出，动则益甚，常伴有气虚不固的症状；盗汗表现为寐中汗出，醒后即止，常伴有阴虚内热的症状。自汗多属气虚不固，盗汗多属阴虚内热。单独出现的自汗、盗汗，一般预后良好，经过治疗大多可在短期内治愈或好转。伴见于其他疾病过程中的出汗，尤其是盗汗，则病情往往较重，治疗时应着重针对原发疾病，且常需待原发疾病好转、痊愈，自汗、盗汗才能减轻或消失。

汗出较多患者，应加强体育锻炼，注意劳逸结合，避免思虑烦劳过度，保持精神愉快，少食辛辣厚味。汗出之时，腠理空虚，易于感受外邪，故当避风寒，以防感冒。汗出之后，应及时用干毛巾将汗擦干。出汗多者，需经常更换内衣，并注意保持衣服、卧具干燥清洁。

第十六章　宁心消痞方医案 6 则

一、宁心消痞方简介

组成：黄芪 30 g，麦冬 15 g，五味子 3 g，川芎 15 g，丹参 20 g，半夏 9 g，陈皮 15 g，焦三仙各 30 g，海螵蛸 30 g，木香 15 g，砂仁 6 g，连翘 15 g，生甘草 6 g。

治则：健脾和胃，理气清心。

主治：心脾两虚证。症见胸闷，腹胀，呃逆，口干，神疲乏力，便干，舌暗红，苔薄黄，脉细弱。

方解：方中以黄芪、麦冬、半夏为君药，益气健脾，滋养胃阴；以川芎、丹参、焦三仙为臣药，活血行气，消食导滞；以五味子、木香、砂仁、陈皮、连翘、海螵蛸为佐药，疏肝理气，制酸止痛；以生甘草为使，调和诸药。方中生黄芪补气，心气足则行血、摄血有力；气以通为要，木香温中行气，川芎行气活血，补气与行气配伍，使所补之气不致壅滞为胀；血以活为贵，丹参补心血又兼活血止痛，增强破血逐瘀之功；麦冬补肺阴，益胃生津，五味子益气生津，二者既可滋阴养血，又可制约益气活血药温燥之性；半夏清热燥湿止呕，陈皮理气健脾，砂仁醒脾祛湿，三药合用，使脾湿去气机顺，并调理脾脏机能；配以海螵蛸，柔阴制酸；焦三仙健脾消积；连翘清心火；甘草调和诸药。全方以养心健脾为主，组方严谨，标本兼治，共奏益气活血，健脾理气之功。

二、相关中药配方颗粒医案

医案一：李某某，女，22岁，2014年8月10日就诊，门诊患者。

主诉：胃部烧灼感1月余。

患者胃部烧灼感1月余，每日发作，时有嗳气，偶有头痛，饮食不规律，性格内向，少言，喜食辛辣，多梦易惊，舌淡红，苔薄白，脉弦。

综合脉症，四诊合参，本病当属祖国医学"痞证"范畴，证属脾胃气滞型，应以理气清热，消食健脾为治疗原则，予宁心消痞方加减治疗，整方如下：

生黄芪30 g	麦冬20 g	五味子6 g	川芎18 g
丹参20 g	半夏9 g	陈皮18 g	焦麦芽30 g
焦神曲30 g	焦山楂30 g	海螵蛸30 g	木香12 g
砂仁6 g	连翘20 g	桑枝30 g	柴胡18 g
珍珠母40 g	丹皮30 g	炒栀子30 g	石菖蒲12 g
远志12 g	生甘草6 g		

7剂，配方颗粒，日1剂，开水冲服，分早晚两次温服

2012年8月15日二诊：患者胃部烧灼感明显减轻，发作次数减少，空腹时偶有发生，仍有头痛。原方中半夏增至20 g，再加白芷12 g，4剂，配方颗粒，日1剂，开水冲服，分早晚两次温服。半夏燥湿化痰，降逆止呕，消痞散结；白芷辛能祛风止痛，温可散寒除湿，上行头目，入主阳明，擅治头痛及眉棱骨痛。

2012年8月24日三诊：患者偶有头痛。上方15剂，继服。

按：脾胃虚弱，加之肝郁火旺，至肝郁乘脾，脾胃气滞，气滞易郁而化火，虚火上灼以致胃部热感。治宜理气清热。给予自拟方宁心消痞方加减。方中生黄芪补气，心气足则行血、摄血有力；气以通为要，木香温中行气，川芎行气活血，补气与行气配伍，使所补之气不致壅滞为胀；血以活为贵，丹参补心血又兼活血止痛，增强破血逐瘀之功；麦冬补肺阴，益胃生津，五味子益气生津，二者既可滋阴养血，又可制约益气活血药温燥之性；半夏清热燥湿止呕，陈皮理气健脾，砂仁醒脾祛湿，三药合用，使脾湿去气顺，调理脾脏机能；配以海螵蛸，柔阴制酸；焦三仙健脾消积；连翘清心火；甘草调和诸药。全方以养心健脾为主，组方严谨，标本兼治，共奏益气活血，健脾理气之功。宁心消痞方重在调畅脾胃气机，需根据患者症状配以清热之品。再配以丹皮清热凉血，活血消瘀；栀子泻火除烦，清热利尿，凉血解毒；石菖蒲、远志养心安神；

珍珠母重镇安神，平肝潜阳；桑枝祛风利湿，行水气；柴胡疏肝理气。全方理气清热，调畅气机，气机畅则火渐散，再加清热之品，疗效更快。

医案二：明某，女，20 岁，2012 年 11 月 28 日就诊，门诊患者。

主诉：反复胃痛 3 年，加重半月余。

患者反复胃痛 3 年，近半月加重，伴胃胀，情绪激动时加重，颈部不适，双足发凉，舌质暗红，苔薄黄，脉沉。

综合脉症，四诊合参，本病当属祖国医学"痞证"范畴，证属肝气犯胃型，应以疏肝理气，和胃止痛为治疗原则，予宁心消痞方加减治疗，整方如下：

生黄芪 30 g	麦冬 20 g	五味子 6 g	川芎 18 g
丹参 20 g	半夏 9 g	陈皮 18 g	焦麦芽 30 g
焦神曲 30 g	焦山楂 30 g	海螵蛸 30 g	木香 12 g
砂仁 6 g	连翘 20 g	珍珠母 60 g	元胡 30 g
郁金 30 g	香附 20 g	玫瑰花 18 g	厚朴 18 g
生甘草 6 g			

3 剂，配方颗粒，日 1 剂，开水冲服，分早晚两次温服

按：胃痛是由于胃气阻滞，胃络瘀阻，胃失所养，不通则痛以致胃脘部疼痛为主症的病证。中医治疗具有独特的优势。胃痛的治疗以理气和胃为基本原则。通则不痛，从而达到止痛的目的。给予自拟方宁心消痞方加减治疗。宁心消痞方补益脾胃，养血益心。方中生黄芪补气，心气足则行血、摄血有力；气以通为要，木香温中行气，川芎行气活血，补气与行气配伍，使所补之气不致壅滞为胀；血以活为贵，丹参补心血又兼活血止痛，增强破血逐瘀之功；麦冬补肺阴，益胃生津，五味子益气生津，二者既可滋阴养血，又可制约益气活血药温燥之性；半夏清热燥湿止呕，陈皮理气健脾，砂仁醒脾祛湿，三药合用，使脾湿去气机顺，并调理脾脏机能；配以海螵蛸，柔阴制酸；焦三仙健脾消积；连翘清心火；甘草调和诸药。全方以养心健脾为主，组方严谨，标本兼治，共奏益气活血，健脾理气之功。患者睡眠差，加珍珠母重镇安神；元胡活血止痛，止胃痛；厚朴燥湿消痰，下气除满；郁金、香附、玫瑰花疏肝解郁。全方疏肝理气，又可调理脾胃。

医案三：庞某某，女，55 岁，2014 年 5 月 16 日就诊，门诊患者。

主诉：胃部灼热感 2 月余。

患者自觉胃部不适 2 月余，有灼热感，空腹及睡前较重，大便不干，怕冷，肢体沉重，嗜睡，舌红苔黄，有齿痕，脉促弱。胃镜检查结果：浅表性胃炎，十二指肠降部息肉。

综合脉症，四诊合参，本病当属祖国医学"痞证"范畴，证属肝气犯胃型，应以疏肝理气，和胃止痛为治疗原则，予宁心消痞方加减治疗，整方如下：

生黄芪 30 g	麦冬 20 g	五味子 6 g	川芎 18 g
丹参 20 g	半夏 9 g	陈皮 18 g	焦麦芽 30 g
焦神曲 30 g	焦山楂 30 g	海螵蛸 30 g	木香 12 g
砂仁 6 g	石斛 30 g	珍珠母 60 g	白蔻仁 10 g
藿香 10 g	佩兰 20 g	郁金 30 g	香附 20 g
玫瑰花 12 g	黄连 12 g	黄芩 10 g	元胡 20 g
白芨 10 g	生甘草 6 g		

7 剂，配方颗粒，日 1 剂，开水冲服，分早晚两次温服

按：肝失疏泄，横逆犯胃，胃失和降，以致胃气上逆，加之肝郁化火，灼伤胃液，致胃火偏盛。治宜疏肝理气，和胃降逆。给予自拟方宁心消痞方加减治疗。方中生黄芪补气，心气足则行血、摄血有力；气以通为要，木香温中行气，川芎行气活血，补气与行气配伍，使所补之气不致壅滞为胀；血以活为贵，丹参补心血又兼活血止痛，增强破血逐瘀之功；麦冬补肺阴，益胃生津，五味子益气生津，二者既可滋阴养血，又可制约益气活血药温燥之性；半夏清热燥湿止呕，陈皮理气健脾，砂仁醒脾祛湿，三药合用，使脾湿去气顺，调理脾脏机能；配以海螵蛸，柔阴制酸；焦三仙健脾消积；连翘清心火；甘草调和诸药。全方以养心健脾为主，组方严谨，标本兼治，共奏益气活血，健脾理气之功。患者肝郁气滞，加珍珠母平肝潜阳，郁金、香附、玫瑰花疏肝理气；胃阴不足，加石斛滋补胃阴；肝郁乘脾，以致脾升降失常，水湿内生，加白蔻仁、藿香、佩兰醒脾化湿和中；黄连、黄芩清热燥湿；元胡可活血止痛；白芨收敛止血，消肿生肌，顾护胃气。全方既理气消痞，又疏肝解郁，既健脾胃，又化水湿，全方合用，诸症可解。

医案四：齐某某，女，36 岁，2014 年 11 月 9 日就诊，门诊患者。

主诉：右胁下疼痛 2 月余。

患者右胁下疼痛 2 月余，伴口苦，恶心，偶感反酸，头晕，舌暗，苔黄，脉弱。

综合脉症，四诊合参，本病当属祖国医学"痞证"范畴，证属肝胆湿热型，应以疏肝理气，清热燥湿为治疗原则，予宁心消痞方加减治疗，整方如下：

生黄芪 30 g	麦冬 20 g	五味子 6 g	川芎 18 g
丹参 20 g	半夏 9 g	陈皮 18 g	焦麦芽 30 g
焦神曲 30 g	焦山楂 30 g	海螵蛸 30 g	木香 12 g

连翘 20 g	黄连 15 g	蔓荆子 20 g	白蒺藜 20 g
桂枝 18 g	珍珠母 60 g	石斛 30 g	天花粉 30 g
茵陈 30 g	炒栀子 30 g	酒大黄 12 g	黄芩 20 g
生甘草 6 g			

7 剂，配方颗粒，日 1 剂，开水冲服，分早晚两次温服

按：《灵枢·五邪》云"邪在肝，则两胁中痛……恶血在内"。胁痛的病位在肝胆，又与脾胃和肾相关。基本病机为肝络失和，湿热蕴结于肝经，发为胁痛。治宜疏肝理气，清热燥湿。给予自拟方宁心消痞方加减治疗。宁心消痞方旨在调理脾胃气机。根据患者肝经湿热病机，需加以清肝之品。方中珍珠母、白蒺藜、蔓荆子入肝经，平肝潜阳，清肝泻火；石斛、天花粉滋阴清热，防湿热耗液伤津；茵陈清肝利胆，利湿退黄；栀子、黄芩清热燥湿；桂枝温通经脉，助阳化气，既可止痛又可温化水湿。全方疏肝理气，清肝胆湿热。

医案五：陈某某，70 岁，女，2015 年 1 月 12 日就诊，门诊患者。

主诉：完谷不化 5 天。

患者完谷不化 5 天，眠差，皮肤瘙痒，丘疹 3 天，睡眠差，口干，腰部不适，昨日查 B 超、心脏彩超后，乳房下、腹部、后背出现红色丘疹伴瘙痒，下肢略水肿，舌淡，苔薄白腻，脉滑。

综合脉症，四诊合参，本病当属祖国医学"痞证"范畴，证属脾虚湿盛型，应以健脾祛湿为治疗原则，予宁心消痞方加减治疗，整方如下：

生黄芪 30 g	麦冬 20 g	五味子 6 g	川芎 18 g
丹参 20 g	半夏 9 g	陈皮 18 g	焦麦芽 30 g
焦神曲 30 g	焦山楂 30 g	海螵蛸 30 g	木香 12 g
砂仁 6 g	连翘 20 g	藿香 20 g	桔梗 20 g
生甘草 6 g			

7 剂，配方颗粒，日 1 剂，开水冲服，分早晚两次温服

按：脾有运化水湿的功能，当脾虚后，最常见的症状就是湿的代谢失调，也就是说湿气代谢不出，留滞体内，形成湿邪而致病。脾胃虚弱，则运化失职，湿自内生，气机不畅，故饮食不化；脾失健运，则气血生化不足，肢体失于濡养，故皮肤瘙痒。治宜健脾祛湿。给予自拟方宁心消痞方加减治疗。方中生黄芪补气，心气足则行血、摄血有力；气以通为要，木香温中行气，川芎行气活血，补气与行气配伍，使所补之气不致壅滞为胀；血以活为贵，丹参补心血又兼活血止痛，增强破血逐瘀之功；麦冬补肺阴，益胃生津，五味子益气生津，二者既可滋阴养血，又可制约益气活血药温燥之性；半夏清热燥湿止呕，陈皮

理气健脾，砂仁醒脾祛湿，三药合用，使脾湿去气顺，调理脾脏机能；配以海螵蛸，柔阴制酸；焦三仙健脾消积；连翘清心火；甘草调和诸药。全方以养心健脾为主，组方严谨，标本兼治，共奏益气活血，健脾理气之功。桔梗宣肺利气，以通调水道，又载药上行，以益肺气。藿香、佩兰醒脾化湿。诸药合用，补其中气，渗其湿浊，行其气滞，恢复脾胃受纳与健运之职，则诸症自除。

医案六：王某某，男，75岁，2012年8月24日就诊，门诊患者。

主诉：胃部酸胀感多年。

患者胃部酸胀感，平素饮食量少，面色稍暗，乏力，二便无明显异常，舌质暗红，苔白润，中间剥脱，脉弦数。

综合脉症，四诊合参，本病当属祖国医学"痞证"范畴，证属脾虚湿盛型，应以健脾祛湿为治疗原则，予宁心消痞方加减治疗，整方如下：

生黄芪30g	麦冬10g	五味子6g	川芎12g
丹参20g	半夏9g	陈皮12g	焦山楂30g
焦麦芽30g	焦神曲30g	海螵蛸30g	木香6g
砂仁6g	连翘10g	白蔻仁30g	藿香20g
佩兰20g	炒泽泻30g	茯苓30g	大腹皮30g
肉桂18g	制附子30g	生甘草6g	

4剂，配方颗粒，日1剂，开水冲服，分早晚两次温服

按：患者平素脾胃虚弱，脾胃升降机能失司，致脾胃运化水液功能失调，以致水湿淤滞。脾胃虚弱，则运化水谷功能失常则饮食量少；脾气虚弱，脾主肌肉，无力营养四肢则见乏力；水湿淤积上蒸于面，则见面色暗等。给予自拟方宁心消痞加减治疗。宁心消痞方以理气健脾为主，应再加以化湿、祛湿药以去除病因，采用藿香正气散加减以利湿。方中白蔻仁、藿香、佩兰，与宁心消痞方中砂仁合用芳香化湿，温中健脾；茯苓健脾渗湿，宁心益气，与泽泻合用，增强利水渗湿之功，同时一升一降，调畅脾脏机能，升清降浊，且可通利水道；大腹皮下气利水化湿；肉桂、附子相须为用，补火助阳、散寒止痛；膀胱的气化有赖于阳气的蒸腾，故此处用附子、肉桂温阳化气以助利水；甘草清热解毒，调和诸药。全方以理气化湿为主，且温阳化气，诸药合用，脾气得健，水湿得去。

三、小结

宁心消痞方为导师临床应用最多的自拟方。本方基于导师重视的"心痞证"概念拟定。一些痞满患者经常伴有胸闷、胸痛、气短、心悸、心烦、失眠等心血管病症状，导师将其统称为"心痞证"。心痞证属于痞证，但又不等同于痞证，它的范围比痞证小。心痞证建立在心脾胃易同病的理论基础之上，但又

不同于胃心综合征。心痞证最大特点就是，不仅心胃同时病变，而且患者有痞证的表现。本方见效快，效果好，患者反应较好，临床适用广泛。

痞证，在张仲景的《伤寒论》中早有论述，其提出了相关的分型，以及相对应的治疗方剂。书中讲到，热痞用大黄黄连泻心汤，若是痞证兼有表证的，先解表，用桂枝汤，热痞兼阳虚的用附子泻心汤。胃气虚，又伴有邪气干扰的有三个方剂，伴有痰邪干扰的用半夏泻心汤，伴有水邪干扰的用干姜泻心汤，伴有外来热邪干扰的用甘草泻心汤。

宁心消痞方在组成上与泻心汤类方剂完全不同，泻心汤中的心实际上指的不是心脏，而是胃脘部，宁心消痞方中的心则为心本身。其方的建立，为心痞证的治疗开创了新的思路与方法。古人治疗痞证为辛开苦降法，宁心消痞方则另创思路，整个方剂集补益气血，理气化痰，活血止痛为一体，用来治疗心痞证，针对性强，但临床运用时还需仔细辨证，适当加减。

第十七章　宁心通痹方医案 3 则

一、宁心通痹方简介

组成：黄芪 30 g，麦冬 15 g，五味子 3 g，川芎 15 g，丹参 20 g，鸡血藤 30 g，苏木 20 g，地龙 15 g，杜仲 9 g，牛膝 15 g，桑寄生 30 g，木香 6 g，生甘草 6 g。

治则：补益肝肾，活血通络。

主治：肝肾不足兼血瘀证。症见胸闷，腰背部或关节疼痛，耳鸣，口干，小便数，便干，舌红，苔薄白，脉弱。

方解：方中麦冬、鸡血藤、杜仲为君，黄芪、川芎、丹参、地龙、牛膝、桑寄生为臣，五味子、苏木、木香为佐，生甘草为使。方中麦冬，味甘、微苦，性微寒，归肺、胃、心经，功效滋阴润肺，益胃生津，清心除烦。鸡血藤味苦、微甘，性温，归肝、肾经，可行血补血，调经，舒筋活络，为治疗血脉不畅，经络不和病证的常用药。杜仲，味甘，归肝、肾经，补益肝肾，强筋壮骨，调理冲任，固经安胎。三者共为君药，既可滋补肝肾又可活血化瘀。黄芪味甘，性微温，归脾、肺经，入气分，善入脾胃，可补气健脾，益卫固表，为补中益气要药，常与人参、升麻等品同用。川芎，味辛，性温，归肝、胆、心包经，功效活血行气，祛风止痛。本品辛散温通，既能活血化瘀，又能行气止痛，为"血中之气药"，故可治气滞血瘀之胸胁、腹部诸痛。丹参，味苦，性微寒，归心、心包、肝经，可活血调经，祛瘀止痛。本品善于通行血脉，祛瘀止痛，广泛用于各种瘀血病证，尤其适用于血脉瘀阻之胸痹心痛。地龙咸寒，归肝、脾、膀胱经，本品性走窜,善于通行经络,常与黄芪、当归同用治疗气血瘀滞证。牛膝苦、甘、平,归肝、肾经,可逐瘀通经,补肝肾,强筋骨,利尿通淋,引血下行,可用于腰膝酸痛,肢体无力。桑寄生药性平和,专入肝肾,为补益肝肾要药。以上共为臣药,既可助君药补益肝肾,又可活血化瘀。五味子,味酸、甘,性温,归肺、心、肾经,既可益气生津,又有收敛固涩之功。苏木为活血疗伤药,味甘、咸、辛,性平,功可活血疗伤,祛瘀通经,为诸多瘀滞病证的常用药,多与川芎、元胡、丹参配伍同用。木香味辛、苦,性温,归脾、胃、胆、大肠、三焦经,芳香行散,功效行气止痛,健脾消食。其辛行苦泄,性温通行,可通畅气机,气行则血行,通则不痛,故可止痛。以上共为佐药,可辅佐臣药畅通气机。生甘草为使药,既可补脾益气,又能缓急止痛,且可调和诸药。

二、相关中药配方颗粒医案

医案一:姬某,女,56 岁,2012 年 12 月 21 日就诊,门诊患者。

主诉:腰痛 10 余年。

患者腰痛 10 余年,诊断为腰椎间盘突出症,每受凉后加重,近 1 月偶有心慌,活动后伴胸闷,睡眠差,舌暗红,苔白,脉弱。

综合脉症,四诊合参,本病当属祖国医学"痹证"范畴,证属瘀血阻络兼肝肾不足型,应以活血通络,补益肝肾为治疗原则,予宁心通痹方加减治疗,整方如下:

麦冬 20 g	五味子 6 g	川芎 12 g	丹参 20 g
鸡血藤 30 g	苏木 20 g	地龙 20 g	杜仲 10 g
牛膝 20 g	桑寄生 30 g	木香 6 g	黄芪 30 g
威灵仙 30 g	徐长卿 30 g	伸筋草 20 g	珍珠母 40 g
生甘草 6 g			

7 剂,配方颗粒,日 1 剂,开水冲服,分早晚两次温服

按:患者年老肝肾失养,肾精不足,命门空虚,则腰痛;气血虚弱,气虚则无力推血运行,久则血瘀。给予自拟方宁心通痹方加减治疗。黄芪、麦冬、五味子为生脉散加减,滋阴益气;丹参、川芎活血化瘀;鸡血藤补血活血通络;苏木活血祛瘀,消肿定痛;地龙破血逐瘀;威灵仙祛风湿,通经络;徐长卿祛风化湿,止痛止痒;伸筋草祛风散寒,除湿消肿,舒筋活络。患者年老,应加杜仲、牛膝、桑寄生等补益肝肾,加木香行气止痛,健脾消食。且患者睡眠差,加珍珠母重镇安神。全方以活血通络为主,同时滋补,扶正祛邪兼施。

医案二:李某某,男,54 岁,2014 年 7 月 3 日就诊,门诊患者。

主诉:胸闷、憋喘 1 周。

患者胸闷、憋喘1周，消食易饥，身体肥胖，吸烟、饮酒史多年。便干，大便3～5日一行。乙状结肠癌术后半年，舌红，苔黄，脉沉。腹部B超示：肝囊肿，胆囊壁毛糙。心脏彩超示：主动脉瓣、二尖瓣钙化，主动脉瓣狭窄，主动脉瓣、二尖瓣、三尖瓣返流（轻度），左室充盈异常。

综合脉症，四诊合参，本病当属祖国医学"痹证"范畴，证属心血瘀阻型，应以活血化瘀通络为治疗原则，予宁心通痹方加减治疗，整方如下：

黄芪 30 g	麦冬 20 g	五味子 6 g	川芎 12 g
丹参 20 g	鸡血藤 30 g	苏木 20 g	地龙 20 g
杜仲 10 g	牛膝 20 g	桑寄生 30 g	木香 6 g
甘松 6 g	酒大黄 18 g	瓜蒌 30 g	苦参 18 g
荷叶 15 g	生甘草 6 g		

7剂，配方颗粒，日1剂，开水冲服，分早晚两次温服

按：患者生活方式不节，血行不畅而致血瘀，甚则凝聚而阻滞心脉，形成心脉瘀阻。给予自拟方宁心通痹方加味治疗。方中川芎、丹参活血化瘀；地龙、鸡血藤、苏木活血通络；活血药性燥，宜加麦冬、五味子滋阴生津；血随气行，气行则血畅，故加黄芪益气，增强活血之功；杜仲、牛膝、桑寄生补益肝肾；方中加少量健脾护胃药，防损伤脾胃，甘松理气止痛，醒脾健胃；木香行气止痛，健脾消食。患者便秘，应加酒大黄清热通便；瓜蒌宽胸理气。通便不仅在于通，更要注意大便滞留，日久则郁而化热，应加荷叶清热，苦参清热凉血。方中以活血化瘀为主，并根据药性合理配伍，诸药合用，疗效较好。

医案三：李某，女，65岁，2013年10月22日就诊，门诊患者。

主诉：膝关节疼痛6年余。

患者膝关节疼痛严重已6年余，怕冷怕风，四肢不温，穿衣较常人多，肢体活动不利，饮食少，口不渴，小便清利，舌质淡，舌苔白腻，脉沉迟。

综合脉症，四诊合参，本病当属祖国医学"痹证"范畴，证属心血瘀阻型，应以活血化瘀通络为治疗原则，予宁心通痹方加减治疗，整方如下：

黄芪 30 g	麦冬 20 g	五味子 6 g	川芎 12 g
丹参 20 g	鸡血藤 30 g	苏木 20 g	地龙 20 g
杜仲 10 g	牛膝 20 g	桑寄生 30 g	木香 6 g
炒杏仁 10 g	焦麦芽 10 g	焦神曲 10 g	焦山楂 10 g
连翘 10 g	海螵蛸 30 g	生甘草 6 g	

7剂，配方颗粒，日1剂，开水冲服，分早晚两次温服

按：患者素体阳虚，卫气不固，风寒湿邪外侵关节腠理，寒性凝滞，使周

围气血阻滞，不通则痛，则有患者关节疼痛等表现；素体阳虚加之寒邪为病，则怕冷恶风、小便清利。给予自拟方宁心通痹方加减治疗。宁心通痹方活血化瘀通络。患者先天不足，加之后天失养则致阳虚怕冷，应先以养后天为法。加焦三仙、连翘、海螵蛸顾护脾胃，调理脾胃时，还应兼以宣通肺气。因脾主运化水谷，肺主布散精微，脾需肺之协助，才能完成水谷精微的布散，正如《素问·经脉别论》所云"脾气散精，上归于肺，通调水道，下输膀胱"，肺主宣发肃降，脾胃主升清降浊，同司气机升降。由此，治脾莫忘理肺，治肺必究其脾，临床用药应于健脾和胃之品中，酌加宣肺之品，如杏仁、瓜蒌、麻黄等。叶天士在《临证指南医案》中用杏仁宣肺，使湿阻得运，启宣肺利水健脾之先河。

三、小结

宁心通痹方多用于有腰背及四肢活动不利或有疼痛兼有心血管疾病的患者。中医上，风、寒、湿邪侵袭肢体、经络而致肢节疼痛、麻木、屈伸不利的病证，称为痹证。这也是此方宁心通痹方方名的由来。

宁心通痹方治疗病证一般多以正气虚衰为内因，风寒湿热之邪为外因。所以全方在活血化瘀的同时，亦需补益肝肾。

痹证可因病邪性质不同而有不同的分型。风痹（行痹）：风痹初起，邪气较浅，尚未入脏腑，多发于膝、腕等关节。症见：肢体关节酸痛，游走不定，关节屈伸不利，或见恶风发热，苔薄白。寒痹（痛痹）：寒气偏盛，入于筋骨，肢体关节为主要疼痛部位。症见：肢体关节疼痛较剧，痛有定处，得热痛减，遇寒痛增，关节不可屈伸，局部皮肤不红，触之不热，苔薄白。湿痹（着痹）：湿为阴邪，其性黏滞，最易阻遏气血津液的流通。症见：肢体关节重着，肿胀，痛有定处，活动不便，肌肤麻木不仁，苔白腻。热痹：风、寒、湿痹后期化热伤阴，高热、久热不解而形成。症见：关节疼痛，局部灼热红肿，得冷稍舒，痛不可触，可病及一个或多个关节，多兼有发热、恶风、口渴、烦闷不安等全身症状，苔黄燥。

第十八章　宁心解郁方医案 4 则

一、宁心解郁方简介

组成：黄芪 30 g，麦冬 15 g，五味子 3 g，川芎 15 g，丹参 20 g，郁金 24 g，香附 15 g，玫瑰花 9 g，琥珀粉 2 g（冲服），炒枣仁 30 g，紫石英 30 g，木香 9 g，生甘草 6 g。

治则：疏肝解郁，养心安神。

主治：肝郁气滞兼心神不安证。症见心慌，胸胁部胀痛，口苦，烦躁易怒，失眠，盗汗，便干，饮食少，舌红，苔薄黄，脉弦。

方解：郁金、紫石英为君药，香附、玫瑰花、琥珀粉、麦冬、黄芪为臣药，五味子、川芎、丹参、炒枣仁、木香为佐，生甘草为使。其中郁金辛、苦、寒，归肝、心、肺经，活血止痛，行气解郁，清心凉血，利胆退黄。紫石英味甘，性温，归心、肺、肾经，可镇心安神，温肾助阳；本品甘温能补，质重能镇，为温润镇怯之品。两者共为君药，疏肝解郁，镇惊安神。香附味辛、微苦、微甘，性平，归肝、脾、三焦经，疏肝解郁，理气宽中，调经止痛。玫瑰花味甘、微苦，性温，归肝、脾经，行气解郁，和血，止痛，有气血双调之功效。琥珀粉味甘，性平，归心、肝经，善镇惊安神，活血散瘀。本品质重，能镇惊安神，为重镇安神的常用药。麦冬，味甘、微苦，性微寒，归肺、胃、心经，功效滋阴润肺，益胃生津，清心除烦。黄芪味甘，性微温，归脾、肺经，入气分，善入脾胃，可补气健脾，益卫固表，为补中益气要药。以上共为臣药，既可以助郁金疏肝解郁之功，又可以养心安神定惊，从而使肝气得舒，心神可安。五味子，味酸、甘，性温，归肺、心、肾经，既可益气生津，又有收敛固涩之功。川芎味辛，性温，归肝、胆、心包经，功效活血行气，祛风止痛。本品辛散温通，既能活血化瘀，又能行气止痛。丹参味苦，性微寒，归心、心包、肝经，可活血调经，祛瘀止痛。炒枣仁味甘、酸，性平，归心、肝、胆经，功效为养心益肝，安神，敛汗，生津。本品可养心阴，益肝血而有安神之功，为养心安神要药。木香味辛、苦，性温，归脾、胃、胆、大肠、三焦经，芳香行散，功效行气止痛，健脾消食。其辛行苦泄，性温通行，可通畅气机，气行则血行，通则不痛，故可止痛。以上共为佐药，补肝血，养心神。生甘草为使药，味甘，性平，归脾、胃、心、肺经，气和性缓，可补脾益气，又能缓急止痛，且可调和诸药。综观全方，既有疏肝解郁，养心安神之品，又有重镇安神，滋补肝阴之品，使心有所养，神有所依。

二、相关中药配方颗粒医案

医案一：吴某某，女，43 岁，2013 年 1 月 22 日就诊，门诊患者。

主诉：头晕、头胀 1 年余。

患者头晕、头胀 1 年余，以头部右侧为主，近 1 周加重。偶有面部肌肉抽搐，易怒，怕风，睡眠差，舌淡红，苔薄白，脉弦。

综合脉症，四诊合参，本病当属祖国医学"眩晕"范畴，证属肝气郁滞，肝阳上亢型，应以疏肝理气，滋阴潜阳为治疗原则，予宁心解郁方加减治疗，整方如下：

黄芪 30 g	麦冬 20 g	五味子 6 g	川芎 12 g

丹参 20 g	郁金 20 g	香附 20 g	玫瑰花 6 g
琥珀粉 2 g	炒枣仁 30 g	紫石英 30 g	木香 6 g
地龙 10 g	珍珠母 60 g	钩藤 30 g	天麻 12 g
石菖蒲 12 g	远志 12 g	桑枝 60 g	生甘草 6 g

14 剂，配方颗粒，日 1 剂，开水冲服，分早晚两次温服

按：患者平素情志不畅，日久肝气郁滞，肝郁化火，火盛伤津，耗伤肝阴，肝体不足，无力制阳则肝阳上亢。头晕、头胀，为肝阳上亢之表现。肝风上扰头面部，阳动则风生，则有面部肌肉抽搐等表现。治宜疏肝理气，滋阴潜阳。给予自拟方宁心解郁方加减治疗。方中黄芪、麦冬、五味子益气滋阴；川芎、丹参活血止痛；香附、玫瑰花疏肝解郁；紫石英镇心安神，温肺暖宫；木香行气止痛，健脾消食。全方疏肝理气为主，配以清热之品，缓解肝郁气滞所致其他兼证。珍珠母清心经、肝经之火，镇心定惊；钩藤、天麻平肝潜阳，息风止痉；石菖蒲、远志养心安神定志；桑枝祛风湿，利关节，与地龙合用活血通络，缓解面部的经络不畅症状。

医案二：张某某，女，45 岁，2014 年 9 月 15 日就诊，门诊患者。

主诉：颜面抽搐。

患者颜面抽搐，每遇精神不振时加重，情绪易急躁，心慌，失眠多梦，口苦，自汗，舌暗红，苔薄白，脉弦细。

综合脉症，四诊合参，本病当属祖国医学"瘛疭"范畴，证属肝风内动型，应以平肝息风为治疗原则，予宁心解郁方加减治疗，整方如下：

黄芪 30 g	麦冬 20 g	五味子 6 g	川芎 12 g
丹参 20 g	郁金 20 g	香附 20 g	玫瑰花 6 g
琥珀粉 2 g	炒枣仁 30 g	紫石英 30 g	木香 6 g
珍珠母 60 g	钩藤 30 g	天麻 12 g	地龙 10 g
石菖蒲 12 g	远志 12 g	桑枝 60 g	生甘草 6 g

14 剂，配方颗粒，日 1 剂，开水冲服，分早晚两次温服

按：颜面抽搐是指面肌痉挛，即眼睑、嘴角及面颊肌肉抽搐，通常仅出现于一侧。从中医角度来看，面肌痉挛一般由内热或外感风寒引起的。面肌痉挛发病多因人体正气不足，脉络空虚，腠理不固，风邪挟痰入面部阳明少阳之经，致使颜面肌腠经络痹阻，气血运行不利，肌肉筋脉失于濡养，故致面肌拘急弛纵。因此，其形成以虚、风、痰、血瘀四者为基本病理基础，正气虚为病之本，风、痰、瘀为病之标。面肌痉挛的病机初起系颜面经络空虚，风邪乘虚而入，正邪相搏，邪气横窜颜面经络，气机不畅，经络痹阻以致面肌抽搐痉挛。

故治疗本病的基本大法是祛风化痰，活血通络，补虚益气。中医此病证辨证分型，分为肝气郁滞型、肝血亏虚型、肝风内动型、风痰阻络型、风寒侵袭型。患者每遇精神不振时加重，且脉弦细，属肝风内动型兼有心气不足。应平肝息风，养心益气。方选宁心解郁方加减。宁心解郁方疏肝解郁，平肝潜阳，再加以珍珠母平肝潜阳，重镇安神；钩藤、天麻平肝息风；石菖蒲、远志养心安神；桑枝温阳通络；地龙活血化瘀。

医案三：范某某，女，58 岁，2015 年 1 月 4 日就诊，门诊患者。

主诉：胸闷、憋气 5 年余。

患者胸闷、憋气 5 年余，偶有胸痛，气短，舌红，苔白，脉弦。

综合脉症，四诊合参，本病当属祖国医学"胸痹"范畴，证属气滞血瘀型，应以疏肝理气，活血通络为治疗原则，予宁心解郁方加减治疗，整方如下：

黄芪 30 g	麦冬 20 g	五味子 6 g	川芎 12 g
丹参 20 g	郁金 20 g	香附 20 g	玫瑰花 6 g
琥珀粉 2 g	炒枣仁 30 g	紫石英 30 g	木香 6 g
元胡 30 g	珍珠母 40 g	焦麦芽 20 g	焦神曲 20 g
焦山楂 20 g	生甘草 6 g		

7 剂，配方颗粒，日 1 剂，开水冲服，分早晚两次温服

按：郁怒伤肝，肝郁气滞，郁久化火，灼津成痰，气滞痰浊痹阻心脉，而成胸痹心痛。肝气通于心气，肝气滞则心气涩。治宜疏调气机，和血舒脉。方选宁心解郁方加减。方中黄芪、麦冬、五味子益气滋阴；川芎、丹参活血止痛；香附、玫瑰花疏肝解郁；紫石英镇心安神，温肺暖宫；木香行气止痛，健脾消食；再加以元胡活血理气止痛；珍珠母平肝潜阳，重镇安神；焦三仙消食和胃。全方疏肝气，通经络，诸症可解。

医案四：许某某，女，64 岁，2012 年 12 月 10 日就诊，门诊患者。

主诉：上腹隐痛伴口干、口苦 3 天。

患者口干、口苦 3 天，脾气急躁，上腹隐痛，睡眠差，舌暗红，苔黄腻，脉沉。

综合脉症，四诊合参，本病当属祖国医学"腹痛"范畴，证属肝郁化火型，应以疏肝解郁，清热泻火为治疗原则，予宁心解郁方加减治疗，整方如下：

黄芪 30 g	麦冬 20 g	五味子 6 g	川芎 12 g
丹参 20 g	郁金 20 g	香附 20 g	玫瑰花 6 g
紫石英 40 g	木香 6 g	白芍 30 g	酒大黄 6 g
炒栀子 30 g	黄连 15 g	黄芩 20 g	生甘草 6 g

7剂，配方颗粒，日1剂，开水冲服，分早晚两次温服

按：肝有疏泄的功能，喜升发舒畅，如因情志不舒，恼怒伤肝，或因其他原因影响气机升发和疏泄，就会引起肝郁的病证。肝郁日久，则化火生热。治宜疏肝解郁，清热泻火。给予自拟方宁心解郁方加减。方中黄芪、麦冬、五味子益气滋阴；川芎、丹参活血止痛；香附、玫瑰花疏肝解郁；紫石英镇心安神，温肺暖宫；木香行气止痛，健脾消食；酒大黄、栀子、黄芩清热燥湿通便；白芍养血调经，平肝止痛，敛阴止汗；生甘草调和诸药。全方以疏肝理气为主，配以清热之品，缓解肝郁化火所致其他兼证。

三、小结

心血管疾病患者中还常见抑郁或焦虑，特别是对于更年期妇女患者，此证更为常见。患者会有胸闷、心慌等症状，同时情志不畅或情志焦虑。针对此种病人，导师特拟定宁心解郁方，疏肝解郁，养心安神。

郁证的发生，一方面与个体特异体质（易感体质）有关，性格内向，感情丰富而脆弱者易多愁善感，忧思成郁，另一方面与机体内伤七情有关，所谓七情是指喜、怒、忧、思、悲、恐、惊七种情志的变化。在正常情况下，七情的变化对人类的精神意识活动具有很好的调节作用，若七情过激，持续时间过长，超过人体情感阈值后，则可导致气机紊乱，阴阳失调而致郁。郁证的基本病机是气机紊乱，阴阳失调，最终导致脏腑功能障碍而出现众多症状。在疾病初期由于气滞并兼湿浊等，可表现为实证；随着病情的进展，逐渐转为虚证或虚实夹杂之证。

"五脏郁证"是由情志所伤而致五脏气机郁滞的病证。五脏郁证包括心郁、肝郁、脾郁、肺郁、肾郁。李用粹在《证治汇补》将五脏郁证概括为："心则昏闷健忘；肝郁胁胀嗳气；脾郁中满不食；肺郁干咳无痰；肾郁腰胀淋浊，不能久立。"从其所叙述五脏郁证的临床表现，可知现代医学的抑郁症应与中医五脏郁证相关。

对此方的加减：失眠严重者再加珍珠母、石菖蒲、远志养心安神安眠；头晕、头胀者给予钩藤、天麻滋阴潜阳，平肝息风。

第十九章　宁心安眠方医案5则

一、宁心安眠方简介

组成：黄芪30g，麦冬15g，五味子3g，川芎20g，丹参20g，山栀20g，柴胡9g，炒枣仁30g，茯神30g，石菖蒲15g，远志15g，紫石英30g，木香9g，

生甘草 6 g。

功效：补气滋阴，养血安神。

主治：心神不安之失眠。症见失眠，健忘，心慌，口苦，便干，纳差，舌红，苔黄，脉弦。

方解：方中黄芪、麦冬为君药，补气滋阴；柴胡、木香疏肝理气，炒枣仁、茯神、石菖蒲、远志宁心安神，为臣药；紫石英重镇安神，栀子泻火除烦，五味子、川芎、丹参为佐药；生甘草调和诸药，为使药。黄芪味甘，性微温，归脾、肺经，入气分，善入脾胃，可补气健脾，益卫固表，为补中益气要药。麦冬，味甘、微苦，性微寒，归肺、胃、心经，功效滋阴润肺，益胃生津，清心除烦。共为君药，养阴益气。柴胡味苦，性微寒，归肝、胆经，有和解表里，疏肝升阳之功效。木香味辛、苦，性温，归脾、胃、胆、大肠、三焦经，芳香行散，功效行气止痛，健脾消食。炒枣仁味甘、酸，性平，归心、肝、胆经，功效为养心益肝，安神，敛汗，生津，本品可养心阴，益肝血而有安神之功，为养心安神要药。茯神健脾益气，与酸枣仁合用，治虚劳烦躁不得眠。石菖蒲辛温行散，苦温除湿，主入心、胃二经，既能除痰利心窍，又能化湿以和中，专为胃不和则卧不安者而设。远志既能开心气而宁心安神，又能通肾气而强志，为交通心肾，安定神志，益智强识之佳品。以上共为臣药，既可以疏肝理气，又可以重镇养心安神。紫石英味甘，性温，归心、肺、肾经，可镇心安神，温肾助阳，本品甘温能补，质重能镇，为温润镇怯之品，常与酸枣仁、柏子仁等同用治疗心悸怔忡，虚烦失眠。栀子苦，寒，归心、肺、三焦经，泻火除烦，清热利湿，凉血解毒。五味子，味酸、甘，性温，归肺、心、肾经，既可益气生津，又有收敛固涩之功。川芎味辛，性温，归肝、胆、心包经，功效活血行气，祛风止痛，本品辛散温通，既能活血化瘀，又能行气止痛，为"血中之气药"，故可治气滞血瘀之胸胁、腹部诸痛。丹参味苦，性微寒，归心、心包、肝经，可活血调经，祛瘀止痛，本品善于通行血脉，祛瘀止痛，广泛用于各种瘀血病证。以上共为佐药，可以中和全方，防止燥热或补益太过。生甘草为使药，味甘，性平，归脾、胃、心、肺经，气和性缓，可补脾益气，又能缓急止痛，且可调和诸药。纵观全方，从心、肝、胃、肾多方入手，集活血、行气、除湿、清热于一体，调和阴阳，以达到祛邪安神的效果。

二、相关中药配方颗粒医案

医案一：李某某，女，64 岁，2012 年 6 月 1 日就诊，门诊患者。

主诉：失眠伴后背疼痛 5 日。

患者 5 日前因外感风寒后，出现失眠，头晕，出汗，伴有后背疼痛，舌暗，苔黄，脉沉弦。

综合脉症，四诊合参，本病当属祖国医学"不寐"范畴，证属肝郁化火型，应以疏肝解郁，清热泻火为治疗原则，予宁心安眠方加减治疗，整方如下：

黄芪 30 g	麦冬 20 g	五味子 6 g	川芎 12 g
丹参 20 g	炒栀子 20 g	柴胡 6 g	炒枣仁 30 g
茯神 30 g	石菖蒲 12 g	远志 12 g	紫石英 30 g
木香 6 g	羌活 20 g	珍珠母 60 g	郁金 30 g
香附 20 g	玫瑰花 12 g	枇杷叶 40 g	白芷 18 g
蔓荆子 20 g	菊花 10 g	生甘草 6 g	

7 剂，配方颗粒，日 1 剂，开水冲服，分早晚两次温服

按：心血不足，心失所养，心神不安，则有失眠等症状。给予宁心安眠方加减治疗。功效为补气滋阴活血，重镇养血安神。方中黄芪、麦冬为君药，补气滋阴；柴胡、木香疏肝理气，炒枣仁、茯神、远志宁心安神，为臣药；紫石英重镇安神，栀子泻火除烦，为佐药；生甘草调和诸药，为使药。黄芪补气，麦冬滋阴，均为补虚药，佐以栀子泻火除烦；川芎、丹参均为活血要药，柴胡、木香，疏肝理气；酸枣仁，养肝阴，现代药理研究表明，酸枣仁能抑制中枢神经系统，从而能镇静、催眠；茯神，擅于宁心安神，治虚劳烦躁不得眠；石菖蒲辛温行散，苦温除湿，主入心、胃二经，既能除痰利心窍，又能化湿以和中；远志既能开心气而宁心安神，又能通肾气而强志不忘，为交通心肾，安定神志，益智强识之佳品；紫石英镇心安神，降逆气，《别录》载其能"疗上气，心腹痛，寒热邪气，结气，补心气不足，定惊悸，安魂魄，镇下焦，止消渴，除胃中久寒，散痈肿"。纵观全方，从心、肝、胃、肾多方入手，集活血、行气、除湿、清热于一体，调和阴阳，以达到祛邪安神的效果。珍珠母平肝潜阳，定惊明目；郁金、香附、玫瑰花疏肝解郁；枇杷叶通利三焦，清肺止咳，和胃降逆，止渴；白芷、羌活、蔓荆子、菊花合用疏风散热，活血止痛。

医案二：陈某某，女，77 岁，2014 年 7 月 27 日就诊，门诊患者。

主诉：失眠 10 余年。

患者失眠 10 余年，难以入睡，多梦，口干，口苦，偶感头痛，舌红，苔黄，脉弦。

综合脉症，四诊合参，本病当属祖国医学"不寐"范畴，证属心火亢盛型，应以镇心安神，清热养血为治疗原则，予宁心安眠方加减治疗，整方如下：

黄芪 30 g	麦冬 20 g	五味子 6 g	川芎 12 g
丹参 20 g	炒栀子 20 g	柴胡 6 g	炒枣仁 30 g

茯神 30 g	石菖蒲 12 g	远志 12 g	紫石英 30 g
木香 6 g	珍珠母 40 g	枳壳 12 g	黄连 15 g
石斛 30 g	生甘草 6 g		

7 剂，配方颗粒，日 1 剂，开水冲服，分早晚两次温服

按：心火亢盛则心神被扰，阴血不足则心神失养，故见失眠、多梦等症状；舌红、苔黄、脉弦是心火盛而阴血虚的表现。治宜镇心安神，清热养血。方选宁心安眠方加减。宁心安眠方组方镇心安神，清热养血。该患者失眠总因火热之邪上扰，故再加以珍珠母滋阴潜阳，重镇安神；黄连清热燥湿，泻火解毒；枳壳理气宽中，行滞消胀；失眠者还应注重调整脏腑阴阳气血，从本而治，着重调治所病脏腑及其气血阴阳，以"补其不足，泻其有余，调其虚实"为总则，故加石斛滋补肺胃之阴，促使阴阳平衡。

医案三：姚某某，男，54 岁，2012 年 2 月 10 日就诊，门诊患者。

主诉：失眠 1 月余。

患者失眠 1 月余，饮食可，二便调，舌红，苔黄腻，脉沉。

综合脉症，四诊合参，本病当属祖国医学"不寐"范畴，证属虚热内扰型，应以养血安神，清热除烦为治疗原则，予宁心安眠方加减治疗，整方如下：

黄芪 30 g	麦冬 20 g	五味子 6 g	川芎 12 g
丹参 20 g	炒栀子 20 g	柴胡 6 g	炒枣仁 30 g
茯神 30 g	石菖蒲 12 g	远志 12 g	紫石英 30 g
木香 6 g	连翘 20 g	海螵蛸 30 g	生甘草 6 g

7 剂，配方颗粒，日 1 剂，开水冲服，分早晚两次温服

按：肝藏血，血舍魂；心藏神，血养心。肝血不足，则魂不守舍；心失所养，加之阴虚生内热，虚热内扰，故虚烦失眠、心悸不安。给予自拟方宁心安眠方加减治疗。方中黄芪、麦冬、五味子滋阴益气复脉；川芎、丹参活血化瘀；栀子泻火除烦，清热利尿，凉血解毒；柴胡疏肝解郁，益气滋阴，养血安神；炒枣仁、茯神、石菖蒲、远志养心安神；紫石英重镇安神；木香理气健脾；再加以海螵蛸、连翘顾护脾胃。

医案四：盛某某，男，54 岁，2014 年 12 月 3 日就诊，门诊患者。

主诉：眠差伴心悸 1 月余。

患者眠差、心悸 1 月余，思虑较重，偶有胸闷、憋气，舌质暗，苔黄，脉沉。

综合脉症，四诊合参，本病当属祖国医学"不寐"范畴，证属肝郁气滞型，应以疏肝解郁，养心安神为治疗原则，予宁心安眠方加减治疗，整方如下：

| 黄芪 30 g | 麦冬 20 g | 五味子 6 g | 川芎 12 g |

丹参 20 g	炒栀子 20 g	柴胡 6 g	炒枣仁 30 g
茯神 30 g	石菖蒲 12 g	远志 12 g	紫石英 30 g
木香 6 g	珍珠母 40 g	郁金 30 g	香附 20 g
玫瑰花 12 g	生甘草 6 g		

　　　　　　　　　7 剂，配方颗粒，日 1 剂，开水冲服，分早晚两次温服

　　按：肝主疏泄，主调畅情志活动与气机，喜条达而恶抑郁，宜顺应自然，忌精神刺激。若情志所伤或外来刺激，以致肝气郁结，气行不畅，因而肝气郁结化火，火炽则灼伤阴液，阴气虚沉而显得阳气过盛，导致夜间阳不入阴，引起体内气血失衡，心神不宁，导致失眠。治宜疏肝解郁，养心安神。方选宁心安眠方加减。宁心安眠方组方镇心安神，清热养血。再加以珍珠母滋阴潜阳，重镇安神；郁金、香附、玫瑰花疏肝解郁，理气活血。全方既根据病机疏肝解郁，又可养心安神，辨证论治，使阴阳平衡，诸症可解。

　　医案五：赵某某，男，50 岁，2014 年 9 月 9 日就诊，门诊患者。

　　主诉：失眠半月余。

　　患者急躁易怒，不寐多梦半月余，心烦，晨起头胀，耳鸣，有中度脂肪肝，活动量可，舌红，苔薄黄，脉弦。

　　综合脉症，四诊合参，本病当属祖国医学"不寐"范畴，证属肝郁气滞型，应以疏肝解郁，养心安神为治疗原则，予宁心安眠方加减治疗，整方如下：

黄芪 30 g	麦冬 20 g	五味子 6 g	川芎 12 g
丹参 20 g	炒栀子 20 g	柴胡 6 g	炒枣仁 30 g
茯神 30 g	石菖蒲 12 g	远志 12 g	紫石英 30 g
木香 6 g	珍珠母 40 g	郁金 30 g	香附 20 g
玫瑰花 12 g	生甘草 6 g		

　　　　　　　　　7 剂，配方颗粒，日 1 剂，开水冲服，分早晚两次温服

　　按：心者，神明之藏，五脏六腑之主，为火热之藏，故诸经之热皆主于心。若思虑操劳太过，或忧愁烦恼太长，导致情志不遂，肝气郁结，肝郁化火，邪火扰动心神，使心神不安而失眠。治宜疏肝解郁，养心安神。方选宁心安眠方加减。宁心安眠方组方镇心安神，清热养血。再加以珍珠母滋阴潜阳，重镇安神；郁金、香附、玫瑰花疏肝解郁，理气活血。

　　三、小结

　　老年人易受失眠困扰，且不易缓解。人之寤寐，由心神控制，而营卫阴阳的正常运作是保证心神调解寤寐的基础。故各种因素导致心神不安，神不守舍，不能由动转静，皆可导致不寐。

老年人由于中枢神经系统老化，睡眠结构也随之改变，一般表现为深睡眠期明显减少，夜间觉醒次数增多，入睡时间延长，常感睡眠不够，白天有疲乏感，伴有短暂小寐。由于睡眠时间减少，常很早上床，因而更加早醒，这种失眠称为相对性失眠。老年人相对性失眠可选用眠纳多宁片，其主要成分为褪黑素。褪黑素是大脑松果腺体分泌的，参与睡眠活动，其分泌量呈昼夜节律性变化，且随年龄增长呈下降趋势。该品可补充人体需要的褪黑素，从而促进人体快速入眠，纠正失眠，增加睡眠的深度，提高睡眠质量。每次 1 片（3 mg），每日 1 次，睡前服用。

同时应注意睡眠卫生。建立有规律的作息制度，从事适当的体力活动或体育锻炼，增强体质，持之以恒，促进身心健康。养成良好的睡眠习惯。晚餐要清淡，不宜过饱，更忌浓茶、咖啡及吸烟。睡前避免从事紧张和兴奋的活动，养成定时就寝的习惯。注意睡眠环境的安宁，床铺要舒适，卧室光线要柔和，并减少噪声，去除各种影响睡眠的外在因素。

第二十章　宁心益肾方医案2则

一、宁心益肾方简介

组成：黄芪 30 g，麦冬 15 g，五味子 3 g，川芎 15 g，丹参 20 g，萆薢 15 g，薏苡仁 30 g，泽泻 20 g，杜仲 12 g，牛膝 15 g，刺五加 15 g，煅龙牡各 30 g，木香 9 g，生甘草 6 g。

功效：利湿通淋，补益肝肾。

主治：热淋兼胸痹。症见小便频数短涩，灼热刺痛，尿色黄赤，少腹拘急胀痛，或有寒热，口苦，呕恶，或有腰痛拒按，或有大便秘结，苔黄腻，脉滑数。

方解：方中萆薢、泽泻为君，麦冬、五味子、薏苡仁、杜仲、牛膝、刺五加为臣，黄芪、川芎、丹参、煅龙牡、木香为佐，生甘草为使。其中萆薢苦，平，归肾、胃经，利湿去浊，祛风除痹，长于渗湿，带苦亦能降下。泽泻味甘，寒，利水，渗湿，泄热。二者共为君药利水渗湿降浊。麦冬，味甘、微苦，性微寒，归肺、胃、心经，功效滋阴润肺，益胃生津，清心除烦。五味子，味酸、甘，性温，归肺、心、肾经，既可益气生津，又有收敛固涩之功。薏苡仁健脾，补肺，清热，利湿。杜仲味甘，性温，有补益肝肾，强筋壮骨，调理冲任，固经安胎的功效。牛膝苦、甘、酸，平，归肝、肾经，逐瘀通经，补肝肾，强筋骨，利尿通淋，引血下行。刺五加辛、微苦，温，归脾、肾、心经，祛风湿、强筋骨。以上六者共为臣药，助君药利水除湿通淋，又可补益肝肾。黄芪味甘，性微温，归脾、肺经，入气分，善入脾胃，可补气健脾，益卫固表，为补中益气要药。川芎，味辛，性温，归肝、胆、心包经，功效活血行气，祛风止痛。本品辛散温通，既能活血化瘀，又能行气止痛，为"血中之气药"。丹参，味苦，性微寒，归心、心包、肝经，可活血调经，祛瘀止痛。本品善于通行血脉，祛瘀止痛，广泛用于各种瘀血病证。木香味辛、苦，性温，归脾、胃、胆、大肠、三焦经，芳香行散，功效行气止痛，健脾消食，其辛行苦泄，性温通行，可通畅气机，气行则血行，通则不痛，故可止痛。煅龙骨味淡微辛，性平，入心、肝、肾、大肠经，安神镇惊。煅牡蛎收敛固涩，制酸止痛，重镇安神，软坚散结。以上六者共为佐药，辅助缓解患者同时出现的一些兼证，并佐臣药调畅气机。生甘草调和诸药。综观全方，既利湿通淋，又补益肝肾，强先天之本。

二、相关中药配方颗粒医案

医案一：孙某某，女，77 岁，2014 年 11 月 5 日就诊，住院患者。

主诉：阵发性胸闷、憋气 40 余年，加重伴心慌 4 天。

现病史：患者 40 余年前无明显诱因出现阵发性胸闷、憋气，每次持续 5 分钟左右，2～3 次/日，于门诊就医诊断为"冠心病"，多次于我科住院，诊为"冠心病，不稳定型心绞痛"，出院后一直服用拜阿司匹林、倍他乐克、万爽力等药物治疗，平素胸闷、憋气不明显。4 天前患者饮食后出现胸闷、憋气加重，伴心慌，心前区不适，灼热感，向后背部放射痛，服用速效救心丸后可以缓解，无头晕、头胀，无恶心、出汗，偶有胸痛，无呕吐，无发热、咳嗽，无肢体和意识活动障碍，为求进一步治疗收入我科。患者自发病以来，精神可，饮食可，睡眠差，大便次数多，小便无异常，体重无明显变化。

既往史：既往身体状况一般，有高血压病史 40 余年，血压峰值 180/100 mmHg，曾服用科素亚干咳不能耐受，平素服用代文、络活喜，血压控制在 140/80 mmHg 左右。脑梗塞病史近 30 年，遗留右侧肢体活动不利。高胆固醇血症病史 10 余年，服用辛伐他汀效果不佳。肾囊肿、肾结石病史 1 年。外周动脉粥样硬化病史 10 余年。下肢静脉瓣功能不全病史 10 余年。浅表性胃炎病史 3 年。否认肝炎、结核等急慢性传染病史。30 余年前行子宫切除术。否认外伤史及输血史，对头孢类药物及青霉素过敏，否认其他药物及食物过敏史，预防接种史随当地进行。

查体：T 36.4 ℃，P 64 次/分，R 18 次/分，BP 162/81 mmHg，老年女性，神志清，精神可，口唇无紫绀，咽无充血，颈静脉无怒张，听诊双肺呼吸音粗，未闻及干湿性啰音，心前区无隆起，心尖搏动无弥散，未触及震颤，心界无扩大，心率 64 次/分，律齐，A2 > P2，各瓣膜听诊区未闻及杂音，未闻及心包摩擦音，周围血管征（－）。腹平软，无压痛及反跳痛，墨菲氏征（－），肝脾肋下未触及，肝区及双肾区无叩痛，移动性浊音（－），肠鸣音正常。脊柱、四肢无畸形，右侧臀大肌肌肉萎缩，关节无红肿，无杵状指、趾，双下肢无水肿。左下肢肌力 4 级，右下肢肌力 2 级。双侧巴氏征（－），脑膜刺激征阴性。

辅助检查：

心电图：窦性心律，非特异性 T 波异常，Ⅰ度房室传导阻滞。尿常规检查加沉渣（住院）：红细胞 136.62 p/μL，白细胞 48.84 p/μL；其他血常规、肝肾功、生化、血脂等未见明显异常。心脏彩超结果回示：1. 升主动脉增宽；2. 主动脉瓣、二尖瓣钙化；3. 二尖瓣返流（轻度）；4. 主动脉返流（中度）；5. 左室充盈异常。2014 年 10 月 30 日行冠脉造影术，结果示：左主干较短，未见狭窄，前降支近中段轻度钙化，中段狭窄 40%，远段可见肌桥，收缩期狭窄 30%，舒张期恢复正常，回旋支远段主干细小，OM（钝缘支）较粗大，近段局限性狭窄 50%，远段狭窄 40%，右冠较粗大，全程弥漫粥样硬化，主干未见明显狭窄，后侧支粗大，近段狭窄 30%，后降支 1 开口狭窄 30%，前向血流 TIMI（心肌梗塞溶栓治疗）3 级。24 小时动态心电图示：1. 窦性心律；2. 偶发房性早搏伴短阵性房速；3. 偶发室性早搏；4. 十二通道有时可见 T 波改变。双肾及膀胱 B 超示：1. 右肾低回声光团，建议强化 CT；2. 符合慢性肾病声像图；3. 双肾多发囊肿；4. 左肾多发结石。

中医诊断：胸痹，肝肾亏虚。西医诊断：1. 冠心病，不稳定型心绞痛，心功能Ⅱ级；2. 高血压病 3 级；3. 双肾多发性囊肿；4. 左肾多发结石；5. 高胆固醇血症；6. 脑梗塞后遗症；7. 慢性胃炎。

2014 年 11 月 5 日就诊，患者胸闷、憋气，饮食可，眼前有飞蚊感，视物模糊，尿痛，尿频，大便偏干，睡眠差，舌质红，苔黄腻，脉沉细。

综合脉症，四诊合参，本病当属祖国医学"胸痹"范畴，证属肝肾亏虚型，应以补肾宁心，益气活血为治疗原则，予宁心益肾方加减治疗，整方如下：

黄芪 30 g	麦冬 20 g	五味子 6 g	川芎 12 g
丹参 20 g	萆薢 15 g	薏苡仁 30 g	炒泽泻 20 g
杜仲 10 g	牛膝 20 g	刺五加 15 g	煅龙骨 20 g
煅牡蛎 20 g	木香 6 g	珍珠母 20 g	佩兰 10 g
焦山楂 15 g	焦麦芽 15 g	焦神曲 15 g	白蔻仁 20 g
藿香 10 g	生甘草 6 g		

7 剂，配方颗粒，日 1 剂，开水冲服，分早晚两次温服

按：患者肝肾不足，心气亏虚，气虚则无力推动血行，血行不畅，瘀滞于

内，不通则痛，故症见胸闷、憋气。给予自拟方宁心益肾方加减治疗。方中黄芪、麦冬、五味子为生脉散加减，益气滋阴；川芎、丹参合用活血化瘀；萆薢、薏苡仁、泽泻利水渗湿；杜仲、牛膝、刺五加滋补肝肾；煅龙骨、煅牡蛎、珍珠母重镇安神，滋阴潜阳；木香、白蔻仁、藿香、佩兰醒脾理气化湿，以后天脾胃养先天肝肾，同时加以焦三仙健脾消食。全方以补气活血为主，使血随气行，同时配以醒脾理气，利水渗湿药，补而不滞，合用共奏益气活血，补肾宁心之功。

医案二：于某某，男，48 岁，2014 年 7 月 7 日就诊，门诊患者。

主诉：腿麻刺痒、怕冷 3 年余。

患者腿麻刺痒，怕冷 3 年余，偶有心悸、头痛，颈部不适，口干，眠差，糖尿病病史 6 年余，用胰岛素控制，效果欠佳，控制在 16 mmol/L 左右，唇暗紫，舌暗红，苔薄黄，脉沉。

综合脉症，四诊合参，本病当属祖国医学"痹证"范畴，证属肝肾不足，瘀血阻滞型，应以滋补肝肾，活血化瘀为治疗原则，予宁心益肾方加减治疗，整方如下：

黄芪 30 g	麦冬 20 g	五味子 6 g	川芎 12 g
丹参 20 g	鸡血藤 30 g	苏木 20 g	地龙 20 g
杜仲 10 g	牛膝 10 g	桑寄生 30 g	木香 6 g
黄连 12 g	葛根 30 g	玉米须 30 g	蛇床子 20 g
白鲜皮 30 g	生甘草 6 g		

7 剂，配方颗粒，日 1 剂，开水冲服，分早晚两次温服

2014 年 7 月 16 日二诊：服药 7 剂后，腿麻瘙痒减轻，血糖仍高，维持在 14 mmol/L 左右。嘱原方继服 7 剂，并注意根据所食饭量，合理调整胰岛素用量。

按：肝主疏泄，藏血主筋，开窍于目。肾藏精，主生殖，开窍于前后二阴。二者血能生精，精能化血。患者肝肾阴虚，则精血不足以营养脉络，脉络失养，气血不足，气虚无力行血，久则瘀血阻滞。症见腿麻刺痒、怕冷等症状。治宜滋补肝肾，活血化瘀。方中黄芪、麦冬、五味子为生脉散加减，滋阴益气；丹参、川芎活血化瘀；鸡血藤补血活血通络；苏木活血祛瘀，消肿定痛；地龙破血逐瘀；杜仲、牛膝、桑寄生补益肝肾，强筋骨；木香行气止痛，健脾消食；患者消渴症多年，加葛根、玉米须养阴生津，滋阴润燥；并加黄连清热燥湿，泻火解毒；白鲜皮、蛇床子以祛风湿，利关节；甘草清热解毒，调和诸药。全方以活血通络为主，同时注意补益肝肾以治本，且根据具体症状，加适当佐药

缓解症状。

三、小结

宁心益肾方为导师自拟方，是利湿通淋，补益肝肾，强先天之本的常用方。多用于糖尿病患者的治疗，并取得诸多良效。

第二十一章　宁心润便方医案2则

一、宁心润便方简介

组成：黄芪45 g，麦冬15 g，五味子3 g，川芎15 g，丹参20 g，当归45 g，生地30 g，麻仁30 g，桃仁15 g，瓜蒌30 g，枳壳9 g，木香9 g，生甘草6 g。

治则：清热活血，润肠通便。

主治：肠胃积热型便秘，临床表现有大便干结，腹胀，腹痛，面红身热，口干口臭，心烦不安，小便短赤，舌红，苔黄燥，脉滑数等。

方解：麦冬、麻仁为君药，生地、当归、瓜蒌、枳壳为臣药，黄芪、川芎、丹参、五味子、木香为佐药，甘草为使药。其中麦冬，味甘、微苦，性微寒，归肺、胃、心经，功效滋阴润肺，益胃生津，清心除烦。麻仁，味甘，性平，无毒，归脾、胃、大肠经，功效润肠通便，润燥杀虫。二者共为君药，滋阴润燥，润肠通便。生地，味甘、苦，性寒，归心、肝、肾经，功效可清热凉血，养阴生津，本品苦寒入血分，为清热、凉血、止血之要药。麦冬、生地可益气生津，滋阴养心。当归，味甘、辛，性温，归肝、心、脾经，补血活血，调经止痛，润燥滑肠。瓜蒌，味甘、微苦，性寒，归肺、胃、大肠经，清热涤痰，宽胸散结，润燥滑肠。枳壳，味苦、辛、酸，性温，归脾、胃经，理气宽中，行滞消胀。以上共为臣药，清热通便，理气活血，助臣药润肠通便之功。黄芪味甘，性微温，归脾、肺经，入气分，善入脾胃，可补气健脾，益卫固表，为补中益气要药。川芎，味辛，性温，归肝、胆、心包经，功效活血行气，祛风止痛，本品辛散温通，既能活血化瘀，又能行气止痛，为"血中之气药"，故可治气滞血瘀之胸胁、腹部诸痛。丹参，味苦，性微寒，归心、心包、肝经，可活血调经，祛瘀止痛，本品善于通行血脉，祛瘀止痛，广泛用于各种瘀血病证，尤其适用于血脉瘀阻之胸痹心痛。五味子，味酸、甘，性温，归肺、心、肾经，既可益气生津，又有收敛固涩之功。木香味辛、苦，性温，归脾、胃、胆、大肠、三焦经，芳香行散，功效行气止痛，健脾消食，其辛行苦泄，性温通行，可通畅气机，气行则血行，通则不痛，故可止痛。以上共为佐药，活血化瘀。生甘草为使药，味甘，性平，归脾、胃、心、肺经，气和性缓，既可补脾益气，又能缓急止痛，且可调和诸药。

二、相关中药配方颗粒医案

医案一： 欧阳某某，女，74岁，2012年9月17日就诊，门诊患者。

主诉：便干伴胸闷、憋气5日。

患者阵发性胸闷、憋气5日，恶心，大便四五日未行，舌淡胖，苔白，脉沉缓。既往有冠心病病史，阵发性房颤病史，高血压病病史。

综合脉症，四诊合参，本病当属祖国医学"便秘"范畴，证属气虚便秘型，应以益气滋阴，润肠通便为治疗原则，予宁心润便方加减治疗，整方如下：

黄芪30 g	麦冬20 g	五味子6 g	川芎12 g
丹参20 g	当归40 g	生地30 g	麻仁30 g
桃仁20 g	瓜蒌30 g	枳壳6 g	木香6 g
珍珠母60 g	紫石英30 g	海螵蛸30 g	连翘30 g
磁石30 g	焦麦芽30 g	焦神曲30 g	焦山楂30 g
生甘草6 g			

7剂，配方颗粒，日1剂，开水冲服，分早晚两次温服

按：患者年老体弱，气虚阳衰，正气未复，阳气不足，脾胃受损，气虚则大肠传导无力，阳虚则肠道失于温煦，阴寒内结，便下无力，使排便时间延长，形成便秘。《景岳全书·秘结》曰："凡下焦阳虚，则阳气不行，阳气不行则不能传送而阴凝于下，此阳虚而阴结也。"患者属本虚标实，虚证以养正为先，酌用甘温润肠之药，标本兼治，正盛便通。六腑以通为用，大便干结，解便困难，可用下法，但患者年老，体质较弱，应以润下为基础。予以自拟方宁心润便方加减治疗。宁心润便方益气滋阴，润肠通便。在宁心润便基础上加紫石英镇心安神，温肺暖宫，珍珠母平肝潜阳，定惊止血，磁石潜阳纳气，镇惊安神，三药合用，滋阴潜阳，可平肝经之热。焦三仙、连翘、海螵蛸合用，顾护胃气。全方合用清热安神，理气通便。

医案二： 郝某某，女，68岁，2015年1月16日就诊，门诊患者。

主诉：大便干1月余。

患者大便干1月余，3～5日1行，偶有胸闷、心慌，舌暗红，苔薄黄，脉沉。

综合脉症，四诊合参，本病当属祖国医学"便秘"范畴，证属津液不足型，应以增液润肠为治疗原则，予宁心润便方加减治疗，整方如下：

黄芪30 g	麦冬20 g	五味子6 g	川芎12 g
丹参20 g	当归40 g	生地30 g	麻仁30 g
桃仁20 g	瓜蒌30 g	枳壳6 g	木香6 g

黄精 30 g　　　金银花 60 g　　　青皮 15 g　　　　生甘草 6 g

7 剂，配方颗粒，日 1 剂，开水冲服，分早晚两次温服

按：患者素体津液不足，血亏阴虚皆可导致肠道津液不足，失去对粪便的濡润滑利，形成津液不足便秘证。治法应以增水行舟法：即滋阴养血，增液润肠法。《医宗必读》说"老年津液干枯，妇人产后亡血，及发汗利小便，病后血气未复，皆能秘结，法当补养气血，使津液生则自通"，并指出此类便秘"误用硝黄利药，多致不救，而巴豆、牵牛，其害更速，八珍汤加苏子、橘红、杏仁、苁蓉，倍用当归"。宁心润便方，方中黄芪甘温，补中益气，是为君药。麦冬甘寒养阴清热，润肺生津，用以为臣。黄芪、麦冬合用，则益气养阴之功益彰。五味子酸温，敛肺止汗，生津止渴，为佐药。三药合用，一补一润一敛，益气养阴，生津止渴，敛阴止汗，使气复津生，汗止阴存，气充脉复。生地滋阴益气；川芎活血行气祛风止痛；丹参活血调经祛瘀止痛，凉血消痈，除烦安神；当归补血活血，润肠通便；麻仁、桃仁润肠通便；瓜蒌、枳壳宽胸祛痰，理气通便；木香行气止痛；当归养血补血，润肠通便；黄精补脾润肺生津；金银花清热解毒，甘寒清热而不伤胃，芳香透达可以祛邪，既能宣散风热，又善清解血毒；青皮疏肝破气，散结消痰。全方合用清热安神，理气通便。

三、小结

宁心润便方主要针对老年便秘患者拟定，给予泄热、温散、通导之法，使邪去便通，泄热润肠，通便而不伤正。

便秘与肠结均可出现腹部包块。但便秘者，常出现在小腹左侧，肠结则在腹部各处均可出现；便秘多扪及索条状物，肠结则形状不定；便秘之包块为燥屎内结，通下排便后消失或减少，肠结之包块则与排便无关。

热秘津液已伤，可加生地、玄参、麦冬滋阴生津；若肺热气逆，咳喘便秘者，加瓜蒌、苏子、黄芩清肺降气以通便；兼郁怒伤肝，易怒目赤者，加服更衣丸清肝通便；若燥热不甚，或药后大便不爽者，可用青麟丸以通腑缓下，以免再秘；若兼痔疮、便血，可加槐花、地榆清肠止血；若热势较盛，痞满燥实坚者，用大承气汤急下存阴。

第二十二章　口干方 2 则

一、口干方简介

组成：生地 30 g，玄参 20 g，麦冬 30 g，沙参 10 g，天花粉 30 g，黄芩 20 g，生甘草 6 g。

功效：滋阴清热。

主治：阴虚口干。症见口干而不多饮，伴颧红、盗汗，舌红少津，脉细数弱。

方解：本方生地、麦冬为君，玄参、沙参、黄芩为臣，天花粉为佐，生甘草为使。方中生地甘，寒，归心、肝、肾经，清热凉血，益阴生津。麦冬，味甘、微苦，性微寒，归肺、胃、心经，功效滋阴润肺，益胃生津，清心除烦。二者共为君药，滋阴清热。玄参甘、苦、咸，微寒，归肺、胃、肾经，清热凉血，滋阴降火，解毒散结。沙参甘而微苦，滋补，祛寒热，清肺止咳。黄芩味苦、性寒，有清热燥湿，泻火解毒，止血，安胎等功效。三者共为臣药，助君药滋阴清热之功。天花粉甘、微苦，微寒，归肺、胃经，清热泻火，生津止渴，排脓消肿，为佐药，与滋阴药配合使用，以达到标本兼治的作用。生甘草调和诸药。全方滋阴清热，口干症状可解。

二、相关中药配方颗粒医案

医案一：许某某，女，55 岁，2014 年 10 月 16 日就诊，门诊患者。

主诉：口干、口苦 3 年，加重 4 天。

患者 3 年前无明显诱因出现口干、口苦，饮水后稍缓解，稍后即出现口干，晨起加重。4 天前口干症状加重，前来就诊。面色晦暗，喜冷恶热，失眠多梦，盗汗，小便色黄，大便稍干，舌质暗红，苔少、薄黄，脉沉缓。

综合脉症，四诊合参，本病当属祖国医学"口干"范畴，证属阴虚内热型，应以滋阴润燥为治疗原则，予口干方加减治疗，整方如下：

生地 30 g	玄参 20 g	麦冬 30 g	石斛 60 g
天花粉 30 g	黄芩 20 g	生甘草 6 g	

7 剂，配方颗粒，日 1 剂，开水冲服，分早晚两次温服

按：口干之证，有多种类型，阴虚口渴是常见证型。胃为水谷之海，阴虚则火旺。胃阴不足则口干、口渴。口苦之因，一为浊气，二为胆气。体内浊气不化，上熏于口，则生异味，或酸，或甜，或苦，或咸；浊气者，以寒湿、湿热、痰涎、食积为主。另外胆盛精汁而味苦，胆热上溢故口苦。其他脏器有火多不见苦味。本例患者为阴虚日久，阳气不得抑制，上蒸于口，出现口干、口苦。该患者证属胃燥证，宜生津润燥，养胃。给予自拟方口干方加减治疗，生地、玄参、麦冬增液润燥，石斛生津养胃，天花粉、黄芩清热生津，生甘草清热解毒，调和诸药。全方以滋阴为主，配以生津养胃药，共奏滋阴润燥之功。

医案二：韩某某，女，86 岁，2014 年 9 月 29 日就诊，门诊患者。

主诉：口渴 7 日。

患者 7 日前外感风寒痊愈后，口渴难忍，小便少，食欲差，睡眠差，乏力，舌质暗红，苔薄黄，有瘀斑，脉弱。患者既往冠心病 10 年余；房颤多年，病史不详；三尖瓣重度关闭不全，心功能Ⅳ级；高血压病 3 级（极高危）。

综合脉症，四诊合参，本病当属祖国医学"口干"范畴，证属阴虚内热型，应以滋阴润燥为治疗原则，予口干方加减治疗，整方如下：

生地 20 g	玄参 20 g	麦冬 30 g	金银花 60 g
天花粉 30 g	沙参 10 g	黄芩 20 g	生甘草 6 g

7 剂，配方颗粒，日 1 剂，开水冲服，分早晚两次温服

按：口渴是自觉口干，渴欲饮水的一种自觉症状，为内科常见症状之一，其基本病机是津液不足或津液不能上承于口所致。口渴的程度有口干、微渴、大渴、饮不解渴、渴不思饮。临床时应结合饮水的多少，喜冷饮还是热饮，伴发症如发热与否、口味异常、小便多少，尤其是舌苔厚薄、舌上津液多少等进行分析。该患者因感受温邪，易出现口渴，因温为阳热之邪，最易伤人津液而口渴。如《伤寒论》第 6 条"太阳病，发热而渴，不恶寒者为温病"，此条之渴就是由于感受温热之邪，邪正相争，热邪损伤津液，津液不足，欲饮水自救而出现口渴，其治法当参照后世温病学的治法以辛凉解表益阴为主。方中生地、玄参、麦冬滋阴润燥；金银花、黄芩清热解毒；天花粉、沙参养阴生津；甘草清热解毒，润肺止咳，调和诸药。全方以滋阴润燥为主，同时配以清热药，使热邪可去，兼滋补肺肾阴津，釜底抽薪，全方合用，诸症可解。

三、小结

外感风热、胃火炽盛和阴虚津少均可有口干症状，但是阴虚津少为常见证型。口干方主要针对阴虚内热所致口干拟定。临床应用时，不可只见症状而治病，还应该积极寻找病因，若因口腔疾患，如上下牙对合不好或鼻息肉等所致口干，则应积极治疗原发病。若是因内伤疾病，如肺气肿、慢性支气管炎等引起口干，则用口干方缓解症状的同时，积极辨别患者体质，对证治疗。并应建议患者进行血糖、甲状腺功能检查。尽早筛查出由糖尿病、甲状腺功能亢进等引起的口干，及时治疗，延缓疾病发展。

口干患者应适当饮水，且要少量多次。平时宜多吃新鲜蔬菜和水果。饮食不宜过干过咸。

第二十三章　咽炎方 2 则

一、咽炎方简介

组成：生地 30 g，麦冬 15 g，桔梗 15 g，元胡 15 g，胖大海 30 g，黄芩 15 g，生甘草 6 g。

功效：清热利咽，滋阴降火。

主治：肺肾亏损，虚火上炎证。症见咽部干痛不适，灼热感，异物感，或咽痒干咳，痰少而黏，可伴有午后潮热、两颧潮红、虚烦失眠、大便干燥、腰膝酸软，舌质红少津，苔少或花剥，脉细数。

方解：生地、麦冬为君，胖大海、黄芩为臣，桔梗、元胡为佐，生甘草为使。生地甘、寒，归心、肝、肾经，清热凉血，益阴生津；麦冬，味甘、微苦，性微寒，归肺、胃、心经，功效滋阴润肺，益胃生津，清心除烦。此二者共为君药，滋补阴津。胖大海味甘、凉，性寒，能清肺化痰，利咽开音，润肠通便。黄芩味苦、性寒，有清热燥湿，泻火解毒，止血，安胎等功效。上两味共为臣药，助君药滋阴清热之功，清热利咽，缓解患者主要症状。桔梗味苦、辛，性平，归肺经，宣肺，利咽，祛痰，排脓；元胡性温，味辛苦，入心、脾、肝、肺经，是活血化瘀，行气止痛之妙品。两者共为佐药，调畅气机，补而不滞。生甘草清热解毒，调和诸药。全方共奏清热利咽，滋阴降火之功。

二、相关中药配方颗粒医案

医案一：贾某某，女，35 岁，2014 年 11 月 7 日就诊，门诊患者。

主诉：咽部异物感数月。

患者咽部异物感数月，咳之不出，两颧潮红，甲状腺肿大，甲状腺功能减退，舌暗红，苔少，脉细弱。

综合脉症，四诊合参，本病当属祖国医学"喉痹"范畴，证属阴虚火旺型，应以滋阴泻火，解毒利咽为治疗原则，予咽炎方加减治疗，整方如下：

生地 20 g	麦冬 10 g	桔梗 10 g	元胡 10 g
胖大海 9 g	黄芩 10 g	浙贝 30 g	皂角刺 30 g
生甘草 6 g			

7 剂，配方颗粒，日 1 剂，开水冲服，分早晚两次温服。

按：咽炎多由素体肺肾阴虚，或风热喉痹反复发作，余邪留滞不清，伤津耗液，使阴液亏损，咽喉失于濡养，兼之虚火上炎导致。治宜滋阴泻火，解毒利咽。给予自拟方咽炎方加减治疗。生地、麦冬滋阴润肺，清心除烦；胖大海清肺化痰，利咽开音，润肠通便；黄芩清热燥湿，泻火解毒，止血，安胎；桔梗宣肺利咽，祛痰排脓，治喉痹及毒气；元胡活血化瘀，行气止痛，调畅气机，补而不滞；生甘草清热解毒，调和诸药。全方共奏清热利咽，滋阴降火之功。患者可触及多个甲状腺结节，再加浙贝清热化痰，开郁散结，皂角刺消肿托毒，合用软坚散结。全方合用，诸症可解。

医案二：王某某，女，48 岁，2014 年 11 月 25 日就诊，门诊患者。

主诉：慢性咽炎、结节性甲状腺炎 3 年。

患者慢性咽炎、结节性甲状腺炎 3 年，未规律治疗。刻下症见：咽部不适，晨起有恶心感，偶有反酸，颈椎不适，腰痛，眠差，舌质暗红，苔薄黄，脉弱。

综合脉症，四诊合参，本病当属祖国医学"喉痹"范畴，证属阴虚火旺型，应以滋阴降火为治疗原则，予咽炎方加减治疗，整方如下：

生地 20 g	麦冬 10 g	桔梗 10 g	元胡 10 g
胖大海 9 g	黄芩 10 g	浙贝 30 g	皂角刺 30 g
生龙骨 20 g	生牡蛎 20 g	石斛 60 g	羌活 20 g
独活 20 g	生甘草 6 g		

7 剂，配方颗粒，日 1 剂，开水冲服，分早晚两次温服

按：阴液耗损，肺肾阴亏，津不上承，咽失濡养，以致虚火内生，上灼于咽而致喉痹。给予咽炎方清热利咽，滋阴降火；再加元胡活血理气止痛；胖大海清热润肺，利咽解毒，润肠通便；黄芩清热燥湿；生甘草清热解毒；浙贝清热化痰；皂角刺消肿排脓，祛风杀虫；龙骨、牡蛎重镇安神；石斛滋补肺胃；羌活、独活活血化瘀止痛。

三、小结

临床发现，咽炎因不易治愈，严重影响人们的生活质量，根据咽炎的发病机制，特拟定咽炎方，组方小而精，可长期服用。

咽炎以虚证居多，治疗大法以补为主，或滋阴降火，或温补脾肾、引火归原。因病程较长，难取速效，故需长期服药，但亦应注意滋阴须防其腻，温补宜防其燥。至于挟痰挟瘀者，因其本乃虚中挟实，不可一味攻伐伤其正气，致病情更为缠绵。除药物治疗外，应做适当的心理疏导，使心情舒畅，气机调达。

咽炎病人应注意加强体育锻炼，增强体质。在天时失常，暴寒暴热的时候，要注意冷暖，避免感受外邪。同时，改善工作环境，尽量避免吸入有害气体和粉尘，避免大声喊叫，减少长时间谈话，并控制、调节不良情绪。每日晨起用淡盐水漱口和坚持早、晚刷牙，以防咽周围组织病灶的扩展。

第四部分　其他中药配方颗粒医案

第一章　滋阴清热法治疗痤疮医案 2 则

一、相关中药配方颗粒医案

医案一：王某，女，23 岁，2012 年 7 月 18 日就诊，门诊患者。

主诉：痤疮 3 年

患者平素因工作经常熬夜，患痤疮 3 年，现脸部皮疹红肿，兼有水疱，皮肤油腻，伴口干黏，舌暗红，苔薄黄，脉沉。

综合脉症，四诊合参，本病当属祖国医学"痤疮"范畴，证属肺胃湿热型，应以清热燥湿，养阴润燥为治疗原则，予增液汤合麻杏石甘汤加减治疗，整方如下：

生地 30 g	玄参 20 g	麦冬 20 g	黄连 18 g
黄芩 20 g	黄柏 18 g	知母 20 g	炒苍术 20 g
白术 20 g	郁金 30 g	海螵蛸 30 g	生石膏 30 g
生甘草 12 g			

7 剂，配方颗粒，日 1 剂，开水冲服，分早晚两次温服

2012 年 8 月 10 日二诊：患者痤疮减轻，仍有水疱。上方加生麻黄 6 g 发汗宣肺，杏仁 9 g 助肺气宣通，宣发皮毛。7 剂，配方颗粒，日一剂。

2012 年 9 月 28 日三诊：患者痤疮减轻，水疱仍较多，口亦干黏。上方改玄参 30 g、麦冬 30 g、生石膏 45 g，加强养阴清热之功，另加炒小茴 15 g、干姜 6 g 温阳化气以行水，泽兰 15 g 利水消肿，香附 20 g、益母草 30 g 利水消肿，清泄肝经郁热，川芎 30 g 行气以利水，焦三仙各 30 g 健脾消食，顾护胃气。7 剂，配方颗粒，日一剂。

痤疮减轻后药量乘 10 倍，制成膏方，服用 1 月，痤疮基本消失。嘱其注意作息，少食辛辣油腻之品，痤疮未再犯。

按：患者由于熬夜，耗伤阴血，内生湿热，湿热蕴结，汗出不畅，加之肺胃热盛，熏蒸皮肤，形成痤疮。用生地、玄参、麦冬养阴清热，生津止渴，从本而治；黄芩、黄连、黄柏清热燥湿，通泄三焦湿热；知母苦寒燥湿，又能清热泻火；苍术、白术健脾化湿，郁金化湿利水，疏肝解郁；生石膏清泄阳明经热邪，而面部皮肤为阳明经所主，故用生石膏清泄面部之热；海螵蛸制酸止痛，保护胃黏膜，顾护胃气；生甘草调和诸药。诸药合用，共奏清热燥湿，养阴润燥之功。

医案二：于某某，男，19 岁，2012 年 7 月 18 日就诊，门诊患者。

主诉：痤疮 1 年余。

患者因学业晚上熬夜较多，且多食肥甘厚腻，患有痤疮 1 年余，现脸部皮疹红肿，皮肤粗糙，舌红，苔黄，脉滑数。

综合脉症，四诊合参，本病当属祖国医学"痤疮"范畴，证属肺胃湿热型，应以清热燥湿，养阴润燥为治疗原则，予增液汤合麻杏石甘汤加减治疗，整方如下：

生地 30 g	玄参 20 g	麦冬 20 g	黄连 18 g
黄芩 20 g	黄柏 18 g	知母 20 g	麻黄 10 g
石膏 30 g	炒杏仁 10 g	郁金 30 g	炒苍术 20 g
海螵蛸 30 g	薄荷 18 g	桂枝 30 g	生甘草 12 g

7 剂，配方颗粒，日 1 剂，开水冲服，分早晚两次温服

按：患者熬夜较多，耗伤阴血，阴虚火旺，肺胃之经热盛；多食肥甘厚腻，酿生湿热，湿热蕴结，汗出不畅，熏蒸皮肤，导致痤疮。治宜清热燥湿，养阴润燥。方用增液汤合麻杏石甘汤加减。方中生地、玄参、麦冬为甘寒之品，养阴清热，治其本；知母苦寒燥湿，兼能清热泻火；黄芩、黄连、黄柏清热燥湿，通泄三焦湿热；麻黄辛温发汗，桂枝透达营卫，麻、桂配伍，是辛温发汗的常用组合；石膏辛凉，入阳明经，而面部皮肤为阳明经所主，因此用石膏清面部之热；杏仁助肺气宣通，宣发皮毛；薄荷辛凉，清轻宣散，可宣发肺经郁热；熬夜日久，耗伤肝血，肝经郁热，故用郁金疏肝解郁，清泄肝经郁热；苍术健脾化湿；海螵蛸制酸止痛，固护胃气；生甘草调和诸药，兼能清热解毒。诸药合用，共奏清热燥湿，养阴润燥之功。

痤疮减轻后药量乘 10 倍，制成膏方，服用 1 月，痤疮基本消失，嘱其注意作息，少食辛辣油腻之品，痤疮未再犯。

二、小结

中医有"肝肾同源"之说，肾主水，肝属木，肾阴不足，水不涵木，可致肝

阴不足、肝失疏泄和肝火过旺，此三者均可诱发和加重痤疮。在生理上，肝肾阴阳，息息相通，相互制约，协调平衡，肝之疏泄与肾之封藏相互制约，相辅相成，调节女子月经和男子排精。在病理上，二者相互影响：肾阴虚可引起肝阴虚，阴不制阳而致肝阳上亢；肝阴虚亦可引起肾阴虚，阴虚火旺而致相火偏亢，阳盛火热之邪灼烧津液，炼液成痰，日久湿热痰瘀凝滞肌肤而发为痤疮。

阴虚内热是多种皮肤病的常见病机，盖肾为脏腑之本，十二经脉之根，呼吸之本，三焦之源。在生理条件下，肾之阴阳通过脏腑经络供给皮肤营养和能量，使皮肤发挥正常的生理功能；然在病理条件下，肾之阴阳虚衰可影响皮肤的司开合功能，使其易遭病邪入侵。另外，肾之阴阳虚衰，可致人体正气难以激发，病久缠绵。

第二章　清肝降火法治疗耳鸣医案1则

一、相关中药配方颗粒医案

医案一：孙某某，女，26岁，2012年1月6日就诊，门诊患者。

主诉：耳鸣6年余。

患者耳鸣6年余，左耳较重，起初如蝇，声较低，后偶有蝉鸣感，口苦、咽干，怕冷，自汗，汗少，不思饮食，食少欲呕吐，大便干，舌淡，苔白，脉弦。

综合脉症，四诊合参，本病当属祖国医学"耳鸣"范畴，证属肝经火热型，应以清肝降火为治疗原则，整方如下：

钩藤30g	羌活20g	石菖蒲18g	远志18g
龙胆草12g	生甘草6g		

　　　　　　　　　　7剂，配方颗粒，日1剂，开水冲服，分早晚两次温服

按：《素问·六元正纪大论》云"木郁之发……甚则耳鸣旋转"。肝者将军之官，性刚劲，主升发疏泄，若肝失条达，郁而化火，上扰清窍，则耳鸣发作。治以平肝伐木，清肝降火为主。方中钩藤清热平肝，息风定惊；龙胆草清泄肝经湿热；羌活活血化瘀止痛；石菖蒲、远志养心安神，化痰开窍；生甘草调和诸药。全方有补有泻，清肝降火。

二、小结

因肝肾同源，肾开窍于耳，故肝火可致耳鸣。治宜清肝降火，可用龙胆泻肝汤等方。

部分耳鸣患者，或由于化脓菌感染所致，或素有高血压史，加之素嗜辛辣，郁怒伤肝，肝火暴亢，循经上炎所致。中医辨其证属肝火实热。主要症

状：耳鸣暴发，如潮如雷，轰轰隆隆，常伴有耳胀耳痛，流脓，发热，头痛眩晕，面红目赤，口苦咽干，烦躁不宁，舌红，苔黄，脉弦数有力。治疗方法：平肝伐木，清肝降火。

久病的耳鸣，中医认为"久病在血""久病多瘀"，气血瘀阻耳窍，循行不畅，耳窍失养所致，故可加少量活血化瘀药以通络。

第三章　清肝活血法治疗血小板增多症医案 1 则

一、相关中药配方颗粒医案

医案一：朱某某，女，69 岁，2014 年 1 月 6 日就诊，门诊患者。

主诉：血小板增多症 3 年。

患者于 2011 年 7 月单位体检，发现血小板计数为 $400 \times 10^{\wedge}9/L$（正常值 $100 \times 10^{\wedge}9/L \sim 300 \times 10^{\wedge}9/L$），第二年 $800 \times 10^{\wedge}9/L$，现在最高达到了 $1100 \times 10^{\wedge}9/L$，偶头晕，耳鸣，睡眠差，舌红，苔黄腻，脉沉细数。

综合脉症，四诊合参，本病当属祖国医学"血瘀证"范畴，证属肝阳上亢，气血瘀滞型，应以平肝潜阳，活血化瘀为治疗原则，整方如下：

珍珠母 40 g	水蛭 18 g	炒神曲 20 g	地龙 20 g
茜草 20 g	生甘草 6 g		

4 剂，配方颗粒，日 1 剂，开水冲服，分早晚两次温服

按：目前西医多采用化疗或放疗治疗，控制细胞的过度增殖，使血小板降至正常或接近正常水平，防止出血和血栓形成。虽然有一定疗效，但也会对正常细胞和器官功能造成损伤，因此不是最佳的治疗方式。中医认为本病的基本病机为血瘀，血瘀可因寒凝、气滞、气虚、热邪、阴虚、肝郁等因素所致。中医治疗以活血化瘀，软坚散结为主。用水蛭破血逐瘀通经；地龙清热息风，清肺定喘；茜草活血化瘀，祛瘀通经；患者久病，忧思过多，有肝阳上亢之象，加珍珠母滋阴潜阳，重镇安神；炒神曲消食和胃，消积导滞，补养后天脾胃，以扶正气，使血随气行，不至瘀滞；生甘草调和诸药。此方小而精，紧抓病机，辨证施治。嘱加西药泰嘉（硫酸氢氯吡格雷片），每日一次，口服。

二、小结

原发性血小板增多症是以巨核细胞系列增生为主的骨髓增殖性疾病。多见于 40 岁以上的成人。起病缓慢，临床表现不一。轻者仅有头昏、乏力，重者有出血表现和血栓形成。出血常为自发性，反复发作，胃肠道出血及鼻衄常见，其次为血尿及皮肤、黏膜瘀斑，紫癜较罕见。血栓发生率低于出血，常见

肢体血管栓塞，引起手足麻木、疼痛，甚至坏疽，脾及肠系血管栓塞可致腹痛，肺、脑也可发生栓塞。

本病病因尚不明。血小板增多可能由于干细胞异常，导致持续性巨核细胞增殖，造成血小板的过度增生，也可能与过多的血小板从脾和肝脏的储存部分释放入血有关。血小板的寿命大多正常。

本病似属中医"血证"范畴，与肝、肾两脏关系较大。肾藏精，主骨生髓，养肝，肝藏血。起病缓慢，久病肾精亏虚，肝阴暗耗，则动血；若肝失疏泄，则气滞血瘀，瘀血内蓄，壅阻络道，成为症积，经脉之中既有瘀血踞住，则新血不能安行无恙，终必妄走而出血。故治宜平肝潜阳，活血化瘀。

第四章　益肾通络法治疗颈椎病医案1则

一、相关中药配方颗粒医案

医案一：曲某某，男，45岁，2011年6月22日就诊，门诊患者。

主诉：颈椎病多年。

患者颈椎病多年，偶有头痛、头晕，体型较肥胖，舌红，苔薄白，脉沉涩。

综合脉症，四诊合参，本病当属祖国医学"眩晕"范畴，证属肝肾不足型，应以补益肝肾，舒筋活络为治疗原则，整方如下：

草决明30 g	制首乌30 g	炒泽泻30 g	五味子18 g
苦参30 g	甘松15 g	川芎30 g	羌活30 g
苏木20 g	鸡血藤30 g	桂枝6 g	瓜蒌10 g
生甘草6 g			

14剂，配方颗粒，日1剂，开水冲服，分早晚两次温服

按：患者颈椎病以头晕为主要症状，中医证属"眩晕"范畴。肾水亏损，肝阳上亢，致头目眩晕，尤以位置眩晕为特点，还可见头痛。治宜补益肝肾，舒筋活络。方中草决明清肝明目，利水通便；制首乌补肝肾，益精血，养心安神；泽泻利水渗湿泻热；五味子敛肺生津，滋肾收汗；苦参燥湿止痒，祛风解毒；甘松理气止痛，开郁醒脾；川芎、羌活活血化瘀；苏木活血化瘀，消肿定痛；鸡血藤补血活血，通经活络；桂枝助阳益气，温通经脉；瓜蒌宽中散结，理气清热，润肠通便；甘草调和诸药。全方补先天不足，同时活血化瘀，又因先天精血充足，经脉得养，症状可除。

二、小结

颈椎病的症状比较多，在治疗的时候往往要根据患者的症状来确定与之相

关的颈椎病的治疗方法。

中医对于颈椎病的辨证分型有以下几种第一,落枕型(或称颈型):中年以后体质渐弱,肝肾之气渐失旺盛,如兼气血亏虚或外伤、劳损等因素,则可导致关节囊松弛、韧带钙化、椎间盘退化、骨刺形成等,引起颈背疼痛反复发作。第二,痹证型(或称神经根型):颈椎间盘退化、骨质增生、关节囊松弛、椎间孔变窄等均可影响颈神经根,风寒及劳累可加重症状。症状以一侧肩臂疼痛、麻木或肌肉萎缩为多,间有两臂手麻者。第三,痿证型(或称脊髓型):肝肾久虚,筋骨痿弱,渐觉肢体沉重,步履不利,肢冷不温,肌肉痿细。如兼气血不足,经脉空虚,筋骨失养,宗筋弛纵,则症状逐步加重,可兼有二便失控。第四,眩晕型(或称椎动脉型):肾水亏损,肝阳上亢,致头目眩晕,尤以位置眩晕为特点,还可见头痛,急躁易怒,偶有肾气亏损、气血俱弱而突然晕厥、跌倒者,但较为少见。比较多见的是眩晕时作,头重脚轻,走路欠稳,或同时有偏头痛,呈胀痛或跳痛,与眩晕同时出现或交替发作,可合并有耳鸣、听力下降等症状。第五,五官型(或称交感神经型):较少见,症状多不典型。或眼睑无力,眼胀痛,易流泪;或耳鸣,听力下降;或感咽部不适,有异物感,易恶心;或面部发热,皮肤多汗或少汗,血压忽高忽低,心跳加速等。

临床上,应根据患者主要症状,辨证论治。

第五章　补肾助阳法治疗腹泻医案 1 则

一、相关中药配方颗粒医案

医案一:石某,男,49 岁,2015 年 1 月 26 日就诊,门诊患者。

主诉:反复腹泻 2 年余。

患者稍食凉物即腹泻,腹痛得温可稍缓解,已有 2 年余,无呕吐,面色稍白,四肢偏凉,舌红,苔白,脉紧。

综合脉症,四诊合参,本病当属祖国医学"泄泻"范畴,证属肾阳不足型,应以补肾助阳为治疗原则,整方如下:

白芍 30 g	炒苍术 20 g	厚朴 6 g	陈皮 12 g
制附子 18 g	肉桂 9 g	焦麦芽 10 g	焦神曲 10 g
焦山楂 10 g	肉苁蓉 15 g	肉豆蔻 15 g	炙甘草 12 g

7 剂,配方颗粒,日 1 剂,开水冲服,分早晚两次温服

按:患者因过食生冷,以致寒凝胃肠所致。寒则气收,其性收引。寒邪犯

胃，凝阻气机，胃气失和，故胃脘冷痛；寒邪侵犯肠道，传导失司，则见腹泻；寒邪伤阳，阻遏阳气，不能外达，故见肢冷，面白或青。方选芍药甘草汤合肉豆蔻散加减。方中白芍补血益营，养阴柔筋；甘草益气和中，缓急舒筋。二药合用酸甘化阴而养血，柔筋缓急而舒筋，善治筋脉拘急挛紧，调和肝脾，柔筋止痛。附子、肉桂相须为用，温脾阳，补肾阳，散寒止痛；苍术、陈皮、厚朴健脾胃，燥寒湿，散积滞，此方应用既能顺应疾病病势，又可作为引经之药，温补肠胃；肉豆蔻温中涩肠，行气消食；肉苁蓉补肾阳，益精血，润肠通便，此处用通便药，防治热性药物燥热，以致"闭门留寇"，不利于病程转归；甘草调和诸药。全方既缓急止痛，又对证治疗，补火助阳，且顺用疾病特性，行气导滞，组方严谨。

二、小结

阳虚型腹泻属于身体的阳气不足，没有足够的能量运化食物，于是，食物进入胃肠后就直接排出去了，也就是人们常说的"吃什么拉什么"。这种腹泻很奇怪，没有剧烈的腹痛，你去医院检查，也查不出什么异常。服用抗生素止泻效果也不理想，抗生素本身性质多寒凉，寒上加寒，反而会加重病情。阳虚的人腹泻时，还有个典型的特点，早晨一起床就受不了，赶紧就得上厕所，中医叫作"五更泻"。

虽然说肾阳虚是五更泻的内因，但与饮食失调、感受风寒等外因也有一定的关系。可在平时常吃一些温补肾阳的食物，如羊肉、韭菜、松子、栗子等，也可采用一些食疗方。

第六章　理气和胃法治疗浅表性胃炎医案 2 则

一、相关中药配方颗粒医案

医案一：李某某，男，63 岁，2012 年 12 月 24 日就诊，门诊患者。

主诉：胃部隐痛半月余。

患者胃部隐痛半月余，按压无明显痛感，偶有嗳气，夜眠后无隐痛感，2012 年 12 月 20 日行胃镜检查，诊断为"浅表性胃炎"，服用三九胃泰、温胃舒颗粒后可缓解，但仍有痛感，平素脾气急躁易怒，舌红，苔黄腻，脉沉。

综合脉症，四诊合参，本病当属祖国医学"痞证"范畴，证属肝气犯胃型，应以理气和胃为治疗原则，整方如下：

半夏 9 g	陈皮 18 g	焦麦芽 30 g	焦神曲 30 g
焦山楂 30 g	连翘 20 g	元胡 20 g	海螵蛸 30 g

珍珠母 40 g　　　　白芍 30 g　　　　　生甘草 6 g

7 剂，配方颗粒，日 1 剂，开水冲服，分早晚两次温服

按：忧思恼怒，气郁伤肝，肝之疏泄失调，横逆犯胃，气机阻滞，胃失和降则胃脘部隐痛。正如沈金鳌所说："胃病，邪干胃脘病也。惟肝气相乘为尤甚，以木性暴，且正克也。"治宜理气和胃。方中半夏、陈皮属相须配伍，合用加强燥湿化痰，理气和中之功，且二药合用可散滞气，利水谷，下气；珍珠母平肝潜阳，白芍养血柔肝，缓中止痛，可养肝体之阴，制约肝之浮阳，珍珠母与白芍合用，一潜一补，可解肝火过旺，肝气犯胃之证；焦三仙、连翘、海螵蛸顾护脾胃，消食和中；元胡可活血止痛；甘草调和诸药。全方养肝理气治本，同时消食和胃健脾治标，诸症可解。

医案 2：陈某某，女，43 岁，2014 年 9 月 17 日就诊，门诊患者。

主诉：胃部隐痛 1 月余。

患者胃部隐痛 1 月余，平素情志抑郁，自述浅表性胃炎多年，偶有吐酸，夜间多发，舌质暗红，苔薄黄，脉弱。

综合脉症，四诊合参，本病当属祖国医学"痞证"范畴，证属肝气犯胃型，应以理气和胃为治疗原则，整方如下：

白芍 30 g　　　玫瑰花 12 g　　　珍珠母 40 g　　　　生麦芽 15 g
木香 12 g　　　砂仁 6 g　　　　连翘 10 g　　　　　炙甘草 12 g

7 剂，配方颗粒，日 1 剂，开水冲服，分早晚两次温服

按：脾胃的受纳运化，中焦气机的升降，有赖于肝之疏泄，《素问·宝命全形论篇》所说的"土得木而达"即是这个意思。所以病理上就会出现木旺克土，或土虚木乘之变。忧思恼怒，情志不遂，肝失疏泄，肝郁气滞，横逆犯胃，以致胃气失和，胃气阻滞，即可发为胃痛。治宜疏肝和胃。方中白芍平肝止痛，养血调经，敛阴止汗；珍珠母平肝潜阳，定惊明目；连翘清热解毒，消肿散结；玫瑰花理气解郁，和血散瘀。三药合用，疏肝、养肝、清肝，肝体得养，肝气得疏。砂仁醒脾和胃，行气调中；木香归脾、胃、大肠、三焦、胆经，行气止痛，健脾消食；生麦芽行气消食，健脾开胃；炙甘草补脾和胃，益气复脉。四药合用，脾脏升降机能得以恢复，且健脾消积。全方合用，疏肝和胃，解胃痛。

二、小结

慢性浅表性胃炎是临床中常见病、多发病之一，属中医"胃脘痛""痞证"等范畴。根据患者的症状及舌苔脉象等体征，四诊合参进行辨证论治。参考相关文献，慢性浅表性胃炎以肝胃气滞型、脾胃气虚型、脾胃虚寒型和脾胃

湿热型四型最多。在治疗上，肝胃气滞型首选柴胡疏肝散加减，脾胃气虚型选香砂六君子汤加减，脾胃虚寒型以建中汤类方剂或理中汤化裁，湿热型选温胆汤、黄连平胃散、半夏泻心汤等。

慢性浅表性胃炎病因很多，但"不通则痛"则是共通的，其发病与肝脾（胃）关系最为密切，临床表现肝胃不和证较多、较为突出。肝失疏泄，横逆犯胃，致气机阻滞，胃失和降而发生胃脘痛。故疏肝理气，和胃止痛是治疗胃脘痛的关键，以此为主并兼顾其因肝郁导致的脾虚、气滞、郁热、血瘀、痰湿等复杂的病理过程。此类方药大都以柴胡疏肝散、金铃子散或四逆散为底方进行加减。

第七章　清热燥湿法治疗皮肤瘙痒医案3则

一、相关中药配方颗粒医案

医案一：高某某，女，26岁，2012年5月15日就诊，门诊患者。

主诉：皮肤剧烈瘙痒3天。

患者3天前腿部被虫子叮咬，皮肤起疹，瘙痒剧烈，今日瘙痒难忍，遂来就诊。刻下症见：小腿部皮肤局部红斑、丘疹，边界清楚，部分皮肤因抓挠出现破损、渗出，舌红，苔黄，脉滑数。

综合脉症，四诊合参，本病当属祖国医学"痒证"范畴，证属湿热蕴结型，应以清热燥湿，祛风止痒为治疗原则，整方如下：

冬瓜皮20 g	防风20 g	蝉蜕6 g	五味子6 g
土茯苓30 g	白鲜皮30 g	蛇床子20 g	黄柏18 g
炒苍术20 g	生甘草6 g		

7剂，配方颗粒，日1剂，开水冲服，分早晚两次温服

按：此例患者为湿热蕴结，兼夹风邪，风湿相合，客于肌肤，导致诸症。治宜清热燥湿，祛风止痒。用冬瓜皮清热解毒，利水消肿；白鲜皮清热燥湿，又能祛除皮肤外之湿痒；土茯苓、蛇床子清热燥湿，杀虫止痒；黄柏清热燥湿；苍术燥湿健脾；防风、蝉蜕清热疏风止痒；五味子收敛生肌；生甘草清热解毒，调和诸药。诸药合用。共奏清热燥湿，祛风止痒之功。

医案二：王某，女，47岁，2012年2月17日就诊，门诊患者。

主诉：皮肤红斑瘙痒1周余。

皮肤红斑1周余，患者1周前皮肤出现红斑，局部有瘙痒感，自行服用扑尔敏治疗，效果欠佳，前来就诊。刻下症见：四肢皮肤局部可见斑疹，色红，

伴瘙痒感，舌质暗红，苔黄腻，脉沉。

综合脉症，四诊合参，本病当属祖国医学"痒证"范畴，证属湿热内盛型，应以清热燥湿为治疗原则，整方如下：

白鲜皮30 g　　　蛇床子30 g　　　苦参12 g　　　　防风10 g
生甘草6 g

7 剂，配方颗粒，日 1 剂，外洗

按：湿热内盛，湿热相搏，熏蒸皮肤，故瘙痒、出疹，治疗以清热燥湿为主。白鲜皮、蛇床子、苦参清热燥湿，止痒杀虫。痒属风，风为百病之长，善行而数变，故痒与风关系密切，加防风疏风止痒。甘草清热解毒，调和诸药。因病位在四肢体表，故用配方颗粒外洗，方便且效果良好，使用 7 剂后，诸症消失。

医案三：王某某，女，17 岁，2013 年 5 月 21 日就诊，门诊患者。

主诉：反复皮肤瘙痒。

患者皮肤瘙痒，易过敏，每年春季及秋季尤甚，下肢及脚部有抓痕、结痂，便干，舌质暗红，苔薄黄，脉弦。

综合脉症，四诊合参，本病当属祖国医学"痒证"范畴，证属风热伤营型，应以清热祛风止痒为治疗原则，整方如下：

白鲜皮30 g　　　蛇床子30 g　　　苦参12 g　　　　防风10 g
生甘草6 g

7 剂，配方颗粒，日 1 剂，外洗

按：本病由脾胃久郁湿热，复感风寒或风热，以致营卫失和，郁于肌肤而发。治宜清热祛风。方中白鲜皮清热燥湿，祛风止痒；蛇床子温肾壮阳，燥湿祛风，清代名医陈士铎在其《本草新编》中曾说"蛇床子，功用颇奇，内外俱可施治，而外治尤良"；苦参清热燥湿，杀虫利尿；防风祛风解表，胜湿止痛，止痉；甘草清热解毒，调和诸药。方中以清热燥湿为主，同时配以祛风药以固表，使肌表得固，湿热得去。

二、小结

中医认为本病因风邪所致，即诸痒皆属于风，属于虚。病因大都由湿热蕴于肌肤，或血虚肝旺，生风生燥，肌肤失养，或胆肝湿热下注，或感染滴虫毒邪，或病久脾虚，肝肾不足，或冲任不调，兼因湿热内蕴所致。在治疗上认真寻找病因，并进行相应治疗，是防治此病的关键。在内服中药调理的同时，注意使用外用药，局部治疗，效果更佳。

力求生活规律，忌食辛辣刺激之物和肥腻畜禽、鱼腥等易诱发病情加重之

• 229 •

食品。勿用热水烫洗，洗澡不宜过勤。避免搔抓，防止被手抓破感染。皮肤干燥者适当外用护肤止痒浴液或外用润肤油膏之类。

第八章　清热通淋法治疗尿路感染医案 1 则

一、相关中药配方颗粒医案

医案一：孙某某，女，77 岁，2014 年 11 月 4 日就诊，门诊患者。

主诉：尿频、尿痛半年。

患者尿频、尿痛半年余，眠差，口干，口苦，便稍干，舌细，苔黄，脉弦数。双肾及膀胱 B 超示：1.右肾低回声光团；2.双肾多发囊肿；3.左肾多发结石。

综合脉症，四诊合参，本病当属祖国医学"淋证"范畴，证属热淋，应以清热解毒，利湿通淋为治疗原则，整方如下：

马齿苋 60 g	金银花 20 g	连翘 20 g	桔梗 20 g
淡竹叶 20 g	白蔻仁 30 g	生甘草 12 g	

5 剂，配方颗粒，日 1 剂，开水冲服，分早晚两次温服

按：淋证的发生，基本病机为湿热蕴结下焦，肾与膀胱气化不利。《金匮要略》称其为"淋秘"，将其病机归为"热在下焦"，并对本病的症状做了描述："淋之为病，小便如粟状，小腹弦急，痛引脐中。"病位在肾与膀胱。若病延日久，热郁伤阴，湿遏阳气，或阴伤及气，可导致脾肾两虚，膀胱气化无权，则病证从实转虚，而见虚实夹杂。该患者属热淋，治宜清热解毒，利湿通淋。全方以清热解毒为主，用以缓解患者尿痛症状。马齿苋、金银花清热解毒，利湿通淋；连翘清心解毒，缓解患者口苦、口干症状；桔梗宣发肺气，同白蔻仁合用通调水道，平衡全身津液；淡竹叶利水渗湿；甘草清热解毒，调和诸药。全方以清热解毒为主，缓解患者尿痛症状，同时配以利水渗湿药，通调水道，使湿邪从小便而去。

二、小结

尿路感染属中医淋证的范畴。然而，尿路感染与淋证又不完全相同。尿路感染有的有临床症状，有的则无临床表现。淋证又有热、石、气、血、膏、劳之分，凡有尿路刺激症状，除非特异性尿路感染之外，肾结核、泌尿系结石、膀胱癌、前列腺炎、乳糜尿等均属淋证的范畴。

病因以湿热为主，其病理损害有两大特点：一是湿热贯穿病程的始终；二是湿热壅塞气机，阻碍气化。本病的病位在肾与膀胱，与肝、脾、肺有关，病初

多为邪实之证，久病则由实转虚；如邪气未尽，正气已伤，则表现为虚实夹杂的证候。

尿路感染急性期，包括急性尿路感染和慢性尿路感染急性发作期，临床上以尿频、尿急、尿痛、尿浊，或发热恶寒，偶见血尿为特征。缓解期，急性症状已缓解，病程在 6 个月以上，小便涩痛不甚，时作时止，感腰痛，疲乏无力，常因劳累或感冒引起急性发作。

实则清利，虚则补益为淋证的基本治则。实证以膀胱湿热为主者，治宜清热利湿；以热灼血络为主者，治以凉血止血；以砂石结聚为主者，治以通淋排石；以气滞不利为主者，治以利气疏导。虚证以脾虚为主者，治以健脾益气；以肾虚为主者，治宜补虚益肾。同时正确掌握标本缓急，在淋证治疗中尤为重要。对虚实夹杂者，又当通补兼施，审其主次缓急，兼顾治疗。

第九章　理气祛湿法治疗胃胀医案2则

一、相关中药配方颗粒医案

医案一：杨某某，女，57 岁，2015 年 1 月 27 日就诊，门诊患者。

主诉：反复胃胀多年。

患者胃胀多年，偶呃逆，头痛，背部胀痛，颈椎不适，舌质暗红，苔白腻，脉弱。

综合脉症，四诊合参，本病当属祖国医学"痞证"范畴，证属脾虚湿盛型，应以健脾祛湿为治疗原则，整方如下：

半夏 9 g	陈皮 12 g	焦麦芽 30 g	焦神曲 30 g
焦山楂 30 g	海螵蛸 30 g	远志 12 g	炒泽泻 30 g
木香 12 g	砂仁 6 g	连翘 20 g	珍珠母 20 g
厚朴 12 g	炒苍术 20 g	白术 20 g	代赭石 30 g
旋覆花 30 g	羌活 20 g	独活 20 g	石菖蒲 12 g

14 剂，配方颗粒，日 1 剂，开水冲服，分早晚两次温服

按：脾主运化水湿，为胃行其津液，脾虚则运化功能低下，引起水湿停滞；水湿的停滞，又反过来影响脾的运化，症见胃胀、呃逆等。方中半夏燥湿化痰，降逆止呕，消痞散结；陈皮理气健脾，燥湿化痰；焦三仙消食健脾行滞；海螵蛸柔酸止痛，收敛止血；木香行气止痛，健脾消食；砂仁行气调中，和胃醒脾；连翘清热解毒，善清心火；珍珠母平肝潜阳，重镇安神；厚朴燥湿除满，行气消积，降逆平喘；苍术、白术合用燥湿健脾；代赭石平肝降胃镇冲；

旋覆花消痰下气，软坚行水；独活、羌活，辛散苦燥温通，均善祛风散寒，胜湿止痛，发表，主治风寒湿痹，风寒表证，表证夹湿及头风头痛等证候；远志芳香清利，性温行散，宁心安神，散瘀化痰，石菖蒲辛散温通，利气通窍，辟浊化湿，理气化痰，活血止痛，远志通于肾交于心，石菖蒲开窍启闭宁神，二药伍用，益肾健脑聪智，开窍启闭宁神之力增强；泽泻利水渗湿泻热，使湿热从小便去。全方健脾，燥湿，理气，标本兼治。

医案二：赵某某，女，58 岁，2013 年 10 月 9 日就诊，门诊患者。

主诉：胃脘部胀痛，伴手指关节屈伸不利。

患者食后胃脘部胀痛，持续时间约 1 小时，活动后缓解，口干，怕冷，手指变形半年，偶有麻木，屈伸不利，遇风易感冒发烧，心慌，舌淡，苔薄白，脉濡。

综合脉症，四诊合参，本病当属祖国医学"痹证"范畴，证属风湿内盛型，应以除湿通络，祛风散寒为治疗原则，整方如下：

半夏 9 g	陈皮 18 g	砂仁 6 g	金银花 20 g
连翘 20 g	白芷 18 g	白蔻仁 10 g	藿香 30 g
佩兰 20 g	羌活 20 g	桑枝 45 g	桂枝 30 g
元胡 30 g	独活 20 g	生甘草 6 g	

10 剂，配方颗粒，日 1 剂，开水冲服，分早晚两次温服

按：由于脏腑功能失调，营卫气血不足，则易招致湿邪内侵。湿为阴邪，易伤阳气，阳虚则难以驱散，脾虚则难以运化，故湿邪持久为患。方中羌活、独活合用主治全身上下诸痛，散风湿而疏利关节；半夏、陈皮燥湿祛湿，理气健脾，半夏能胜脾胃之湿，所以化痰，与陈皮同用，其味辛，辛能散滞气，利水谷，下气，气行则湿行；砂仁与白蔻仁皆辛温芳香，擅入中焦脾胃，皆有化湿醒脾，行气宽中之功，砂仁香窜而气浊，功专于中、下二焦，白豆蔻芳香而气清，功专于中、上二焦，二药伍用，各取所长，具有较强的化湿醒脾，暖胃散寒，行气止痛，调中止呕作用，可宣通上、中、下三焦之气机，以开胸顺气，行气止痛，芳香化浊，醒脾开胃，和中消食；藿香、佩兰芳香醒脾化湿，二药合用醒脾祛湿，可除着痹之本；白芷祛风燥湿，消肿止痛；金银花、连翘均有清热解毒作用，既能透热达表，又能清里热而解毒；连翘清心解毒之力强，并善于消痈散结，为"疮家圣药"，金银花疏散表热之效优；桑枝、桂枝活血通络，温阳益气，桑枝祛风湿，利关节，桂枝发汗解肌，温通经脉，温阳化气，平冲降逆，二药伍用，温阳通络之功增强；元胡活血理气止痛。全方共奏除湿通络，祛风散寒之功。

二、小结

胃胀是因胃病日久,脾胃失健,或湿浊痰瘀内蕴,阻滞气机所致。以长期脘腹痞胀作痛、嘈杂,或有浮肿等为主要表现,病程长,呈慢性发展过程。

胃主受纳,通过舒张与收引,完成食物的消化。反之,胃舒张与收引失调,扩张甚于收引,则胃胀乃成。之所以胃扩张而不收引,脏腑伤损是基础。故胃胀常见于慢性疾病损伤的患者,外感寒湿,内伤饮食,情志失调是引发之因。

胃胀之治,气虚者,益气升提,健胃;阳虚者,壮阳补虚,温脾;气滞者,理气通达,和胃;血瘀者,活血通经,养血;寒湿者,健脾除湿,开胃。清代叶天士提倡"辛香理气,辛柔和血"之治。综观整体,注意局部,胃胀伴肝、肺、心之疾者,辨证施治并顾及其他疾病。

第十章 理气化湿法治疗食欲不振医案5则

一、相关中药配方颗粒医案

医案一:刘某某,男,11岁,2013年7月21日就诊,门诊患者。

主诉:食欲不振2周。

患者食欲不振2周,夜间食多恶心,面少华,语声低,舌淡红,苔薄白,脉数。

综合脉症,四诊合参,本病当属祖国医学"纳差"范畴,证属脾胃不和型,应以理气和胃为治疗原则,整方如下:

焦麦芽20 g	焦山楂20 g	焦神曲20 g	山药10 g
白术10 g	白蔻仁18 g	生甘草3 g	

7剂,配方颗粒,日1剂,开水冲服,分早晚两次温服

按:胃主受纳,脾主运化。胃气主降,使饮食物及其糟粕得以下行,脾气主升,则饮食之精华得以营养全身。胃喜润恶燥,脾喜燥恶湿。这种纳与化、升与降、润与燥,相辅相成,对立统一。脾胃不和,即是这种对立统一的失调。焦三仙即焦麦芽、焦山楂、焦神曲。这三味药均有良好的消积化滞功能,但又有各自不同的特点。焦麦芽有很好的消化淀粉类食物的作用;焦山楂善于治疗食用肉类或油腻过多所致的食滞;焦神曲则利于消化米面食物。三药合用,能明显地增强消化功能。因此,临床上常将三药合用并称为"焦三仙"。山药、白术健脾益气;白蔻仁理气宽中,醒脾化湿;生甘草补脾益气,调和诸药。全方健脾气,利胃气,调和脾胃。

医案二：李某某，男，7 岁，2014 年 4 月 30 日就诊，门诊患者。

主诉：饮食少 1 周。

患者食少 1 周，母亲述较之前显呆滞，口渴，口臭，舌红，苔薄黄，脉沉。

综合脉症，四诊合参，本病当属祖国医学"纳差"范畴，证属胃火炽盛型，应以行气宽中，清热泻火为治疗原则，整方如下：

砂仁 6 g	瓜蒌 20 g	连翘 10 g

7 剂，配方颗粒，日 1 剂，开水冲服，分早晚两次温服

按：胃火炽盛，沿阳明胃经上行则口渴、口臭，下注则大便干燥，治宜行气宽中，清热泻火。砂仁芳香行散，降中有升，可行气宽中，健胃醒脾；瓜蒌入肺、胃经，可清热通便；连翘轻清宣散，疏风泄热。三药配伍，可获良效。

医案三：吴某某，女，43 岁，2013 年 7 月 11 日就诊，门诊患者。

主诉：不思饮食 1 月。

患者不思饮食 1 月，且无饥饿感，自觉胃部不适，无胃痛、胃胀等，口干，面部及四肢易瘙痒，有小丘疹，大便干燥，舌红，苔白，脉数。

综合脉症，四诊合参，本病当属祖国医学"纳差"范畴，证属脾胃湿热型，应以祛湿清热为治疗原则，整方如下：

黄芪 30 g	砂仁 6 g	半夏 9 g	陈皮 18 g
焦麦芽 10 g	焦神曲 10 g	焦山楂 10 g	连翘 10 g
海螵蛸 30 g	元胡 20 g	瓜蒌 30 g	酒大黄 18 g
白芍 30 g	麦冬 10 g	石斛 30 g	生甘草 6 g

15 剂，配方颗粒，日 1 剂，开水冲服，分早晚两次温服

按：脾胃虚弱，不能正常运化谷物水液，水反为湿，谷反为滞，湿和滞久则化热，蕴结脾胃，脾失健运、胃失纳降而形成脾胃湿热证。同时各种疾病因素易引发虚弱致脾胃功能失调而生湿热。治宜祛湿清热。方中黄芪健脾益气，升发阳气，可调整脾脏气机；砂仁化湿健脾；半夏、陈皮合用健脾理气，使水湿随气行，且与黄芪一降一升，调畅气机；元胡活血化瘀止痛，此处用以活血使被郁之脾气得以通畅；焦三仙、连翘、海螵蛸合用顾护胃气，防伤胃；白芍养血柔肝，缓中止痛，敛阴收汗；麦冬、石斛滋阴清热，补肺胃之津；瓜蒌清热宽中理气，兼可通便；酒大黄清热燥湿通便。因为湿热证，湿重热轻，故未用大量苦寒清热活血之药，而是紧扣病机，祛湿清热，理气滋阴，所以收效较快。

医案四：杨某某，男，9 岁，2015 年 2 月 13 日就诊，门诊患者。

主诉：不思饮食 1 月余。

患者不思饮食 1 月余，大便干，口渴，舌红，苔薄黄有齿痕，脉沉。

综合脉症，四诊合参，本病当属祖国医学"纳差"范畴，证属胃肠气机阻滞型，应以理气化湿为治疗原则，整方如下：

砂仁 6 g　　　　瓜蒌 20 g　　　　连翘 10 g

7 剂，配方颗粒，日 1 剂，开水冲服，分早晚两次温服

按：热邪蕴结脾胃，脾胃运化受阻，气机阻滞。治宜理气化湿。方中砂仁行气调中，和胃醒脾；瓜蒌清热理气，宽胸散结，润燥滑肠，使热邪清，脾气畅；连翘清热解毒，消肿散结。该方组方药物少，但清热，理气，醒脾兼顾。

医案五：李某某，男，26 岁，2014 年 11 月 24 日就诊，门诊患者。

主诉：食欲不振 1 月。

患者近 1 月饮食少，不思饮食，视力下降，偶有心慌，睡眠差，舌淡，苔薄白，脉数。

综合脉症，四诊合参，本病当属祖国医学"纳差"范畴，证属脾胃湿热型，应以理气化湿为治疗原则，整方如下：

焦麦芽 20 g　　焦神曲 20 g　　焦山楂 20 g　　　半夏 9 g

陈皮 18 g　　　厚朴 18 g　　　桔梗 10 g　　　石菖蒲 18 g

远志 18 g　　　生甘草 6 g

7 剂，配方颗粒，日 1 剂，开水冲服，分早晚两次温服

按：脾主运化，脾虚则运化失司，以致机体水液代谢不利，久则成湿；湿邪黏腻，易阻滞气机；气机阻滞，郁而化热，灼伤胃气津液，则胃部隐痛。方中半夏、陈皮健脾理气；厚朴健脾除湿；焦三仙消食化积；石菖蒲、远志养心安神；生甘草健脾益气，调和诸药。全方理气化湿，健脾除湿，标本兼治。

二、小结

中医认为湿热最容易侵入人体，脾喜燥恶湿，然湿容易侵犯脾胃，湿阻气机则影响脾胃的升清化浊的功能，可以理解为影响脾胃的消化功能，病人则有食欲不振的表现。

脾胃虚弱的人容易被湿犯，中医强调治未病，即未病先防，可先使自己的脾胃强壮起来。脾胃虚弱的人有三怕：一怕生，二怕冷，三怕撑。因此要养好脾胃，须注意生、冷、撑。脾虚的人还忌食性质寒凉、易损伤脾气的食品，如苦瓜、茄子、豆腐等。其中味厚滋腻，容易阻碍脾气运化功能的食品有肥猪肉、牛奶等；芋头、葛根容易引起胀气，也尽量少进食。

此外，注意生活要有规律，合理的饮食制度，可成为机体的条件刺激。坚

持定时进餐，到了进餐时间，人就会产生食欲，消化系统分泌多种消化液，利于食物中各种营养素的吸收。同时做适量运动，生命在于运动，运动有助于食物的消化、吸收。例如散步、慢跑、气功等都是胃肠病患者的良好选择。

第十一章　利胆排石法治疗胆结石医案1则

一、相关中药配方颗粒医案

医案一：董某某，男，47岁，2014年5月7日就诊，门诊患者。

主诉：胆囊结石3年余。

患者胆囊结石3年余，常有右胁下绞痛，时轻时重，饮食少，厌油腻，偶有恶心、呕吐、口干、口渴、怕冷，舌质暗红，苔薄黄，脉沉。

综合脉症，四诊合参，本病当属祖国医学"胆胀"范畴，证属肝胆湿热型，应以清热利湿，疏肝利胆为治疗原则，整方如下：

焦麦芽20 g	焦神曲20 g	焦山楂20 g	半夏9 g
陈皮18 g	厚朴18 g	海金沙30 g	金钱草30 g
鸡内金30 g	郁金30 g	生甘草6 g	

　　　　　　　　7剂，配方颗粒，日1剂，开水冲服，分早晚两次温服

按：外邪内侵，或饮食不节，以致湿热之邪蕴结于肝胆，久煎成石，阻于肝胆，肝胆失于疏泄条达，而致胁痛。胆石为病，肝失疏泄，胆失通降，不通则痛，故右胁下绞痛；肝郁气滞，湿热壅阻，影响肝的疏泄和胆腑的通降功能，故有时可出现恶心、呕吐。治宜清热利湿，疏肝利胆。给予四金汤加减。四金汤以"通"为法，方中金钱草清热利湿，溶石排石，药理研究证实，金钱草解毒散瘀，消肿止痛，能使结石溶解，增加胆汁的分泌，松弛胆道括约肌；海金沙清利湿热，通淋止痛，清热利胆排石；鸡内金消坚散结；郁金行气解郁，凉血破瘀，药理研究证实郁金能促进胆汁分泌和排泄，并对多种致病菌有抑制作用；再加以半夏、陈皮健脾理气；厚朴健脾除湿；焦三仙消食化积；生甘草清热解毒，调和诸药。全方清热利湿，疏肝利胆，肝郁解，胆道利，热清湿化，升降复常，诸症可除。

二、小结

胆结石是一种远古已知而相当普遍的疾病，是属于肝胆郁结兼湿热内蕴的一类疾患，也是危害健康的常见急腹症之一。中医认为胆腑功能以疏泄通降为顺，若肝胆郁结或中焦湿热滞结，胆汁疏泄失常，致胆气郁结久熬成石。

胆结石的治疗，在西医方面可由药物（溶解结石）、手术（取出结石、腹

腔镜胆囊切除术），或饮食疗法（控制胆结石的形成）及最新的超音波震荡法除去结石。而中医则根据临床症状不同将其分为湿热、气痛、化脓溃疡、正虚邪陷四类型，对其辨证治疗即可。

第十二章　清热活血法治疗痛经医案 1 则

一、相关中药配方颗粒医案

医案一：毕某，女，26 岁，2014 年 4 月 20 日就诊，门诊患者。

主诉：痛经半年。

患者经来腹痛，痛有定处半年余，伴有背痛，口干、口苦，易口舌生疮，经前便干，食欲可，但食多则胃酸、胃胀，面色暗，舌暗红，苔黄，脉弦。

综合脉症，四诊合参，本病当属祖国医学"痛经"范畴，证属阴虚内热，瘀血阻滞型，应以滋阴清热，活血止痛为治疗原则，整方如下：

连翘 10 g	金银花 10 g	枳壳 12 g	桔梗 10 g
沙参 15 g	麦冬 15 g	生地 30 g	玄参 10 g
焦麦芽 15 g	焦神曲 15 g	焦山楂 15 g	海螵蛸 30 g
羌活 20 g	独活 20 g	桂枝 6 g	酒大黄 12 g
桑枝 15 g	元胡 10 g		

7 剂，配方颗粒，日 1 剂，开水冲服，分早晚两次温服

按：患者因阴虚日久，体内津液亏虚，水不制火而发热，故症见口干、口苦、口舌生疮等内热之象；内热易扰乱心神，情绪暴躁易怒，日久则肝郁气滞，气滞血瘀，逢经期前后气血下注冲任，瘀滞冲任，血行不畅，"不通则痛"，故痛经。故应以滋阴清热，活血止痛之法。方中连翘、金银花清热凉血解毒；枳壳、焦三仙、海螵蛸理气除胀，消食导积，兼缓解胃酸、胃胀症状，补后天脾胃以养先天肾阴；沙参、麦冬滋肺阴，生地滋肾阴，玄参滋胃阴，加之桔梗宣肺理气，并加以羌活、独活活血化瘀，可使滋阴同时，补而不滞；患者恰逢经前疼痛，兼有背痛，给予桑枝、桂枝温通经络，解肌通痹，并加元胡止痛；患者便干，给予枳壳、酒大黄合用破气消积，清热通便。综观全方滋阴清热为主，同时活血化瘀，根据患者其他次症，对症治疗，标本兼治。

二、小结

妇女在经期及月经前后，生理上冲任的气血较平时变化急骤，此时若感病邪或潜在病因与气血相干，以致冲任、胞宫气血运行不畅，则"不通则痛"；或致冲任、胞宫失于濡养，而"不荣则痛"。痛经多因情志所伤。六淫为害，导致

冲任阻滞，或因精血不足，胞脉失于濡养所致。

治疗上，以调理冲任气血为主，又须根据不同证型，或行气，或活血，或散寒，或凉血，或补虚，或泻实。方法上：经期调血止痛治标，平时辨证求因治本，并结合素体情况，或调肝，或益肾，或扶脾，使气血流通，经血畅行，腹痛消失。对痛经的治疗，总以理气血为主，因于寒者，兼以温而通之；因于热者，兼以清而通之；因于气滞血瘀者，兼以行而通之；因于虚者，则兼以补而通之。此外，痛经患者的服药方法，临床也当适时用药。即经前或经期腹痛者，多在经前 4～5 天开始服药，以迎而夺之，见血后 1～2 天即可停药；经后腹痛者，宜在见血后第 1 天开始服药，连服 1 周，以补中求通，使正气得复。经间期则应根据患者的素体情况进行调理。如此连续治疗三个周期，可收良好效果。

第十三章　益气活血法治疗痹证医案 7 则

一、相关中药配方颗粒医案

医案一：于某某，女，27 岁，2013 年 1 月 22 日就诊，门诊患者。

主诉：右下肢麻木 1 月余。

患者右下肢麻木 1 月余，乏力，舌暗红，苔白，脉涩。

综合脉症，四诊合参，本病当属祖国医学"痹证"范畴，证属气虚血瘀，经络痹阻型，应以益气活血，利水通络为治疗原则，整方如下：

| 黄芪 30 g | 苏木 30 g | 桑枝 30 g | 地龙 20 g |
| 炒泽泻 20 g | 生甘草 6 g | | |

7 剂，配方颗粒，日 1 剂，开水冲服，分早晚两次温服

按：气虚无力推动血行，血行不畅，瘀血内生，痹阻经络，故肢体麻木，属于中医"痹证"，治宜益气活血。黄芪补中益气，气行则血行；苏木活血行血，祛瘀通络；地龙为血肉有情之品，善于通行经络，止痛；血不利则为水，故用泽泻、桑枝利水渗湿，桑枝兼能通利关节；生甘草调和诸药。诸药合用，可有良效。

医案二：盛某某，男，23 岁，2013 年 6 月 20 日就诊，门诊患者。

主诉：左手疼痛半年。

患者左手疼痛半年，舌红，苔薄白，脉沉。

综合脉症，四诊合参，本病当属祖国医学"痹证"范畴，证属气虚血瘀，经络痹阻型，应以益气活血，利水通络为治疗原则，整方如下：

| 黄芪 30 g | 苏木 30 g | 鸡血藤 45 g | 元胡 30 g |

生甘草 6 g

10 剂，配方颗粒，日 1 剂，开水冲服，分早晚两次温服

按：本例当属瘀血内阻，不通则痛，治宜活血化瘀。苏木活血化瘀，祛瘀通经；鸡血藤行血养血，舒筋活络；黄芪补益元气，意在气旺则血行；元胡"行血中之气滞，气中血滞"，能治一身上下诸痛；生甘草调和诸药。诸药合用，效果甚佳。

医案三：杨某某，女，86 岁，2014 年 11 月 24 日就诊，住院患者。

主诉：左侧肢体活动不利 2 月，加重伴头晕 5 小时。

现病史：患者 2 月前活动时感左下肢乏力，伴活动不利，无语言不清、意识丧失，无明显肌力下降，持续约 5 分钟，休息后症状消失。未就诊及规范治疗。5 小时前患者无明显诱因出现左侧肢体乏力，伴活动不灵，行走时可见左下肢跛行，伴头晕，无头痛，无视物模糊、旋转，无恶心、呕吐，无黑蒙及意识障碍，急诊就诊，神经科会诊未见明显肌力、肌张力异常，病理反射未引出，测血压 220/100 mmHg，心电图提示侧壁心肌缺血，为进一步诊治收入我科。患者本次发病以来，精神可，神志清，睡眠差，二便正常，体重无明显变化。

既往史：既往身体状况尚可，高胆固醇血症 2 年，曾服用舒降之，效果差后停用。否认糖尿病、慢性支气管炎等慢性病史，否认肝炎、结核等传染病史。否认外伤、手术、输血史。

查体：BP 221/104 mmHg，老年女性，双侧呼吸动度、触觉语颤均等，双肺叩清音，听诊双肺呼吸音清，双肺未闻及干湿性啰音，心前区无隆起，心尖搏动无弥散，心界略向左扩大，心率 68 次 / 分，律齐，心音有力，A2 ＞ P2，各瓣膜听诊区未闻及杂音，双下肢无水肿。左上肢肌力 0 级，肩关节活动受限，股四头肌肌力 1 级。

辅助检查：

心电图（2014.11.06 我科）：I、avL、V2–V6 导联 ST–T 改变。生化：总蛋白 63.9 g/L，白蛋白 35.3g/L，胆碱酯酶 4181 U/L，低密度脂蛋白胆固醇 3.63 mmol/L，脂蛋白（a）396.8 mg/L，胱抑素 C 1.18 mg/L，乳酸脱氢酶 272 U/L，α 羟丁酸脱氢酶 208 U/L，超敏 C 反应蛋白 1.77 mg/L。甲状腺三项：游离 T4 9.03 pmol/L，促甲状腺素 25.83 mIU/L。胸片示：陈旧性肺结核。双肺见斑点状、条索状高密度影，左侧尤著。腹部 B 超示：肝脏、胆囊、胰腺、脾脏、双肾声像图未见明显异常。双下肢动静脉 B 超示：双侧下肢动脉粥样硬化并斑块形成及局部管腔狭窄。双侧颈动脉 B 超示：1. 双侧颈总动脉及颈内外动脉起始段、双侧椎动脉粥样硬化并斑块形成；2. 符合结节性甲状腺肿声像图。心脏彩超

示：主动脉瓣、二尖瓣钙化，二尖瓣返流（轻度），主动脉瓣返流（轻度），左室充盈异常。补充诊断：心脏瓣膜病，主动脉瓣、二尖瓣钙化。

中医诊断：痹证，瘀血阻络。西医诊断：1.高血压病3级；2.高胆固醇血症；3.冠心病，不稳定型心绞痛；4.脑梗塞。

2014年11月24日就诊，患者左侧肢体活动不利，饮食少，二便可，舌暗红，苔薄白，脉弦。

综合脉症，四诊合参，本病当属祖国医学"痹证"范畴，证属瘀血阻络型，应以活血通络为治疗原则，整方如下：

黄芪60 g	水蛭18 g	地龙30 g	苏木30 g
鸡血藤30 g	生甘草6 g		

3剂，配方颗粒，日1剂，足浴

按：老年人气血虚弱，无力营养脉络，久则生瘀，加之风寒湿热之邪侵入机体，痹阻关节肌肉筋络，导致气血闭阻不通，产生本病。方中黄芪补益正气，水蛭、地龙破血逐瘀通络；苏木活血化瘀，消肿止痛；鸡血藤补血活血通络；甘草调和诸药。全方以活血通络为主，同时配以补益药，驱邪不伤正。

医案四：盛某某，男，23岁，2013年6月20日就诊，门诊患者。

主诉：左手疼痛半年，屈伸不利。

患者左手疼痛半年，屈伸不利，爱好打网球，舌红，苔薄白，脉沉。

综合脉症，四诊合参，本病当属祖国医学"痹证"范畴，证属瘀血阻络型，应以活血化瘀通络为治疗原则，整方如下：

黄芪30 g	鸡血藤30 g	元胡30 g	苏木30 g
生甘草6 g			

10剂，配方颗粒，日1剂，开水冲服，分早晚两次温服

按：该患者因运动方式不良，使手部经络受损，气滞血瘀，不通则痛，表现为左手疼痛症状。治宜活血化瘀通络。方中重用黄芪补气，使气旺血行，祛瘀而不伤正；辅以鸡血藤活血化瘀通络，可获化瘀通络，祛瘀生新，通则不痛之效；苏木活血祛瘀，消肿定痛，与元胡合用增强活血止痛之效；生甘草清热解毒，益气和中，调和诸药，既能清活血药燥热之性，又可增黄芪益气之功。全方共奏益气活血，化瘀通络之功。现代医学研究表明，益气活血药能扩张血管、改善微循环、增加血流量、降低毛细血管通透性和抑制炎症的渗出，有利于促进肢体关节功能的恢复。

医案五：王某，女，57岁，2012年1月20日就诊，门诊患者。

主诉：足根部疼痛及后背胀痛5年余。

患者自述后足根部疼痛及后背胀痛 5 年余，轻微劳累后即出现气短，休息后可缓解。咽干，早上醒后明显，出虚汗，反酸，小便正常，大便不畅快，眠差，双下肢乏力，舌质暗红，苔薄黄（中后部明显）少津，脉弱涩。既往高血压病病史 5 年余，血压峰值 170/110 mmHg，未服用任何降压药；高血脂症病史 1 年余；糖尿病病史 3 年余；颈椎病病史 10 年余。

综合脉症，四诊合参，本病当属祖国医学"痹证"范畴，证属气虚血瘀型，应以益气活血通络为治疗原则，整方如下：

黄芪 30 g	桃仁 20 g	桑枝 30 g	桂枝 18 g
羌活 20 g	独活 20 g	鸡血藤 30 g	元胡 20 g
生甘草 6 g			

7 剂，配方颗粒，日 1 剂，足浴

按：老年女性，病久体虚，肝肾不足，以致气血化生不畅，以致四肢失养，足部气血虚弱，气虚运血无力，以致血行瘀滞。足跟疼痛及后背胀痛为气滞血瘀之象。治宜益气活血。方中黄芪益气固表；鸡血藤补血活血，调经止痛，舒筋活络；桃仁活血化瘀；羌活、独活合用祛风湿止痛，且羌活能直上巅顶，独活长于祛腰膝筋骨间风湿；桑枝祛风湿，利关节，行水气，配伍桂枝增强温经通络之功；元胡活血止痛；甘草调和诸药。本方以活血通络为主，同时配以益气药，取气为血之帅之意。

医案六：余某某，女，37 岁，2014 年 2 月 24 日就诊，门诊患者。

主诉：双下肢麻木 1 月余。

患者双下肢麻木 1 月余，腰脊冷痛，舌暗红，苔白滑，脉滑。

综合脉症，四诊合参，本病当属祖国医学"痹证"范畴，证属气虚血瘀型，应以益气活血通络为治疗原则，整方如下：

黄芪 30 g	苏木 30 g	桑枝 30 g	地龙 20 g
生甘草 6 g			

7 剂，配方颗粒，日 1 剂，开水冲服，分早晚两次温服

按：患者气血虚弱，无力营养四肢肌肉，脉络失养；血随气行，气虚无力推动血液运行，久则血瘀不通，故患者则有下肢麻木等症状。治宜益气活血通络。方中黄芪益气固表，利水消肿；苏木活血祛瘀，消肿定痛；桑枝祛风湿，利关节，行水气；泽泻利水渗湿清热，防补益太过，及燥热之性；地龙通行经络，活血化瘀；甘草益气和中，调和诸药。全方以益气活血为主，同时加以泻热之品，配伍精妙。

医案七：杜某，男，28 岁，2013 年 6 月 19 日就诊，门诊患者。

主诉：下肢静脉曲张多年。

患者下肢静脉曲张多年，舌暗红，苔薄黄，脉滑。

综合脉症，四诊合参，本病当属祖国医学"痹证"范畴，证属气虚血瘀型，应以益气活血通络为治疗原则，整方如下：

黄芪30 g	鸡血藤30 g	水蛭9 g	苏木30 g
地龙20 g	生甘草6 g		

10 剂，配方颗粒，日 1 剂，开水冲服，分早晚两次温服

按：下肢静脉曲张，属中医"痹证"范畴，称之为"筋瘤"。中医认为，本病乃因先天禀赋不足，筋脉薄弱，加之久行久立，过度劳累，进一步损伤筋脉，以致经脉不合，气血运行不畅，血壅于下，瘀血阻滞脉络使之扩张充盈，日久交错盘曲而成。针对此病进行辨证论治，以益气升提为主，佐以活血化瘀中药，并配合合适的功能锻炼，既可以增加肌肉的张力，也可以改善静脉瓣膜的功能，疗效显著且复发率低。苏木、鸡血藤活血祛瘀，通经止痛；黄芪益气健脾，气旺则血行；水蛭、地龙为血肉有情之品，善于通行经络，逐瘀止痛。全方以益气活血为主，气旺既可使血行又可因气升提之功缓解症状。

二、小结

痹，即痹阻不通。痹证是指人体肌表、经络因感受风、寒、湿、热等引起的以肢体关节及肌肉酸痛、麻木、重着、屈伸不利，甚或关节肿大灼热等为主症的一类病证。临床上有渐进性或反复发作性的特点。主要病机是气血痹阻不通，筋脉关节失于濡养。

古代痹证的概念比较广泛，包括内脏痹和肢体痹，本节主要讨论肢体的痹证，包括西医学的风湿热（风湿性关节炎）、类风湿性关节炎、骨性关节炎、痛风等。

风寒湿三气杂至而合为痹，皆因体虚，腠理空疏，受风，受寒，受湿而成痹。痹之为病，寒多则痛，风多则行，湿多则着。在骨则重而不举，在脉则血凝而不流，在筋则屈而不伸，在肉则不仁，在皮则寒，逢寒则急，逢热则纵，此乃五痹也。

肝主筋，筋痹者其状夜卧则惊，饮食多，小便数。心主脉，脉痹者其状血脉不流，令人萎黄，心下鼓气，卒然逆喘不通，嗌干善噫。脾主肌肉，肌痹者其状四肢懈怠，发咳呕吐。肺主皮，皮痹者其状皮肤无所知觉，气奔喘满。肾主骨，骨痹者其状骨重不可举，不遂而痛，喜胀。

第十四章　清泄肺热法治疗咳嗽医案 1 则

一、相关中药配方颗粒医案

医案一：苏某某，女，26 岁，2012 年 1 月 9 日就诊，门诊患者。

主诉：咳嗽、咳痰 3 天。

患者 3 天前发热，下午热盛，今日未发热，咳嗽，痰少，色黄，怕冷，自汗，汗少，不思饮食，食少欲吐，大便干，舌暗红，苔黄，脉沉数。

综合脉症，四诊合参，本病当属祖国医学"咳嗽"范畴，证属风热犯肺型，应以清泄肺热为治疗原则，整方如下：

连翘 20 g	桑叶 20 g	桔梗 20 g	川贝 3 g
枳壳 12 g	石膏 30 g	炒杏仁 20 g	炒麦芽 15 g
生甘草 6 g			

4 剂，配方颗粒，日 1 剂，开水冲服，分早晚两次温服

按：患者外感风热，表证虽解，但肺络受损，气机不畅，故咳嗽、咳痰。应以清泄肺热，止咳化痰为主。方中桑叶凉轻清，疏散上焦风热，且桑叶善走肺络，清泄肺热；杏仁、桔梗以宣肺止咳；连翘苦寒清热解毒；川贝润肺止咳化痰平喘；枳壳破气行痰消积；石膏清热；炒麦芽行气消食健胃；甘草调和诸药，且疏风清热，宣肺止咳。全方以理气为主，加清肺热，针对病因治疗，诸症可解。

二、小结

咳嗽是肺系疾病的主要症状之一。喻嘉言说："咳者，肺之本病也。"张景岳认为："咳证虽多，无非肺病。"

咳嗽的预防，重点在于提高机体卫外功能，增强皮毛腠理适应气候变化的能力，遇有感冒及时治疗。若常自汗出者，必要时可服用玉屏风散。咳嗽时要注意观察痰的变化，咳痰不爽时，可轻拍其背以促其痰液咳出。饮食上少食肥甘厚腻之品，以免碍脾助湿生痰。若属燥、热、阴虚咳嗽者，忌食辛辣动火食品。各类咳嗽都应戒烟，避免接触烟尘刺激。

咳嗽一般预后良好，外感咳嗽，因其病轻浅，病程短，及时治疗常能短时间内治愈。若外感夹燥夹湿者，则治疗稍难，时间稍多。内伤咳嗽则多呈慢性反复发作，因病程较久，治疗难以速效，但只要精心调治亦多能治愈。

第十五章　健脾除湿法治疗急性胰腺炎医案1则

一、相关中药配方颗粒医案

医案一：王某某，女，48岁，2014年12月30日就诊，门诊患者。

主诉：急性胰腺炎发作。

患者2小时前，因外出做客，暴饮暴食，且多食油腻，导致急性胰腺炎发作。刻下症状：腹痛，腹胀，恶心，呕吐，口苦，舌紫暗，苔白厚腻，脉滑。

综合脉症，四诊合参，本病当属祖国医学"腹痛"范畴，证属脾胃湿热型，应以健脾除湿为治疗原则，整方如下：

炒苍术20g	白术20g	厚朴18g	陈皮18g
枳实30g	龙胆草30g	大黄10g	白芍20g
元胡20g	生甘草6g		

5剂，配方颗粒，日1剂，开水冲服，分早晚两次温服

2015年1月4日二诊：腹痛、腹胀较前缓解。上方继服5剂，配方颗粒，日1剂，开水冲服，分早晚两次温服。

按：暴饮暴食，嗜酒过度，伤及脾胃，运化失职，湿热内结。湿热蕴结于肝胆，肝络失和，则持续的腹部钻痛或剧痛。湿热中阻，则恶心、呕吐；胆不疏泄，故口苦。方中苍术、白术健脾除湿；陈皮理气健脾；枳实破气消积，化痰散痞；厚朴行气消积，燥湿除满；大黄泻火解毒，泻腑通浊；龙胆草清热燥湿，泻肝胆火；白芍平肝止痛，养血敛阴；元胡活血止痛；生甘草清热解毒，调和诸药。全方行气消积，且泻火除湿，针对病机，诸症缓解。

二、小结

急性胰腺炎（Acute Pancreatitis，AP），属中医的"腹痛""胃脘痛""脾心痛""胁痛"等范畴。中医学认为，急性胰腺炎是暴饮暴食、酗酒、情绪不稳、过度疲劳所致的肝胆蕴热，或脾胃受损、湿热蕴积。其热毒炽盛，余热内蕴，进而或上迫于肺，或热伤血络，或内陷心包。

急性胰腺炎发病早期，多属里证、热证、实证及阳证，或表现为肝郁气滞证、肝胆湿热证、胃肠热结证。随着病情的发展，毒邪则瘀腐成脓，形成以胰腺脓肿、胰周脓肿为代表的脏腑痈疡证；若其上溢胸膈，侵及下焦，则形成流注痈疡证；若毒邪入血，耗血动血，迫血妄行，则可影响凝血机制的平衡，伤及胃络，导致热瘀血证（如消化道出血等）。病情再进一步发展，则为本病的危重阶段——脏衰证期。此时，三阴三阳、五脏六腑皆受病，主要表现为内闭

外脱、亡阴亡阳证。上述病程若得到控制，可转入恢复期，此时正虚邪伤，或气阴两虚，或脾胃不和，或湿热留恋等，经有效治疗可趋痊愈。

治疗：早期：以疏肝理气，清热解毒，祛湿泻下为法。方多选用四逆散、小柴胡汤、茵陈蒿汤、龙胆泻肝汤、大承气汤、柴胡驱蛔汤等加减。发展极期：邪入营血，治疗以清热通腑泻下，凉血活血为大法，在清热泻下基础上加以活血化瘀之品。方用桃仁承气汤、大承气汤、大陷胸汤、清胰汤等。极期出现变证：如热瘀血证、流注痈疡、热深厥深、气血暴脱、脏衰证时，应根据不同情况给予相应处理。

附：中药配方颗粒规格表

中药	克数	中药	克数	中药	克数
艾叶	6	炒牛蒡子	10	淡豆豉	10
白扁豆	15	炒酸枣仁	10	淡附片	6
白果仁	10	炒桃仁	10	淡竹叶	10
白花蛇舌草	15	炒葶苈子	10	当归	10
白芨	10	炒菟丝子	10	党参	10
白茅根	15	炒王不留行	10	灯心草	3
白前	10	炒郁李仁	10	地肤子	10
白芍	10	炒栀子	10	地骨皮	10
白术	10	炒紫苏子	10	地黄	10
白鲜皮	10	车前草	10	地龙	10
白英	20	沉香	3	地榆	10
白芷	6	陈皮	6	地榆炭	10
百合	10	赤芍	10	丁香	3
败酱草	15	赤石脂	15	豆蔻	6
板蓝根	15	川贝母	3	独活	10
半枝莲	15	川木通	6	杜仲	10
北沙参	10	川牛膝	10	煅龙骨	20
萹蓄	10	川芎	6	煅牡蛎	20
薄荷	6	椿皮	6	煅瓦楞子	15
侧柏炭	10	磁石	15	法半夏	9
侧柏叶	10	醋鳖甲	10	番泻叶	2

中药	克数	中药	克数	中药	克数
柴胡	6	海风藤	15	苦参	6
蝉蜕	6	醋莪术	10	防风	10
炒白扁豆	15	醋龟甲	10	防己	10
炒白芍	10	醋没药	6	佛手	10
炒柏子仁	10	醋青皮	6	麸炒白术	10
炒槟榔	10	醋乳香	6	麸炒苍术	10
炒苍耳子	9	醋三棱	10	麸炒山药	10
炒车前子	10	醋五灵脂	10	麸炒泽泻	10
炒川楝子	10	醋五味子	6	麸炒枳壳	6
炒谷芽	15	醋香附	10	麸炒枳实	6
炒火麻仁	10	醋延胡索	10	茯苓	10
炒鸡内金	10	大腹皮	10	茯苓皮	10
炒蒺藜	10	大黄	6	茯神	10
炒僵蚕	10	大蓟	15	浮萍	10
炒决明子	10	大蓟炭	10	浮小麦	15
炒苦杏仁	10	大青叶	15	覆盆子	10
炒莱菔子	10	大血藤	15	干姜	3
炒麦芽	15	大枣	10	甘草	3
炒蔓荆子	10	丹参	10	甘松	6
重楼	9	胆南星	3	藁本	10
葛根	15	酒黄精	15	木瓜	10
钩藤	10	酒女贞子	10	木蝴蝶	3
狗脊	10	酒萸肉	10	木香	6
枸杞子	10	桔梗	10	牛膝	10
谷精草	10	菊花	10	女贞子	10
骨碎补	10	橘核	10	藕节	10
瓜蒌	10	橘络	3	藕节炭	10
瓜蒌子	10	橘叶	10	胖大海	3
广藿香	10	瞿麦	10	炮姜	6
桂枝	6	决明子	10	炮山甲	6

中药	克数	中药	克数	中药	克数
佩兰	10	九节菖蒲	3	墨旱莲	10
海金沙	10	连翘	10	蒲公英	10
海螵蛸	10	莲子	10	蒲黄	6
海桐皮	10	莲子心	3	蒲黄炭	6
诃子	10	灵芝	6	前胡	10
合欢花	6	龙胆	6	茜草	10
合欢皮	10	龙骨	20	羌活	10
荷叶	10	龙眼肉	10	秦艽	10
红参	5	芦根	15	青果	6
红花	5	鹿角胶	3	青蒿	10
虎杖	15	路路通	10	清半夏	9
滑石	10	络石藤	15	全蝎	3
化橘红	6	麻黄	5	人参	5
槐花	10	麻黄根	10	忍冬藤	15
黄柏	6	马齿苋	15	肉苁蓉	10
黄连	3	麦冬	10	肉桂	3
黄芪	10	麦芽	15	三七	2
黄芩	10	蔓荆子	10	桑寄生	15
鸡血藤	15	芒硝	3	桑螵蛸	10
姜厚朴	6	毛冬青	30	桑葚	10
姜黄	6	玫瑰花	6	桑叶	10
降香	6	蜜百部	10	桑枝	15
焦六神曲	10	蜜款冬花	10	沙苑子	10
焦山楂	10	蜜麻黄	5	砂仁	3
绞股蓝	6	蜜枇杷叶	10	山慈菇	6
芥子	10	蜜桑白皮	10	山豆根	6
金钱草	15	蜜旋覆花	10	山药	10
金银花	10	蜜远志	6	山楂	10
金樱子	10	蜜紫菀	10	蛇床子	10
荆芥	10	绵马贯众	10	射干	10

中药	克数	中药	克数	中药	克数
升麻	6	五指毛桃	30	郁金	10
九香虫	5	牡丹皮	10	生姜	3
酒大黄	6	牡蛎	20	石菖蒲	6
石膏	15	豨莶草	10	预知子	10
石斛	10	细辛	3	皂角刺	10
石决明	20	夏枯草	10	泽兰	10
石韦	10	仙鹤草	15	赭石	15
柿蒂	6	仙茅	6	浙贝母	10
首乌藤	15	香橼	6	珍珠母	20
熟地黄	10	小茴香	6	知母	10
水蛭	3	小蓟	15	枳实	6
苏木	10	小蓟炭	15	制白附子	3
太子参	15	薤白	6	制草乌	3
檀香	3	辛夷	6	制川乌	3
烫狗脊	10	徐长卿	10	制何首乌	10
天花粉	10	续断	10	制吴茱萸	3
天麻	10	玄参	10	炙甘草	3
天竺黄	3	盐巴戟天	10	炙淫羊藿	10
葶苈子	10	盐补骨脂	10	猪苓	10
通草	6	盐杜仲	10	竹茹	10
土鳖虫	6	盐益智仁	10	紫草	6
土茯苓	15	益母草	15	紫花地丁	10
威灵仙	10	益智仁	10	紫石英	10
乌梅	10	薏苡仁	15	紫苏梗	10
乌梢蛇	10	茵陈	15	紫苏叶	10
乌药	10	鱼腥草	15		
蜈蚣	2	玉竹	10		

参考文献

[1] 张旭鹏, 曹学礼, 自仲梅. 中药配方颗粒的发展现状与应用前景 [J]. 甘肃医药, 2010, 29（5）: 577.

[2] 王永慧, 叶方, 杜士明. 中药免煎剂的研究进展 [J]. 医药导报, 2011, 30（6）: 773.

[3] 刘芳, 罗雄. 21 世纪中医药现状浅析田 [J]. 河南中医, 2010, 30（7）: 638.

[4] 刘克敬. 浅谈传统中药汤剂与中药配方颗粒 [J]. 中国中医药信息杂志, 2008, 15（11）: 106.

[5] 涂瑶生, 毕晓黎. 中药配方颗粒国际化有关问题的思考 [J]. 世界科学技术 – 中医药现代化, 2007.（2）: 78.

[6] 陈跃坤, 宋艳丽. 世界中医药学会联合会通过中药配方颗粒国际标准 [J]. 中医药管理杂志, 2011, 19（4）: 338.

[7] 徐慕鸽, 魏凯峰.《温病条辨》桑菊饮方证探析 [J]. 中东中医杂志, 2013, 9（30）: 681–682.

[8] 刘兆琳, 侯慎英, 赵立新. 过敏煎治疗变应性鼻炎 90 例 [J]. 河北中医, 2005, 3（27）: 227.

[9] 赵潇玲, 陈力. 滋阴清热法治疗痤疮概述 [J]. 中国民族民间医药, 2012, 9（20）: 69.

后　记

经过一年的时间，这本书终于完成了。从整理每个电子病历到编写成书是一段艰难的过程。到最终成书时才发现，原来在这过程中不仅可以完善自己的治病思路，还可以为自己临床积累经验。

这本书的完成，要特别感谢我的导师陈守强老师。记得当时我刚到医院实习，对中药配方颗粒一无所知，但因为觉得这种剂型很新颖，就对中药配方颗粒产生了浓厚的兴趣。每天有很多患者来找导师看病，我都会仔细记下每一份病历。有一天，导师对我说："你可以写一本书，把它归属到《四十来岁的老中医》系列之中。"《四十来岁的老中医》是导师写的第一本书，讲述了导师的从医带教之路。第一本出版之后，导师的思路突然打开，又相继出版了《四十来岁的老中医》2～5，然后这就成了一整个大的系列。所以此书能归属到这个系列中，我是很兴奋的，并且也很佩服导师，因为老师总能想到我想不到的地方。导师还特别交代，一定要写出咱们自己的分析及用药特点。

我的导师不仅重视临床工作，还重视科研工作。导师经常告诉我们要注意积累自己的科研成果，不管有多忙，每天都要抽出时间来完善自己的科研工作。导师以身作则，坚持每天编写至少一千字。这一千字听着不多，但能每天完成这个目标，从不懈怠，这就难能可贵了。

说来惭愧，写这本书时，我并没有按要求做到每天至少写一千字。或许是性格使然，我喜欢一部分一部分地写，好像只有这样，我的思路才可以连接起来。因为要参加临床实习，自己又有些懒惰，所以这本书写得慢了些。幸好导师每周都会开研究生沙龙，让我们都讲一讲自己上一周的工作和下一周的工作计划。为了让自己不至于落后于同门，也使自己不至于无话可讲，我就会加快写书进度。导师的安排极大地鞭策着我认真完成每项工作，所以这本书能够完成，要感谢导师的鞭策及鼓励！

完成这本书的时间，刚好也是和各同门待在一起的日子。我们一起临床实习，一起做科研，写书过程中会和同门商讨写作风格以及老师的组方治疗思路，也会在苦闷时，开些小玩笑，聊一些趣事、新闻等，好不欢乐。

现在，这本书终于完成了。自己感想颇多，觉得自己跟随导师写方开方，应该观察更仔细，思维更缜密些。再者要像导师一样，有计划地安排时间，时刻鞭策自己。还有，编写一本书的过程中总会有苦闷、无聊和坐不住，这就到了考验自己、提升自己的时候，决不能半途而废。

现在回想起来，写书的过程充满了酸甜苦辣。不过，此刻是很开心的啊！

王丽婷

2016 年 7 月